U0248626

本书文笔优美，信息丰富，充满了热情和激情，书中概述了如何开展生态疗法课程活动，并对大量的活动进行了详细描述。你以前可能对此不感兴趣，但很快将改变想法。

Jochen Encke
一位与受虐幸存者在花园中一起工作多年的人

本书重点陈述了置身于绿色环境，以及参与生态疗法活动对人类心理健康的巨大好处。多年来，Havering Mind 通过绿色漫步、园艺项目和康复性花园了解到大自然对人类心理健康的积极影响。置身于自然世界对我们所有人都会有益。

Vanessa Bennett
英国 Havering Mind 组织首席执行官

研究表明，现代城市环境会对人类的心理健康产生负面影响，而与绿地接触则会产生正面影响，本书提供了大量的相关研究证据，是一本关于生态疗法理论和实践的优秀指南，值得研究者、实践者、培训师及学生阅读。

David Harper
临床心理学高级讲师、项目主任（学术）、
英国东伦敦大学临床心理学博士

融 入 自 然

一本关于生态疗法实操的手册

〔英〕A. 麦吉尼　著

杨晓晖　张志永　张克斌　译

科学出版社

北京

图字：01-2019-2363 号

内 容 简 介

　　本书在阐述生态疗法的概念与方法的基础上，提供了生态疗法有助于人类健康的理论解释和证据支持，对自然与人类健康之间的关系进行了详尽论述。书中还重点介绍了 100 多项基于自然的生态疗法活动，引导人们走进自然，建立人与自然间的深层联系，从而更好地感知大自然，获得健康福祉。

　　本书是一本关于生态疗法理论和实践的优秀指导手册，可供生态学、林学、心理学、环境医学、替代医学、康养服务等领域的科研工作者、教师和学生，以及试图从自然中寻找健康的人阅读。

Copyright © Andy McGeeney 2016, Foreword copyright © Lindsay Royan 2016
Published in the UK in 2016 by Jessica Kingsley Publishers Ltd.
73 Collier Street, London N1 9BE, UK
www.jkp.com
All rights reserved
Printed in China

图书在版编目 (CIP) 数据

　融入自然：一本关于生态疗法实操的手册 / (英) A. 麦吉尼 (Andy McGeeney)
著; 杨晓晖, 张志永, 张克斌译. —北京: 科学出版社, 2021.6
　书名原文: With Nature in Mind: The Ecotherapy Manual for Mental Health
Professionals
　ISBN 978-7-03-068933-7

　I. ①融…　II. ①A…　②杨…　③张…　④张…　III. ①自然疗法—手册
IV. ①R454-62

　中国版本图书馆 CIP 数据核字(2021)第 104433 号

责任编辑：张会格　刘　晶 / 责任校对：严　娜
责任印制：吴兆东 / 封面设计：刘新新

科学出版社 出版
北京东黄城根北街 16 号
邮政编码：100717
http://www.sciencep.com
北京建宏印刷有限公司 印刷
科学出版社发行　各地新华书店经销
*
2021 年 6 月第　一　版　　开本：720×1000　1/16
2021 年 10 月第二次印刷　　印张：18 3/4
字数：370 000
定价：168.00 元
(如有印装质量问题，我社负责调换)

谨以此书献给Roman和子孙后代，

希望他们都会与自然建立更深层次的联系

木 马

谁没曾感受过如此平静的影响
夏日闷热时疲惫的心灵
在古老橡树的怀抱下
徜徉在最茂密的树林里
拂过无名的花朵
林缘一个小小的骑手
他没有浪费一分钟
坐上令人愉快的涌浪般的木马
凝视片刻……
谁没有从混乱中体会到那种心情
感到内心平静的喜悦

John Clare（1793—1864）

John Clare 是英国最伟大的自然诗人，在他坎坷的一生中经历了长时间的情感痛苦。他的一项品质令人钦佩，那就是他对自然界的敏锐观察力。

译 者 寄 语

正如作者 A. 麦吉尼（Andy McGeeney）所言，本书包含了生态疗法有助于人类健康的理论解释和证据支持，对自然与人类健康之间的关系进行了详尽论述。同时，更具意义的是，作者根据自身的兴趣爱好和从业经历归纳整理了 100 多项生态疗法活动，且均以"目的、条件和说明"的形式，清晰罗列出每项活动的适用范围、服务对象、开展时间及场地要求等信息，这些活动可以促进人们与自然建立更深层次的联系。

伴随着社会文明的进步，人类在"源于自然—走出自然—回归自然"的循环历程中跨越了漫长的时空岁月。保护与利用的辩证话题历久弥新，自然中所蕴含的健康因子正逐渐被人们所认知，利用自然促进人类健康开始发展成为一门新的专业领域。在此背景下，怀着对自然的敬畏之心，我国的森林康养（疗养）产业也正在逐渐走向兴盛。作为一本理论和实践有机结合的指导手册，本书的出版将极大地提升康养从业者（疗养师）的理论水平和实操技能，帮助他（她）们更好地开展专业的健康服务，进一步推动我国森林康养（疗养）事业的发展。

本书的译者虽长期致力于生态学领域的研究，但一直对探究自然与人类健康间的深层关系抱有浓厚的兴趣，渴望在自然教育和科普宣传方面做一些力所能及的工作。然而在本书的翻译过程中，受译者专业背景和对英国本土及世界各国文化了解的限制，不可避免地存在一些对原著主观性的理解，无法将书中的精髓之处准确地呈现给读者，甚至还可能出现一些错误之处，希望广大读者能够提出宝贵意见，让我们共同来推动生态疗法这一新兴领域的发展。

本书的出版得到了中国林业科学研究院"国家自然科学基金国际（地区）合作与交流项目（32061123005）"和"北京市科技计划课题（Z41100006014031）"，以及北京林业大学相关项目的资助，在此表示感谢！

最后，留一寄语敬赠读者：

远离尘世喧嚣，用身体连接自然，让所有感观对自然开放，全神贯注，用心灵感悟生命，用心回应，气化流行，生生不息。

译 者

2020 年 10 月 10 日夜

序

在当今这样一个充斥着越来越多噪音和忙碌的世界中，人们大都沉醉于技术的进步，却仍然存在着一个反向的运动，那就是将我们自己看成是自然的一部分。这一运动邀请我们回归到自己在宇宙中的原本位置，并让我们意识到我们是影响自然界并被其所影响的有机生物体。正如 17 世纪英国诗人 John Donne 所描述的那样，"没有人是一座孤岛，可以自全……任何人的死亡都是我的损失，因为我是人类的一员"。人类忘记自己正处于危险中，离开了自然不管从人类自身分离出来，还会产生一种脱节、失落和孤独的感觉。这种伴随着我们自身及周边环境的不适感正是我们心理痛苦和心境障碍的根本原因。作为这一反向运动一部分的生态疗法，并不是能真正"治愈"心境障碍，而是为人们提供了一种与自然更好的联系，以获取自我意识和心态平和的途径。

大约 11 年前，在一个正在当地绿色空间中开展生态疗法项目的工作组中，我遇到了 Andy McGeeney，那是我第一次接触到生态疗法。在此之前我曾与一名园艺疗法师一起工作过，目睹了有心理健康问题的人们通过与植物和土壤的亲密接触而获益的事实。然而，我很快就弄清楚，生态疗法帮助人们恢复福祉的过程并不局限于园艺工作，它正向那些存在心理健康问题的人们展示其积极的效果，并将这种效果作为疗法的基础。生态疗法是一种明确的人为干预方法，可以与其他疗法如正念、接纳与承诺疗法（acceptance and commitment therapy，ACT）和认知行为疗法（cognitive behavioural therapy，CBT）相结合，在恢复过程中采用自然作为核心媒介，允许医学从业者发展一系列的活动以满足所有的需求，包括绿色空间的便于行走性及可达性。生态疗法的优势及其可行性给我们留下了极为深刻的印象，因此我们开始雇佣 Andy 每周 3 天到英国国家健康服务体系中心（National Health Service，NHS）担任生态疗养师，这在全英国来说可能也是首例。在此期间，他针对存在心理困扰患者、痴呆症患者及住院部里的年轻患者和弱势女性开展了一些项目，例如，从心理疾病中康复的患者经常提及，尽管自己与项目团队保持了一定的距离，但在感到需要时，他们随时可以成为团队的一分子，并与他人毫无压力地交谈，对此他们充满了感激之情。痴呆症患者在郊野公园散步时，很喜欢观察野生动植物的活动，因为这些活动并不依靠那些让他们越来越失望的认知能力，而是可以让他们感觉与周围的人是平等的；年轻患者会在病房的地板上设计、购买或创造自己的"秘密花园"；住院部的弱势女性也可以为自己创造一个可以开展护理和消磨时间的安全庇护所。其他项目也显示住院男患者的暴力倾向和侵略性显著降低。遗憾的是资金并不持续，但 Andy 仍然在自愿的原则下开展了生态疗法课程并培训了一些员工，其中包括和他一起工作 6 个月的实习临床心理学家，他们目前正在继续应用并拓展生态疗法的工作。我们的下一个项目是为那些长期存在身体健康状况的人们开发相关课程，包括那些患有呼吸疾病和心脏疾病的人们、处于癌症康复期的人们，以及那些并未通过常规锻炼来解决肥胖症的人们。

在本书中，Andy McGeeney 阐述了与自然建立联系并更好地感知自然的理由。对自然界和人类心理福祉的深刻理解，让他能够开发出许多增进福祉的活动以满足人们更广泛的兴趣和需求。正如他阐述的那样，生态疗法可以简单到在治疗房间中养护植物，或为困居家中的人们提供带有田园风光的东西，每个人都可找到适合自己的方法，你可以用他试验和测试过的方法去了解自然界中的许多事情。

这本书汲取了古今人类的智慧，其中包括 Andy 本人同心理健康服务的从业人员一起工作时积累的丰富经验，同时他也为这些从业人员创造了对生态疗法反馈的机会，从业人员也都十分慷慨地向他说出了自己的想法和感受，这帮助他进一步开发出许多更为广泛的活动。无论是从事保护性工作、园艺工作、在丛林里漫步还是躺在松软的草地上沐浴阳光，都会对参与者产生重要的影响。一些参与者被鼓励通过信或诗歌创作来记录自己的经历和发现，另外一些参与者则会通过拍照来留下一个永久的记忆，总之，许多人都十分珍视他们的这些经历。

古希腊人十分清楚自然在康复过程中的重要性，因此，他们在一些风景优美的场所建造疗养中心，他们认为这将有助于患者从心理、身体和精神上得到康复。基于 4 种体液理论的古代医学认为，体液失衡是人类生病的根本原因，这些理论在今天早已被对人体和疾病有更为深入理解的现代医学所替代，即便这样，失衡的理念仍然是我们思想的核心。英国维多利亚时代早期的心理医院设计师认识到绿色空间对人类的精神福祉是十分重要的，他们会在设计中加入由患者照料的规则式园林来维持秩序感，这将会在患者的头脑中得以反映。这些医院大都建在城镇郊区，那里有大量可用来耕作的土地和可用于漫步的荒野，鼓励人们进行健康锻炼，同时也获得户外活动的好处。

我们认为现代医学只是一种简单的治疗方法，我们所做的则是通过调整失衡的生活方式，从而对自己的健康和福祉承担更多的责任。当我们这样做时，就会感到自己与周围的人和环境相处得更加和谐。生态疗法在此扮演了一个关键的角色，它的全方位疗法对那些因身体疾病而产生心理痛苦及那些有心理健康问题的人们会有所帮助。现代社会中越来越多的长期健康状况如心理压力、糖尿病和肥胖症等都是生活方式失衡的结果。

只是简单地相信自然可以改善人类福祉是远远不够的，Andy 也从许多有关参与生态疗法效果的研究中找到了大量证据。置身于户外、漫步在绿树成荫的街道上、从居家护理的窗口欣赏自然风光或在草地上徘徊都可以降低健康及患病人群的应激反应。如何将生态疗法介绍给那些对这件看似简单的事情所带来的好处持怀疑态度的人们，Andy 对此也提出了帮助性的建议。书中还对关于正念效益的研究进行了系统的总结，并采用正念的实践详细阐述了生态疗法是如何在东西方文化中兴起的，正念可以作为一种独立的方法或作为其他干预疗法的一部分，越来越被看成是健康和福祉的一个关键组成部分。

这是一本令人爱不释手的书，可以帮助读者深入了解生态疗法及其在医疗保健中的作用。这也是一本很好的参考书，读者可以从中找到确保生态疗法课程的新鲜性、有趣性和适宜性的实用建议与方法。书中鼓励读者对课程全程记录并提出自己的想法，包括对未来活动的建议。正如 Andy 所说，书中的许多课程活动均可免费或以较低成本开展。一年内不同时间重复开展这些活动可以给参与者带来印象深刻的不同体验，另外也鼓励参与者在课程间走到户外以提升自己，从自然中获益。

你完全可以和 Andy 一样，做相同的事情，置身大自然并更好地感知大自然，获取更大的福祉！

Lindsay Royan
临床心理学顾问
巴金–达格纳姆区临床心理健康服务基金会主任

致　　谢

　　本书源自于许多人的实践经验、他们对我的影响及与我坦诚的交流。借此机会我想感谢在本书写作过程中一直支持和影响我的那些人，同时也向那些未被提及名字的人说声抱歉。

　　当我还是一个蹒跚学步的孩童时，我的祖父 Robert Duxbury 就开始定期带我到谢菲尔德户外的公园和森林中去，从而满足我对其他生物的兴趣，每一次我都会沉浸在大自然中。我的父母注意到我对自然的痴迷与日俱增，便给我买了一些相关书籍并带我到乡间旅游。我在大学时学习的是心理学和生物学，但我对后者很快就失去了兴趣，转而学习社会学。从早期对校内的交心团体、现象学和禅宗佛教的涉足中，我很快认识到有更多接地气的方法能让我从内心深处明白人类到底是什么。大学毕业后，在同 John Crook 一起工作的过程中，我经历了人生中最为重要甚至可以说改变了我一生的事情。John 是一名动物行为学家，也是一名禅宗信徒，后来成了一名禅师，一名领导信徒在威尔士深山中隐居的佛教大师。虽然多年前我也学习过冥想，但在布里斯托尔和威尔士，同 John 一起度过的那段时光打开了我的视野，让我真正明白了人生的哲理，我对 Joanna Macy 称为"生态自我"的理解在此经历中得到升华。

　　在我学习作为一名咨询师和团队指导师的职业技能时，我还参加了一个团队课程，在此期间，在伦敦的地铁上与 Chris Johnstone 的一次偶然谈话使我第一次了解到了深层生态学和 Joanna Macy 所从事的工作。随后我参加了 Joanna 组织的一次研讨会，这也成了我人生的转折点，她给了我许多我此前错失的东西，这些东西确保我能够一以贯之地解释自己在自然界中所处的位置。Joanna 对自然的强烈热爱、远见卓识和悯人之心，让我十分敬重。

　　我想对 Liz Staveley 表达我诚挚的谢意，他能很快明白我正在探索的事情并充满激情地与我一起主持深层生态学研讨会。二十多年的相互监督和交流加深了我们之间的友谊，也推动了我的工作。这些有关深层生态学的研讨会向世人充分展示了人与自然联系在一起时所能产生的巨大力量。

　　我也想感谢创建了 The Box[①] 的 Terma 基金团队，我们比以往任何时候都更需要一个像 The Box 这样美好的、充满感情的、信息丰富的资源来帮助人们从更深层次上探求人与自然的亲密接触。

---

　　① The Box 是一个集体创造的礼物，为个人和团体提供各种资源，从整体上探求人与自然的深层联系，其中包括了文学作品、艺术品、手工艺品及各种活动的说明文件等。

2004 年，我选择转行从事可以更多在户外活动的工作，我总共管理了 11 个项目，主要是与健康和绿色环境相关的项目，统称为 THERAPI。在此我想感谢泰晤士河蔡斯社区森林的主任 John Meehan 给予我全心全意的信任和支持，以及用我自己的方式开展项目的自由。

我的督导组长是巴金–达格纳姆区临床心理健康服务基金会的主任 Lindsay Royan，Lindsay 不仅支持我在泰晤士河蔡斯的工作，而且不断努力去争取各种资助，还说服心理健康信托基金会为我设立了一个新的职位，我想我是第一个被 NHS 信托基金会雇佣的生态疗法师。谢谢你，Lindsay，感谢你为推动生态疗法所做的一切，也感谢你能保护我不受官僚主义的影响，很高兴也很感激你为本书作序。

在被 NHS 信托基金会雇佣的两年中，我为许多人提供了生态疗法，感谢 Michael Inns 和所有其他服务对象在资金短缺的情况下仍然努力使服务持续进行下去。我们重要的合作伙伴 HUBB 和 Havering Mind 在东伦敦也同样让生态疗法得以持续。我也非常感激后勤辅助人员、心理学家和职业疗养师对我们正在做的事情给予的理解，名字太多，在此无法一一列出。最后非常感谢这些年里风雨无阻地每周定期来参加"自然中的福祉"课程的所有人，在这个过程中我们互惠互利。

在 NHS 信托基金会工作的日子里，我有幸与 Ronen Berger 和 Joseph Cornell 一起参加了一些培训研讨会，两人均因在儿童和自然领域的工作而闻名，他们以不同的方式对我所做的工作给予了充分肯定。我也更为清晰地看到自己的个人风格正将我带上正确的发展道路，我也向读者大力推荐他们的工作及相关论著。

当我在 NHS 信托基金会为 Lindsay 工作时，两个从东伦敦大学过来实习 6 个月的博士研究生 Sophie Jeffery 和 Katie Allan 参与了我的工作，他们对工作充满了极大的热情并全身心投入，在那段时间里，通过与他们对话和解答他们的问题，我进一步完善了我在生态疗法方面的理念。我也非常感谢 Nicky Tann，作为一名职业疗养师，她为有记忆问题的患者开发了生态疗法，从而将自己的知识和经验变为了行动。

在写这本书时，我从上面已经提到的许多人那里获得了帮助，再次感谢他们。我想把我的特别感谢献给 Sophie Jeffery，她用了大量宝贵的时间审阅了本书的初稿并一直鼓励我完成这本书。同时，我对我亲爱的朋友 Jochen Encke 的感激也无以言表，感谢他的陪伴和批评性的理念，他毕生致力于心理疗法和个人变化领域的研究，包括在伦敦的一项针对患者的拨款项目。我们之间多年来的谈话内容对我在生态疗法领域的工作及本书中的一些想法产生了极大的影响。

最后，我想感谢在过去的许多年内参加我组织的生态疗法研讨会的所有人。在精彩的一天结束后，我会经常回忆起参与者对我表示的感谢，而我也很感激他们愿意对我敞开心扉并随我走入森林。

Andy McGeeney

www.andymcgeeney.com

免 责 声 明

　　在开展书中所介绍的任何活动之前，读者应该进行法律咨询以确保符合户外活动所应遵循的健康和安全法规，并进行适当的风险评估。无论作者还是出版社均不会为根据书中所提供的信息采取活动而产生的任何后果承担任何责任。请参考本书 37 页中对生态疗法潜在风险的详尽论述。

前　言

　　这是一本针对那些想为他人提供与自然更深层次联系从而改善其福祉方面服务的专业人士的生态疗法手册，服务对象特别聚焦于那些经历过感情挫折的人，当然也可以是所有人。本书列举了最新的心理学方面的证据，深入剖析了自然界对人类产生正向作用的机理和方式，书中也提供了较为详尽的、成功开展生态疗法课程的指南，包括对 100 多项活动的描述。

　　很多有关生态疗法的科学研究结果都表明，自然对人类具有正向的作用。在本书中，你将发现的证据包括：我们是自然内在不可分割的一部分，我们已经通过进化来适应自然，我们的身体健康很容易通过在自然中开展活动迅速得到改善；我们的思想、情绪和精神状态在与自然的接触中可以得到增强；当周围的自然环境状态良好时，我们会生活在一个更为满足、和谐的社区里。当我们认同上述观点时，与自然世界建立更多的联系可以增进人类的健康福祉就变得不言而喻了。

　　人与自然之间许多有益的联系大都是在无意识中建立的，实际上人们可能已经开展了一些活动，但并未将其称为生态疗法活动。例如，人们会花大价钱购买一个位置好的房子，这意味着有好的邻居，邻近商场、铁路和学校。如果房屋周边的道路是林荫道，人们可能愿意花更多的钱；如果房子还有一个大的、色彩斑斓的花园，人们还会接受更高的价格。数以百万计的人会在花园中喂鸟、饲养宠物或散步。宾馆的前厅和办公室的空间通常用绿色植物作为装饰。当我们外出度假时，短期的度假偶尔会待在城市里，但长距离的旅行通常是去海边或乡村。广告会用自然的图像和主题来吸引人们的注意，以此反复让人们相信其产品是健康的、舒适的和无害的。纪录片中最受欢迎的内容是野生动植物。当人们说爱某个人时会送花给他（她）。有关自然是我们生命的一部分并使我们感到舒适的例子不胜枚举（参见第 6 章中例子）。

　　心理疾病如压力、挫折和精神错乱是现代生活的副产品，人们都会受其直接或间接的影响。心理挫折源于人们的内心及所处的自然和社会环境，其中社会环境不是本书的主题，这需要一个社会的变革。本书中所描述的是影响心理疾病治疗的两种因素，即人的内心和所处的自然环境。

　　现代人对心灵与自然间联系的需求从未如此迫切。地球上一半以上的人生活在城市里，而非被野生自然所包围的世界里。如果人们生活在城市里，更可能会经历精神上的高度紧张，尽管造成这种情况的原因相当复杂。如果人们完全接受现代工业社会所提供的生活方式，则可能会发疯。当人们善待自然时，就会把对城市生活的关注放在一边，而与周围所有的环境和谐地生活在一起。

> 世事纷繁没歇停
>
> 患得患失耗人生
>
> 与真实自我形同陌路
>
> 为蝇头小利丧失魂灵
>
> 海在月光下涌动
>
> 风在吹拂，昼夜不停
>
> 时间静谧如沉睡的花朵
>
> 我们已丧失这些，却无动于衷。

William Wordsworth《十四行诗》第 33 首

（1959[1807]）

在英国，人们认识到了自身健康与自然存在着密切的联系，因此在 NHS 建立不久，国家公园体系也随之建立，1949 年城乡规划部部长 Lewis Silkin 写道：

我们享受户外休闲和离开居住的城镇到沼泽与山谷间漫步的能力，与医院建设和医疗保险一样，都是健康保健和人类福祉的一个组成部分（Silkin，1949）。

遗憾的是，目前人们还没有完全意识到自然对人类福祉的重要性，在某种程度上，这是主流临床心理学将治疗的重点放在内在心理原因和依靠精神类药物上的结果。

让我们想一下，人类体内基因的 98%与黑猩猩是相同的，了解这一信息具有深远的意义。人类作为高级动物，与其他猿类一样是自然的一部分，人类在地球上生存时间的 99%是作为一名狩猎和采集者，没有城市，没有互联网，没有国家，以群居的方式生活在自然里。我们的祖先能够很好地生存下来只是因为与自然之间存在一种内在的联系。就像从下面的证据中将看到的那样，当人类置身于生态多样的生境中时，他们会去感知自然，并生活得更为舒适。

这一证据意味着我们可以更有效地利用与自然的深度联系来改善生活的质量，本书将教你如何做到这一点。《融入自然——一本关于生态疗法实操的手册》是一本关于生态疗法的完全手册，包括了支持性证据、治疗模式及所有相关活动的清晰说明。

此外，本书还提供了更多的内容。为了加强治疗与自然间的联系，书中讨论了人们痛苦的第三种起因（即人的心理）及其治疗。人的心理会寻求刺激，做出富有想象力的预测，也可以利用对过去体验的丰富记忆，这是人类强大的能力。但人的心理也可以让人们情绪低落，当不愉快的经历成为关注的焦点时，人们就会变得失落，甚至为没有发生的事情感到忧虑。

当处于正念状态时，人们可以从忙碌的大脑中解脱出来并维持这种状态。正念的结果是多方面的，此刻人们变得更为敏感并且知道什么事情正在发生，承认并接受周围的现实状况，这反过来会让焦虑和烦躁的情绪得以释放，此刻的情绪状态不再是对过去记忆的反馈或对未来问题的设想。

本书的思想体系就是放弃把人的经历看成是有问题的或幸福的状态，这并非是要忽略我们花费大量的时间对身边的人或所面对的事情做出评价这样一个事实，而只是对这种心理游戏不必过分认真。正念就是让这种心理游戏消失的方法。

不管一个人是否已经被诊断出患有心理疾病或被贴上了某种标签，这里所倡导的主要理念是在自然中提高人们对此刻变化的意识。

生态疗法是心理健康领域的一门全新学科，正处在飞速发展的阶段。它具有多种形式，正如 Arnie Naess 所说的那样"涉及范围很广"（Naess，第 114 页）。换言之，建立人与自然间正向的联系有多种方法，生态疗法这一独特的形式之所以有效，是因为它充分利用了两种强大的治疗方式，即自然和正念。本书对生态疗法的起源及不同实践方法加以详细解释，并对自然环境改善不同类型人群心理状态效果方面的最新研究成果进行了批判性地评述，进而对自然具有治疗功能的相关理论和实践进行了更为详尽的探讨，最后书中广泛汇集了许多让人们轻松地亲近自然的活动。在本书中，开展生态疗法所需的条件均以一种易于获取的方式一一呈现。

如果你从事的是心理健康、正念训练和野生动植物教育方面的工作，那么你会发现这本书具有极高的参考价值，同时本书无论是对引导人们到户外活动的疗养师，还是对置身户外与自然进行深度接触的人们，都是不可或缺的资料。

我希望所有的生态疗养师在指导人们回归自然时，能够获得同我一样多的快乐，且通过与自然进行更为紧密的接触后，所有人都乐在其中。

目　　录

第 1 部分　生态疗法：概念与方法

第 1 部分

生态疗法：概念与方法

第1章 简介：走进森林

我本来只是出去走走，结果却决定待到天黑再回去，因为我发现，走出去竟是回归自我。

John Muir[①]（2001[1938]）

> 在本章中，我将重点回答下面两个问题：
> - ➤ 什么是生态疗法？
> - ➤ 生态疗法与心理健康间的关系是什么？

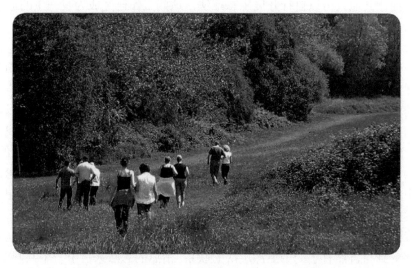

英国埃塞克斯郡生态疗法课程中一群在户外散步的人

1.1 将"生态"融入康复

生态疗法是什么，它是如何帮助人们从心理疾病和情感挫折中得以康复的？

让我们想象一种场景：你独自或与朋友一起躺在一个开满鲜花的夏日草地上，鸟儿在身边欢唱，你可以闻到野玫瑰的芳香，满眼是蓝天和飘过的白云，你做了

---

① 译者注：John Muir，美国自然学家。

一个深呼吸，让身心得到充分的释放。当身心得到释放时，你会意识到更多的感觉包围着你。当想法和感觉逐渐褪去时，你会满足于置身于一个合理的地方。你感受过我正在描述的情景吗？

生态疗法是一个建立人与自然更深层次的联系并更好地感悟自然的过程。生态疗法与其他基于自然的活动如户外运动、自然保护工作、饲养宠物、登山和园艺等有着密切的关系。那么生态疗法的特点是什么，我又是如何开始生态疗法工作的呢？

我在年轻时就已经认识到可以用个人魅力和激情来感染并引导其他人，我设法让自己保持对自然的开放态度，以及拥有让他人在户外流连时感到放松和振奋的能力。当我认识到自己具备这种能力时，我就想能否利用这些能力，开展一些使人改善情绪和净化心灵的积极体验。因此，我利用在人生中积累的技巧和经验开创出一种新的工作方法，在反复推敲后，我将其称为"生态疗法"。研究如何为那些正在从苦闷情绪中康复的人们提供基于自然的生态疗法，以及如何对其进行评价以便让其他人可以自行开展生态疗法，这些工作已经成为我一生的追求。

那么如何开展生态疗法活动呢？我通常会和一群人一起体验。首先让所有人放松身体，释放紧张情绪，更重要的是让人们接触自己的身体。我们的身体是自然的一部分，所以这是与自然联系的开端。我会提醒人们，我们与自然的其他部分一样，都是由同样的物质组成的。我们身体的70%以上是由水组成的，我们所饮用的洁净的水以生命的形式循环了几百万年。同样，我们吃的食物，以及我们呼吸的空气都要感谢我们周围生长的植物。与自己的身体进行接触会把我们带入当下，正是对当下的全面体验使得我们能够打开自我意识，并增强与自然的联系。

为了进一步提升存在感，我会引导人们通过冥想进行呼吸练习，正念是我在本书中所倡导方法的核心部分。我会鼓励人们将现在已经发生的，以及想象今后可能发生的事情统统忘掉，放下一切来享受他们当下所处的任何环境。

我会引导人们远离自我去体验身外更大的世界，在这个过程中，一些人会深切地感受到与自然有了一个更深层次的联系。治愈的想法来自于一个共同的认知，那就是无论是人类、动物还是植物都具有相同的基本特征，即出生和死亡。我们会在生命中度过美好的或沮丧的时光，受伤并痊愈，我们可以摆脱孤立的自我，进入到一个更为广阔的生态自我中，物质、空气和社会联系会连续不断地穿过我们的身体。

我会提醒大家保持一种开放且放松的状态。我们可以悠闲地在草地和森林中漫步，与绿色进行开放性的亲密接触。我们可以在冬日去喂野鸭、夏天去听鸟鸣。我会鼓励人们对气味和声音"开放"感官，这会使人们远离对自我的关注。

生态疗法的核心是对当下认识的提高和对大自然沉浸的结合，"恢复"通常是指为了过上更快乐、更积极的生活而在思想和感情上发生变化，认知行为疗法

（cognitive behavioural therapy，CBT）和心理咨询是用于实现"恢复"的两种方法。我认为这些方法都不错，但我的兴趣并不止于此。如果一个人能暂时放下头脑中浮现出的对话和想象可能发生的事，开始全神贯注于当前正在发生的事，那么他就可以以不同的角度关注世界。如果这种关注世界的方式是在大自然中完成的，那么生态疗法的工作就开始了。当人们与自然直接连接时，获得的体验是不同的。在自然中，我们被其他生物所包围，这些生物依据自己的特征拓展了自己的意识，它们会面临着相似的生存挑战，同时会展现出一种吸引着我们的美丽。

> 想象一种具有如下特征的体验：
> - 改善心情且使思维清晰
> - 没有已知的副作用
> - 有研究证据支持
> - 是免费的
> 　　　　欢迎参与生态疗法！

我会鼓励人们加入一个团队来增强他们的体验，通过闲聊可以了解他人并分享自己的快乐。如果你只是想在大自然中独处，那也没有关系，开放的态度允许人们有多种选择。在团队人员不固定的情况下，你可以根据参与的人员来选择散步的距离及参与的次数。

我建议每个人在康复（和预防压力）过程中加入一点生态元素，通过暂时摆脱城市生活，与你周围的生活重新建立联系，如聆听林中的鸟鸣。

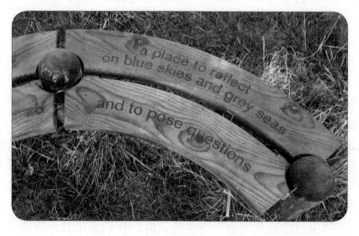

苏格兰奈恩附近 Minister's Pool 的长椅

1.2 生态疗法与心理疾病的特殊关系

联合国已经将抑郁症同癌症和心脏病一起列为 21 世纪全球所面临的主要健康挑战。

为了强调预防心理疾病的重要性，一个常被引用的数据是四分之一的人在生活中或多或少地都会受到心理疾病的困扰。我能理解为什么活动的倡导者会用这一数字来让人们了解这一简单的信息，但我并不认为它有助于解决心理疾病。这个统计数字简单地将患有心理疾病的人和健康人群区分开来，也就是说你只能属于其中的某一类人群。反过来，它会让大多数承认自己"处于紧张状态但并非在心理上的焦虑"的人产生一种幸灾乐祸的心态。

事实上，我们所有人又有谁能在一生中一直保持良好的健康状态呢？考虑到那些刚刚提到但并未被列入到卫生系统统计中的人数，再加上那些确实患有与压力相关的生理疾病而去就医的人们，那么大概有将近一半的人会在生活中感到压抑，四分之一以上的人承认这种压抑感已经持续了 1 年以上。

心理疾病通常被划定为社会学范畴，其所包含的心理学和生物学观念使得这一划分合法化。然而，我们在这里并不是讨论造成心理压抑的原因，我想强调的是生态疗法适用于每一个人而不仅仅是确诊心理疾病的患者。当今社会中，我们有太多的人经常会感到心里压抑，这是需要我们每个人都去关注的问题，我们需要付出更多的努力来改善自己的生活。

以上阐述的巨大数字对所有人来说都是一个挑战，我们需要努力去改变自己选择的生活方式。越来越多的人开始认识到，不仅整个世界的运行方式需要改变，而且作为个体的我们也可以更多地掌控自己的健康和福祉。置身于自然中是我们关爱自己的一种十分重要的生活方式。

改善人们心理健康的方法正在发生变化，无论他是处于轻度的压力和沮丧状态，还是较为严重的状态，变化的趋势是引导那些受心理疾病困扰的人尽可能多地参与到主流活动中来。反过来，这种方法意味着尽可能减少医学治疗手段。那么我们如何丰富人们的生活、降低社会排斥程度，以及提供更多的活动选择以帮助人们成功地克服所面临的困难呢？

我们在生态疗法中所做的工作与 NHS 的国民服务框架是一致的（NHS，1999）。生态疗法并不是替代现有的治疗方法，而是作为一种基于循证研究的补充方法，鼓励采用一种非医学的、与药物治疗无关的方法来实现自我恢复。与传统的治疗方法和药物治疗相比，生态疗法是具有成本效益的。

在对心理健康治疗的预期结果提供建议时，我们采用官方用语（黑体文字）对生态疗法的特征描述如下：

- 生态疗法几乎完全是在**户外开展的，户外环境**可以是专业的基地或是其他有建筑物的地区，没有局限性。
- 生态疗法使那些感觉被排斥的人能够参与到**主流**活动中。生态疗法对所有人开放，并非是为有心理健康问题的特定人群服务的，从这个意义上说，它具有社会包容性。被排除在外的人群是有针对性的。
- **服务对象的参与**：在对生态疗法活动进行规划和决策时，必须让服务对象参与。
- 我们的大部分工作是与其他机构以不同的**伙伴关系**开展合作的，这就确保了更多的融资机会，增加了服务用户的参与度。
- 明确的**工作联动**：我们已经在人类的健康和福祉与乡村风景的欣赏和保护间建立起了明确的联系。
- 我们的许多活动都显示出可以**增强参与者的自信心**。
- 我们的**所有工作都设置了监控和评估环节**，结果是共享的，以便其他人可以从中学习。
- 与树木共处必然会产生一种着眼于长远未来的心态，我们的工作是**持久的及可持续的**。生态疗法有助于增强系统弹性。
- 与政府强调的对超出医疗干预的心理健康患者开展**整体治疗**的观点相一致。
- 在对工作进行监控和评估之后，与其他人分享**良好的实践经验**。

自 1999 年国民健康服务体系框架（National Service Frameworks，NSF）出版以来，政府已经做了两次修订，我希望在本书出版时，该体系框架会有进一步的变化。保守党和自由民主党联盟提供了一份心理健康的战略性文件（NHS，2011），其中的一个战略提到"确保所有国民都了解提升自己心理健康的方式，如自然环境体验"，其中"自然环境"被定义为"城镇和城市周围的绿色开放空间及更广阔的乡村和海岸线"。这听起来是个有希望的计划，即使这只是一份战略性计划，而非真正的治疗计划。迄今为止，我还没有看到针对这一计划而采取的任何行动。

在最新的首席医疗官报告中，在提及心理健康时显然是基于一系列不同的假设（Chief Medical Officer，2013）。报告将幸福感与心理健康隔离开来，同时摒弃了政府使用的数据标准。尽管这种混乱的情况发生在政府的高层，但政府自己的统计数字仍表明，国民的心理健康情况正在恶化。仅在英格兰每年因心理疾病引起的工作损失达 7000 万天，约合 1000 亿英镑。从 2009 年起，抑郁和焦虑患者分别增加了 24%和 75%，但他们根本没有接受到任何心理健康治疗（Chief Medical Officer，2013）。

据此，我们得出的结论是，等待英国政府出面推动基于循证的生态疗法是不会有任何结果的。在客户授权的情况下，心理健康专业人士可以鼓励他们利用自然来改善自己的心理健康和福祉。在心理健康慈善机构 Mind 的鼓励下，那些经历心理痛苦的人正在做着这样的事情，Mind 已经筹集了数百万英镑来支持生态疗法项目，并与受影响的人们一起对项目进行评估研究（Bragg *et al.*，2013）。除上述所实行的举措外，我们可以做的事情仍然有很多。

第2章 融入森林

当下是永恒，我就置身其中。她用那璀璨的阳光包围着我，我融入其中，恰似蝴蝶在阳光充足的空气中翩跹起舞。什么都不必再来，这就是当下。当下是永恒，当下是不朽的生命。此时此刻，在古墓旁，在地球上，我身处其中。年复一年，成百上千年，一切循环都是毫无意义的。从古墓的修建至今也只不过是一个时刻，再过一千年，它仍然只是一个瞬间……时钟可能有时间，时钟也可能为自己安排时间，但我什么也没有。

Richard Jefferies[①]（1883）

> 在本章中，我在一个更为广泛的背景之下，讨论了生态疗法的定义，确定了与之相关的领域及其影响，也讨论了生态疗法的不同形式及本书中所采用方法间的区别性特征。

2.1 生态疗法的多种定义及其区别

对生态疗法进行定义并非是一件简单的事情，这是因为这一术语的来源不同，同时不同的团体在以不同的方式使用这一术语。在此我将给读者介绍几种常用的定义，并提出一个工作定义作为本书的一个基础。

我所开展的生态疗法是"创造与自然的紧密联系且更好地感受自然"，本书将更为清晰地描述如何实现这一独特的过程。在对本书中所采用的方法加以区分之前，我想概括性地讨论一下生态疗法。我也想强调，"生态疗法"及其各种亚类术语并非十分明确，相互间会有重叠且有时会被交互使用，参见图 2.1 中所列的生态疗法及相关活动。我的工作是帮助读者厘清这些术语，我希望用该领域其他人都能接受的方式来完成这项工作。

这部分所包括的一些内容并不具有治疗的内涵，如深层生态学和生态心理学。它们之所以出现在本书中有两个原因：一是它们常常会在自我发现和个人变化方面有正向的产出，二是它们相互重叠且对生态疗法的发展具有一定的积极影响。

在英国埃塞克斯大学为 Mind 撰写的有关生态疗法的评价报告中，对"生态

---

① 译者注：Richard Jefferies，英国自然作家。

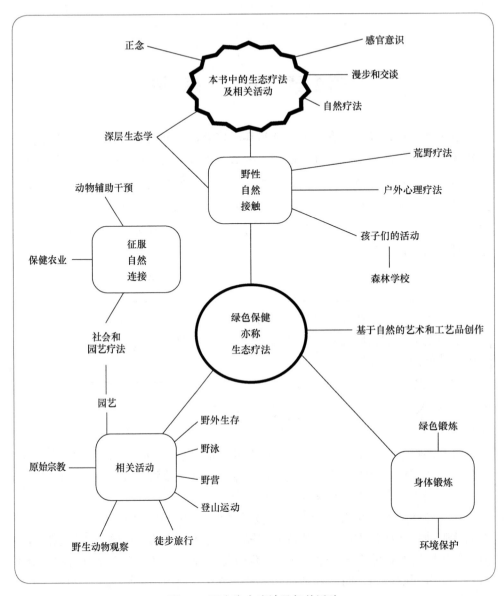

图2.1　正念生态疗法及相关活动

疗法"给出了一个清晰的定义："生态疗法"（有时称为"绿色保健"）是指在自然环境中开展各种基于自然的干预。其出发点通常是针对特定参与者的一种促进式的特定干预，而非针对普通民众的一种简单的"自然体验"。尽管在一些生态疗法项目的计划中会将常规疗法（如咨询课程、CBT、心理疗法等）作为项目的一部分，但生态疗法的主旨是在自然中进行治疗。虽然生态疗法所涉及的领域多种多样，但其共同的理念是与自然以一种促进性的、结构化的和安全的方式建立联系，藉此使许多弱势群体获得相应的治疗效果（Bragg *et al.*，2013；Bragg and Atkins，2016）。

Rachel Bragg 等（2013）讨论了"生态疗法"这一术语可能出现的歧义。她指出 Jules Pretty 等（2006）建议用"绿色保健"这一概括性的术语来形容所有与自然、动植物相关的治疗活动，但 Rachel Bragg 认为"生态疗法"是一个涵盖多种活动的广义术语，比"绿色保健"更为常用，在 Mind 资助下 Rachel Bragg 对 Ecominds 项目进行了评价，评价报告对生态疗法中的园艺、耕种及乡村散步等一系列活动进行了比较分析。在这种情况下，该术语适用于任何与自然（植物、动物和景观）相关并具有治疗效果的简易化活动。许多在自然中开展的活动如自然保护、登山和漫步等都产生了积极效果，但这些都是次要的结果而并非本意。

"生态疗法"一词的使用存在着一定的混乱，它既被用作一般性术语，也被用作专业性术语，就像"跑步"一词常被用作"运动"的一般性术语一样。Mind 的报告从某种程度上清晰地描述了目前采用"绿色保健"一词作为概括性术语，涵盖所有与动植物治疗性接触的方法，随后说明"生态疗法"被许多人包括 Mind 和媒体用来指整个领域，因此在报告中使用了一般意义上的"生态疗法"一词。

在试图将这一术语变得有序化的过程中，情况变得愈发复杂了。基于自然的心理保健干预组织"自然英格兰"撰写了针对那些"有明确需求"的人的生态疗法活动的评述报告（Bragg and Atkins，2016），报告以"绿色保健：面向脆弱群体的基于自然的干预"为题，建议将患有心理疾病的人从总人口中区分出来，这与目前流行的模糊就诊者和普通民众间区别的心理健康运动背道而驰，该报告也仅限于评述与生态疗法相关的保健农业、自然保护和园艺。

因为生态疗法的定义尚未确定，下面我只能对绿色保健模式下的每个亚类加以解释，但也会做一些轻微的调整（参见表 2.1 有关绿色保健相关活动的概述）。毫无疑问，近几年内状况将会有所改变，我们对"生态疗法"一词的具体含义会有更为清晰的理解。表 2.1 中所列举的这些活动可以针对性地用于不同的人群，不仅包括那些经历过心理抑郁的人们，而且还包括犯罪的青少年、学习困难的中小学生及普通民众。

表 2.1　绿色保健的类别及特征（改编自 Bragg *et al.*，2013）

亚类	主要特征
社会和园艺疗法	园艺
动物辅助干预	宠物、马匹和其他家畜
保健农业	田间劳动
环境保护	保护活动

续表

亚类	主要特征
绿色锻炼	散步和其他锻炼活动
基于自然的艺术和工艺品创作	艺术疗法
荒野疗法	在遥远的地点开展个体/团体活动
生态疗法	户外疗法/与大自然接触
自然疗法（包含荒野疗法）	接触大自然

2.1.1　社会和园艺疗法

　　社会和园艺疗法（social and therapeutic horticulture，STH）是人与植物之间最流行的治疗互动，可以是被动欣赏花园、主动开展园艺活动或种植蔬菜。这一术语常被与生态疗法混为一谈，然而，社会和园艺疗法有许多独有的特征使其区别于其他形式的生态疗法。在英国，与其他任何从事心理健康的组织相比，Mind 一直在广泛地推动生态疗法，然而 Ecominds 框架下大部分项目的主题是园艺而非是与大自然间建立联系。

　　Thrive 是英国支持和促进园艺疗法的一个主要组织，他们提出"社会和园艺疗法是对利用造园、栽培植物和园艺等过程帮助个人发展的统称"（Thrive n.d.[①]），其重点不仅放在栽培植物产生的积极效果上，而且还放在其他方面，如体能、社交技能、就业技能及基本技能如算术和识字等。Thrive 与许多客户群体具有广泛的合作关系，其中包括肢体残障人士、学习障碍人士、老人及经历过心理疾病的人们。Thrive 和拉夫堡大学合作出版的 *Health，Well-being and Social Inclusion：Therapeutic Horticulture in the UK*（Sempik *et al.*，2005）一书为我们提供了许多社会和园艺疗法的支撑性证据。

2.1.2　动物辅助干预

　　动物被用于各种治疗性干预，以改善客户群的福祉和自尊。例如，将一条友善的狗带入一个心理健康医院的病区，住院患者可以轻抚这条狗，此外患者也可以到农场去照料动物。动物辅助干预（animal-assisted interventions，AAI）的一个重要特征是宠物对每个人都是友善和热情的，它们不会带着对心理疾病患者的偏见去接触人类。

　　在动物辅助疗法（animal-assisted therapy，AAT）中有一些更为正规的活动。在这些活动中，过程被聚焦和定向，结果被评价，最常用到的动物包括海豚和马

----

① n.d.表示未注明出版日期。

匹。这些方法的有效性受到业内人士的普遍认可，但证据多是未经证实的，更为严谨的研究结果尚未出现，希望这种情况尽快得到改善。

2.1.3　保健农业

保健农业是指采用农业景观和农业活动进行治疗的产业（Bragg *et al.*，2013，第 14 页），其涵盖了各种各样相互关联且与农业相关的活动，如照顾动物、种植蔬菜及农作物管理。研究证实，保健农业可以获得与其他绿色保健形式相似的效益，如自尊和情绪的改善（例如 Hine，2008）。保健农业为人们提供了户外活动、亲近自然、体育锻炼和社会化的一种积极组合形式。

2.1.4　环境保护

英国医生 William Bird 博士提出了一种鼓励就诊的心脏病患者把散步作为保持健康的方法（参见 2.1.5 "绿色锻炼" 中的 "为健康而行走" 活动），然后他建议患者参加一个保护团体作为增强活力的一种方式。1998 年，他在英国牛津郡的 Sonning Common 创建了第一个绿色健身房，并作为一个改善健康的保护团体。Bird 博士在早期就已看到了户外体育活动在改善人们身体和心理方面的双重效果。保护志愿者（conservation volunteer，CV）组织（最初的 BTCV）和许多其他团体一起管理这些绿色健身房，为那些想改善健康和福祉的人们提供服务。绿色健身房设法将体育活动和户外活动结合起来以获得综合效果，目前有大量的研究显示了二者间的互惠效应（Yerrell，2008）。

2.1.5　绿色锻炼

绿色锻炼如同其字面上的意义一样就是去户外锻炼，通常包括到公园和乡野去散步，这已经成为英国埃塞克斯大学研究团队多项研究的主题（Barton and Pretty，2010）。研究发现，绿色锻炼可以带来心理和身体健康方面的多重效益。在英国自然委员会的发起下，"为健康而行走" 的团体目前已风靡全英国各地。

Guy Holmes 及其同事在 2007 年发起了 "边走边谈" 的活动，这与我组织的散步活动有很多相似之处，其重点在于社会化过程，人们不仅仅是为了健康而散步，在散步中可以谈论任何事情而不局限于心理健康的话题，欣赏自然风光而不要求完全融入自然。野外散步会产生大量室内无法发现的自由想法和谈论话题（Holmes and Evans，2011）。

2.1.6　基于自然的艺术和工艺品创作

许多结伴到公园或乡野活动的人会利用自然环境进行创作活动，绘画、摄影及诗歌是最为常见的几种创作形式。当然，自然界中的物体本身也会被用来进行创作，从土地艺术家如 Andy Goldsworthy（1988）、Goldsworthy 和 Friedman（1993）、Chris Drury（1998）那里获得灵感的各种艺术疗法的改良做法已经被广泛采用，孩子们很容易接受包含自然元素的户外玩耍建议。Jo Schofield 和 Fiona Danks 对此撰写了多本书，书中收集了许多孩子们的想法，以及他们玩树枝、树叶、羽毛和石头的美丽照片（Schofield and Danks，2005，2012）。

2.1.7　荒野疗法

荒野疗法通常利用遥远的野外区域，如苏格兰高地，为个人和团体治疗提供活动场地。在遥远的大自然中开展活动可以引导人们从负面压抑的环境中走出来，采用与自然相互作用所产生的学习潜力为他们提供专业的帮助。然而真正的意义是，自然界不仅仅是一种避难所或一种环境，它还可以被看成是自我发现和改变过程中的一个参与者。

在此，我们的目的并非明确的治疗，而是将荒野疗法放在自我发展和训练领导力这样一个更为广泛的背景下（参见 Wilderness Foundation n.d.）。

2.1.8　生态疗法

作为绿色保健的一个分支及定义更为宽泛的一个术语，生态疗法证实了人们亲近大自然具有健康效益，是一种与本书内容最为接近的方法。生态疗法的鲜明特征是与野外或半自然的区域建立相互联系，这与同培育的植物和驯养的动物一起活动是相互对应的，后两者分别来自于园艺疗法和动物辅助疗法。

本书中所介绍方法的一个区别性特征在于方法的核心是将自然本身假设为首要的治疗源。正如我们在审视证据时看到的那样，仅仅是置身于自然环境中就会对人们的情感和认知产生积极的效果，并且可以通过提高感官接触和正念来增强这一过程。

许多自称生态疗养师的从业者实际上做的是咨询或户外疗法，他们承认置身于自然环境中会获得收益，也认可疗养师、患者和自然界三者间的关系。Jordan（2015）分析探讨了有关将户外咨询融入自然中去的相关事宜，户外疗养师通常来自持不同心理学观点的学派，如荣格学派、心理分析学派和罗氏疗法学派等，在工作中通常采用 CBT 或其他类型的方法。例如，Siddons-Hegginworth（2009）从荣格学派的观点出发，将宗教仪式和象征主义都纳入其工作中。

2.1.9　自然疗法

作为绿色保健的一个亚类，自然疗法有时也会被用作生态疗法的同义词，由于被以色列的一个组织（自然疗法中心，Nature Therapy Center，NTC）注册了商标，目前其广泛应用受到了一定的限制，同时也被一些商业组织用来销售一些与绿色户外或自然毫无关系的健康产品！

尽管本书所倡导的生态疗法的区别性特征将在后文中加以讨论，但自然疗法的确分享了生态疗法中的大量相关知识，本书中所介绍的生态疗法活动也适用于不同类型的自然疗法。实际上，自然疗法包括了正念、感官意识，以及与大自然的联系等诸多内容。

2.1.10 Ronen Berger 的自然疗法

Ronen Berger 提出了一种与客户一起在自然中开展工作的方法及理论脉络，并将其称为"自然疗法"。自然疗法是一种后现代的实验方法，主要基于艺术戏剧疗法、格式塔疗法、叙事疗法、生态心理学、超个体心理学、冒险疗法、萨满教及身心实践等多种方法的结合（Berger and McLeod，2006）。Berger 明确指出了他所说的自然疗法与大部分从业者所采用的常规室内疗法的异同及优缺点。

室内疗法意味着治疗过程发生在一个设定好的用来治疗的场所，这个在疗养师控制下的场所是永久性的、没有变化且与环境隔绝的。与此相反，自然疗法的环境是充满活力的，甚至随季节和生命形式的变化而变化。即便患者和疗养师离开，自然疗法的环境仍以自己固有的方式存在并持续下去。

Berger 同一个小男孩一起通过"在自然中构建一个家"的活动向人们展示了其方法中的许多内容。活动刚开始时，这个小男孩表现得十分安静且犹豫不决，通过对河岸林带的共同勘查，他很快找到了走出困境、探索生活中的意义和变化的方法。小男孩和 Berger 一起将家建在树下，他们可以在那里烧火煮茶。Berger 指出这种方法允许客户做更多的选择，同时强调了对场所和行动上做适当控制的重要性，并将其与传统文化中创造神圣空间以进行变革性仪式的方法进行了比较。Berger 和一个同事采用这种方法与受战争创伤的以色列孩子一起活动，并为如何采用自然疗法帮助这些受伤的孩子编写了从业者指南（Berger and Lahad，2013）。

Berger 在戏剧疗法训练中加入了诸如"假设现实"这样的结构，即在现实与幻想、实验角色与现实状况之间留出想象的空间，在自然中创造一个家，让客户思考他们现实中的家园及其所需要的东西。与大自然合作，可以使客户一致认为疗养师愿意同他们一起对治疗方向承担责任。

在 Berger 的自然疗法中，仪式的创造是一个重要的原则，他对传统的萨满角色与现代自然疗养师进行了比较。萨满主要是通过变化帮助个人和团体坚持特定的价值观及信仰，并且指导仪式的开展过程。Berger 建议自然疗养师也可以这样做。

Berger 认为，在个人主义的世俗世界中，我们失去了太多，并且提醒我们与远古的祖先一样面临着同样的基本问题，他称之为普遍真理，如生死轮回，当我们远离城市置身大自然中时，可以更为清晰地意识到这种转换。

人的身体在自然中的旅行（如散步、创建一个家或探索大自然中的一切）可以激发其心理和精神在自然中的旅行。自然中的所有元素，如动物、植物、天气和景观，都可以成为人类探索自身内在风景的一种激发因素。

Berger 还描述了自然疗法中疗养师、客户和自然三者间的关系。疗养师可以充当一个萨满教的导游或一个次要角色，允许自然和客户间有更多的对话空间，客户与自然元素间的直接感官接触会对更深层次的思想和感情有很强的激发作用，这很容易让那些不愿意或不能表达的客户找到非语言的表达方式（Berger，2009）。

2.2 深层生态学

为了了解生态疗法实践中所采用的方法，我们必须对深层生态学思想有更为深入的理解。深层生态学（deep ecology，DE）这一术语是由挪威哲学家 Arnie Naess（Naess，1973；Seed *et al.*，1988）提出的，主要是指对人类与自然间相互联系的深刻认识。Naess（2008）第 93 页指出：

令人遗憾的是，环境运动中的泛道德化已经给公众留下了错误的印象，那就是要求他们做出牺牲，对环境表现出更多的责任、更大的关注及更好的道德观。依我之见，我们需要提高对丰富多彩的生活和自由自然景观的敏锐度来获取各种各样的快乐。我们都能对此做出贡献，但这同时也是一个地方性和全球性的政治问题。一部分快乐源自对人类与自然间亲密关系的清醒认识……如果自我被进一步地扩大和加深，必要的关怀会自然而然地流露出来，进而可以感受到对自由的本性进行保护，可以被看成是对我们自身的保护。

Fritjof Capra 对深层生态学理论做了十分清晰的阐述，其中包括了 Naess 的理念及其与其他科学前沿间的联系（Capra，1997）。深层生态学的实践也与一些学者有着最为紧密的联系，如美国的 Joanna Macy 和 Dolores LaChapelle 以及澳大利亚的 John Seed，他们的方法中包含了一个很强的精神层面。第三个学派呼吁采取当今的一些生态心理学方法（参见下面的内容）和 Bill Devall 等在工作中出现的政治行动（Devall，1990；Devall and Sessions，1985），同时 Gary Snyder 和 Paul Shepard 也与这一学派支撑性思想的形成有着密切的联系（Shepard，1998；Shepard and McKinley，1969；Snyder，1993）。更为激进的环境运动如"地球第一！"（Earth First n.d.）也已在其思想中加入了深层生态学的许多内容，但在环境危机的经济和政治方面则显得很弱。

受篇幅所限，我们只能在此对这些理念加以概括并给出进一步阅读的一些要点。如果你想深入了解支撑深层生态学的哲学观点和理念的话，建议从下面这些作者的著作开始：Capra（1997）、Devall（1990），以及 Devall 和 Sessions（1985）。

Naess 是一名哲学家和登山运动员，他享受在山中静修的时光，并对周边充满野趣的挪威景观产生了条件反射，他从中发展了深层生态学的理念，并用系统的观点将其与环境旁观者的理念进行了对比。他的理念将我们视为更广泛过程中的一个嵌入式组件，在此过程中所有的存在都是相互依赖的。

Arnie Naess 的思想为可持续发展提供了一个新的范式（表 2.2）。

表 2.2　浅层生态学与深层生态学的比较

浅层生态学	深层生态学
• 机械论的 • 将世界看成是由分离的孤立物体组成的	• 整体性、系统性。世界是一个相互联系、相互依赖的现象网络 • 世界是一个活生生的系统
• 人类中心说。自然仅被看成与人类的利用价值相关，人类处于自然之上或自然之外 • 环境问题之所以被关注是因为其影响到了人类	• 生物中心说，承认所有生物的内在价值，人类只是生命网中的一条线 • 生态伦理学，对子孙后代的关心
• 经济增长和损害控制的思想，环境问题处于经济问题之后	• 生态可持续性。接受经济依赖于生态的理念，是一种模式上的转换
• 探究如何节约能源或更好地循环利用能源	• 探究有关人类及其在世界所处的位置等深层次的问题

2.3　Joanna Macy

Joanna Macy 最为清晰地描述了大多数深层生态学工作者的另一个特征，那就是当人类面对全球环境退化时，会在心理上乃至精神上做出反应。任何思想开放的人在得知全球环境退化的强度和程度时都不可能无动于衷。这种反应是一种绝望还是一种改变现状的力量？别人对你的评论是"你应当感到很沮丧"，还是"你应该去看心理医生"？

对一名深层生态学家而言，忧虑是"一种正常反应"，从某种意义上说，不需要作为某种更深层次的个人反应症状进行治疗（尽管这也可能发生）。从佛教的角度来看，当完全意识到人类对地球上的生命所做的一切时，许多人会感到情绪苦闷，Macy 在这方面已经开展了许多研究工作。

　　当一个人完全意识到环境已经被破坏时，他们会经历痛苦情绪的煎熬，在西方社会里，这通常会产生恐惧、内疚、绝望、疼痛及诸如此类的情绪，大众媒体通常会通过加强恐惧反应，并同时分散注意力来宣传他们的理念。对待恐惧的一种方法就是用忽视、分散注意力、批评他人等做法去压制它，尽管这样做成本会很高。通过隐藏真实感情，我们会变得迟钝并失去率真，最终变得冷漠、丧失自信、心力交瘁（Macy and Young Brown，1998）。在这样一种状态下，我们会心甘情愿地接受媒体强大力量的进一步操控。

　　那么从这个令人沮丧的陷阱里走出来的方法是什么？Macy 会指导你接触压抑的情绪并承认这标志着你还活着，此刻人们首先会感到在与自己最深层的生命接触，并且通过集体性工作来展示自信；其次人们会确定所谓的个体自我只是一种幻觉，我们不需要自我保护，因为我们已经和一切紧密联系在一起了。

　　无论从军事、生态还是社会角度来看，威胁地球的各种危机源于自我的功能失调和病理观念，主要是人类在自然秩序中定位的错误。有一种错觉认为自我是如此的孤立和脆弱，以至于我们不得不划定和保卫其领地；自我是如此的渺小和贫困，以至于我们不得不无休止地向自然索取；无论是从个人、集体、民族、国家或物种的角度看，自我都是如此的孤独，我们都不会受到自己对其他生物所做的一切事情的影响（Macy，1991，第 187 页）。

　　自我是一种象征，我们可以决定把它限制在我们的皮肤、个人、家庭、组织或物种上，我们能够选择客观现实中的边界。正如系统理论家所见，我们的意识在广阔的电流环路中点亮了一条小弧线，显示着我们间的相互联系。把我们的心灵想象成共存于这些大的电流环路中同样也是合理的，正如 Bateson 所说，整个"格局是相互连接的"（Macy，1991，第 189 页）。

　　最显而易见的选择是从自我利益向外扩展的观念。例如，我不会向你哀求"哦，别把你的腿锯断了！那将是一种暴力行为"，那是因为你的腿是你身体的一部分。亚马孙流域的树木也是如此，它们是我们外部的肺，我们正开始认识到世界就是我们的身体（Macy，1991，第 192 页）。

　　我只是接触过 Joanna Macy 的作品，如果你想了解更多，我强烈推荐去读她的书，书中涵盖了科学、佛教哲学、群体过程、文化诠释和正能量（Macy，1991；Macy and Young Brown，1998）。在此，我们没有更多篇幅来讨论深层生态学的另一位奠基人 Dolores LaChapelle，她的 *Sacred Land，Sacred Sex：Rapture of the Deep*（LaChapelle，1988）一书从多个角度探索了人类与自然间的奇妙关系。

2.4 政治活动家的深层生态学

我在前面说过，从我的理解来看至少有 3 种不同的、相互重叠的学派在使用"深层生态学"一词，如 Naess 的基于哲学的深层生态学学派、Macy 和 LaChapelle 的精神和生理学学派，以及政治活动家 Earth First 的学派。

下面我将概述政治活动家的观点，并介绍 Taylor 对他们观点的批评（Taylor，1995，2000），在此，我把他们统称为深层生态运动活动家。

政治活动家认为，以人类为中心的思想（即在有关环境道德的问题上，人类总是排在第一位的）是造成环境破坏的根源，我们需要的是以生态为中心的思想，即将人类视为与地球上其他物种均平等的一种物种，否则我们和其他生物都将无法生存。让我们来看两个代表性人物 Shepard 和 Snyder 是如何论述他们的观点的。

Paul Shepard 将人类向农耕转移看成是离开伊甸园，是人与自然的分离。狩猎采集社会形成了基于地球的宗教，人们将自己视为自然的一部分且不去私自拥有所生存的土地。随后，农牧社会的人们开始投入大量的时间和精力去照料他们的作物和牲畜，并且对土地所有权产生了兴趣。新石器时期的农耕社会体系应对生计劫掠者的脆弱性促使其发展出一个战士阶层来保护自己，这反过来也会制造战争，使得政治权力日益集中，最终导致基于地球母亲的宗教消失了，一种以男性为主体的战士-农夫社会的信仰体系逐渐形成，人们创造了置身于大自然之外的天神。

深层生态运动活动家认为，中东地区是农业革命的起源地，随后扩展到欧洲和北非地区，一神教强调天神住在天堂，圣灵处于自然世界之上和之外，我们在地球上的生活只是次要的和暂时的，宗教信仰决定了人们的行为，而对自然则完全漠视。西方宗教淡化了自然并强调以人类为中心，允许人类为满足自己而不计后果地开发自然资源。

让我们看看今天的世界，在那些以赚钱为目的而不考虑道德品行的大公司的推动下，大规模的环境破坏时有发生。全球化的政治体系不情愿掌握民众迫切需要了解的环境状况，同时政府对地方民主事务的管理也越来越少。控制经济秩序的资本主义国家的宗教主要是亚伯拉罕诸教，即基督教、犹太教和穆斯林教。

Shepard 提出的解决方案是与地球环境破坏相对应的一种新的意识，始于反对西方的一神教，支持土著宗教文化，强调人与自然和谐的神秘信仰，如地球女神崇拜、巫术、泛神论和万物有灵论等。这种新的宗教仪式已被创造出来，促使人们能够与自然相融合。

Shepard 认为，人类从骨子里就注定要与自然和谐相处，人类经历了几千年的进化就是为了在大自然中生活得更好。人类需要像更新世的人们那样生活，才能使身体更健康、情感更强烈、更热爱和平及更亲近自然。在美国最为强大的深层生态运动活动家的灵感来自美国早期的思想家 Thoreau 和 Muir 等。

Shepard 的政治经济理论信奉生物区域主义，其特点是基于流域或类似栖息地等生物区域，让文化进行自组织，在与土地间关系不断深化的过程中，人类发展出了独特的文化。有观点认为，如果人类与其身处的土地建立了某种联系，那么就会更多地去呵护它，环境保护就变成了顺理成章的事情。这些理念的灵感大部分来自对北美土著文化的观察，与美国西北部生活在森林中的人们相比，生活在草原上的印第安人逐水草而居，形成了独特的文化，他们通过不同的仪式和信仰来明确与自然之间的联系。

2.5 Taylor 对北美深层生态运动的批判

Bron Taylor 对深层生态运动进行了强有力的批判。她认为，深层生态运动对一种复杂情况的分析及其解决方案是简单的、单因果的和非此即彼的，这对一个承认系统性生态思考和包容其他生物重要性的运动来说似乎是自相矛盾的，他们的分析与已经发现的历史和人类学证据的复杂程度并不相符。在思考社会和政治问题时，可持续性不被看成是容易转移的。这不能帮助你仅通过一个运动就看清那些因完全不喜欢你而反对你的人。

研究表明，在全球范围内，反对环境退化的呼声并非由精神性的和深层生态的价值所驱动，更多的是被一种认知所驱动，即环境退化直接威胁着人类的生活、健康和儿童的生存（Taylor，1995，2000）。在这方面，我们自然会想起 Vanada Shiva 和 Wangari Maathai 所做的工作，两人都以在环境和人权方面的运动而闻名于世，下面我用有限的篇幅对他们工作中的几个实例加以介绍。印度的一家联合碳化物农药制造厂发生了博帕尔毒气泄漏灾难，造成许多人死亡。受此影响，Vanada Shiva 从 1984 年开始了她在农业领域的工作，她在化学品使用与土壤破坏、农村贫困和生物剽窃之间建立了联系，并倡导女性农场主通过小规模农业来保护生物多样性。换言之，她的工作并非是让当地人对早期农业社会和一神教进行了解，而是对跨国公司中的外来人或腐败政府如何偷走了他们的土地和资源而迅速获利的一种社会分析。那是一种非可持续的土地利用方式，被破坏的不只是农业，更重要的是主导当地文化的经济体系。其实，发展中国家的许多人对可持续性和环境正义有着很好地了解，在对资本主义广泛批评的先进工业社会中，激进思想也已发生了转变，开始接受目前存在的环境问题（Klein，2015）。为了将环境破坏、经济压迫与缺乏真正的民主联系起来，没有必要持有以生态为中心的观点。

有关摒弃一神教支持本土和东方宗教的必要性方面的证据十分复杂且多是间接的。在发生变化和出现危机的情况下，人们通常会转而信仰本土的宗教，也会与其他一些具有更加明确且成熟环境议程的团体结成联盟，如 Thomas Merton、

Matthew Fox 和 Thomas Berry，从基督徒的角度倡导环保精神。又如，犹太和穆斯林环境保护主义者用他们自己的信条支持环境保护。有证据表明，不是所有的土著社会都尊重环境，例如，人类穿越白令海峡到达美洲大陆后不久，许多大型哺乳动物就灭绝了。我们面对的是一个复杂的世界，身处其中，人们会因为各种各样的原因改变自己对环境的态度。

虽然生物区域主义思维及与自然的精神联系是深层生态学的重要贡献，但这一概念有着自身的不足之处，那就是它没有考虑到人们现有的语言和文化间的联系。它还预先假定新的生物区域内的国家将不会陷入冲突，且会形成不参与区域和全球事务的巴尔干化世界。用生物区域主义的局部化观点解决全球化和全球环境问题如臭氧层、气候变化及过度捕捞是不够的，因为这些问题来自一种乌托邦式的思考，其关于权力关系的想法是十分幼稚的。矛盾之处在于，尽管地方区域民主是有益的，但必须考虑到权力关系。一些生物区域比另外一些要大。为了防止洲际暴力政治，需要有适当的限制。

Dan Deudney（1995）十分赞赏深层生态运动的很多思想，但对其未能解决权力关系也提出了严厉的批评，并指出其纯粹的地方性观点具有严重的局限性。他提出了一种"土地城市"的观点，即所有文化都需要牢记地球是一个统一体。他也表明，不像以前的一神教，一个深层生态的精神信仰体系可能是首个生态学与现代科学兼容的信仰体系。然而，历史告诉我们，人们不容易改变其宗教信仰，而在《地球宪章》等集体声明下，对现有信仰体系的适应更有可能发生。

在其发展的巅峰期，生物区域主义的深层生态运动代表了一种道德上的谦逊和同情，其积极分子是地球上最热情的生命捍卫者之一。除了过于宽泛的批评和过于简单化的对策外，其见解可以成为建设绿色社会哲学的基石。我们应该欢迎他们参与一场新旧环境哲学、传统宗教、多种政治理论及大自然宗教之间热烈且持续性的辩论。也许在这场政治思想迅速转换和交互影响的焦虑与不安中，我们可以找到希望从而振作起来（Taylor，2000）。

作为心理学的一个分支，生态心理学主要研究人的心灵与所处环境间的关系。Roszak、Gomes 和 Kanner 于 1995 年编著的 *Ecopsychology: Restoring the Earth and Healing the Mind* 一书是这一研究领域的一个重要里程碑，同时也是探索这一主题的一个很好起点。Buzzell 和 Chalquist（2009）则认为生态疗法属于应用生态心理学。和生态疗法一样，生态心理学对不同的人来说意味着不同的事情。对一些人来说，这是一个关于人们如何了解自然环境的心理学研究，很多人关注的是作为一个物种为什么我们一方面从心理上感受着大自然的滋养，另一方面在行动上却对自然这一生命支持系统进行着巨大的破坏。生态心理学中包括了社会和政治脉络（与一些深层生态学家相重叠），这对人们与自然间的矛盾关系并试图朝着积极的方向改变人们的信仰和行为提出了挑战，一个主要的焦点是情绪低落的人会感到全球环境如何变化，以及如何对此做出响应，这与本书的主题即自然在处理非环境起源的精神疾患中的积极作用并没有太大关系。更广泛的生态心理学领域与本书所倡导的实践生态心理学有着许多共同之处。

正念与生态疗法

正念是一种当下意识和注意力提高的心理状态，本书提倡的生态疗法的一个显著特征是以正念为中心的，我将会在第 5 章的 "5.2 自然中正念的证据" 部分进行更加详尽的论述。在此，仅通过描述我自己开发的一种风格独特的生态疗法过程来强调正念的重要性。

我在心理学、咨询团体工作方面的专业培训经验达 45 年以上，同时从孩提时代起，我就已经痴迷于自然世界。在我的生活中，两者保持相对独立直到大约 25 年前才发生了变化。

成年后，我一直好奇为什么我被大自然所吸引，这种好奇心随着时间的推移逐渐增强并达到了顶点，在此不做赘述。我意识到，对我来说，与自然的联系是自己心理和意识的核心，自我启示融合了我在思想与自然之间的分歧，冥想和正念练习使得这一切都得到了加强。我已经带领人们开展了信息丰富的自然漫步，但我现在想做更多。我已经开始与人们合作来推动其个人发展并计划将他们带到自然中去，这种融合不断继续直到我意识到我在此中所处的地位。

我开始进行自己的试验，但一开始并未给出一个确定的名称，在某个阶段我采用了 "生态疗法" 这个名称，主要是考虑它包括了 "疗法" 这个词，对健康专家来说，这也是可以接受的。尽管我仍然不满意这个词，但一方面它已广为人知，另一方面我无法找到一个更为合适的词。

我知道带人们去乡村散步会对他们产生积极的影响，但我并不知道为什么会这样，也不知道如何增强这种影响。为了增加人们与自然的接触程度，我利用已有的经验来继续我的试验。在户外向人们介绍冥想时，我会将专业工作中学到的感官知觉、可视化和减压练习应用其中，这些都具有我所期望的增强客户与大自然深入接触的效果，这就是为什么我说生态疗法不仅仅是在林中漫步的原因。

在早期阶段，我只是独自工作，但觉得自己是在做一些有益的事情，到了后来我发现其他人也在做基于正念的压力缓解、和孩子一起做户外游戏，以及诸如此类的事情，这让我坚信自己的工作会得到他人的理解和接受。

随着时间的推移，我逐渐意识到正念是我想要的工作方式的核心。如果我能鼓励人们在户外时保持正念，那么所有其他与大自然有更深层次联系的过程会变得更容易实施。许多户外活动都可以置于"生态疗法"这一概念之下，但对我而言最关键因素是正念。

2.6 生态疗法的多重效益

生态疗法课程通常有多个组分，可以为参与者提供多重效益，这是可以向怀疑论者和资金困难的健康经理人提供的强有力论据。同与自然接触的积极影响一样，生态疗法最为明显的效益是为人们提供社交、正念、呼吸新鲜空气和锻炼的机会，其中，锻炼和正念是被国家卓越医疗服务研究所（National Institute for Health and Care Excellence，NICE）认可的。

我们在网络上出版的研究结果（McGeeney and Jeffery，2011）表明几乎每个参与者都体验到了这种多重效益，研究中，我们采用了定量和定性相结合的方法，对 7 个主题进行了调查，即"走出房间"、"停止思考问题和消极的思维模式"、"放松和身体效益"、"日常生活分离的生态疗法"、"预见并记住课程"、"欣赏所处的自然环境"和"安全、可信、有价值的社会群体"。步行也是人们经常提到的一个重要方面，尽管很少被详细阐述，但可以被用作整个课程中的一种最简单的方式。我们还发现不同的组分对每个个体都是重要的，支撑着这些组分的都是大自然的积极效益。一开始有人可能需要克服孤立感去结交新朋友、对观看蝴蝶如何采食的细节并不特别感兴趣，但随后他们可能会在团队凝聚力中发挥重要作用。我会考虑那些真正赞同正念活动的人，安排他们在家中进行练习。多重积极效益对生态疗法课程的评价和市场营销具有重要意义。

对人们来说，吸引力和积极结果的叠加是生态疗法的一种真正力量，进入疗法的一种方式可能是与自然的其他关系相关联，例如，在树林中的感官愉悦可能会产生艺术创作，实现生态自我与自然保持更深层的联系可能会引导一个人参与到自然保护工作中或加入一个保护地球生命运动的组织。对另外一些人来说，可以加强他们对宗教和生命意义的信仰。

我们认识到生态疗法在心理健康方面最大的好处是可以提高人们的幸福感，且让他们感到更多的放松和更少的沮丧，快速增长的优质研究机构对这些结果做了很好的记录。

从我多年带领人们在户外活动的经验来看，我注意到生态疗法对那些试图克服社交恐惧症的人具有积极的效果。如果有人患有社交恐惧症，那么他们会极力控制与他人的社会交往，如果处于一个团体中或处于更具威胁性的一对一局面时，对他们来说，想快速切断互动又不会使自己显得不合群时，就会变得紧张和困难。

在生态疗法的户外散步中，社交恐惧症患者对与他人的互动有着极强的控制力，他们仍计划参加活动，在外围徘徊，选择何时才能更多地参与这些社会活动。不同的是，在鸡尾酒会上，当被另一个人困住时，你会觉得有必要交谈，而在散步时，与他人同行且没有交谈是完全可以接受的。假设你此时保持沉默，那么你可能是在欣赏风景或是在展望未来，我已经注意到那些告诉我自己是社交恐惧症患者的人会以这种方式参与社会互动，在最初的一周内，他们可能会与主要团组成员保持 25 米的距离，随后可能就会与别人一起聊及野生动物。

2.7 生态疗法是一种逃避还是一种回归？

生态疗法可以被看成是一种逃避生活压力的方法，是一段远离城市繁忙生活、在大自然中放松的时间。然而生态疗法就仅是这些有益的休息吗？答案是否定的。对许多人来说，生态疗法是一种不熟悉的生活方式，可能感觉像是一种逃避，但实际上它是一种更为活跃的生活方式。本书中所倡导的过程就是让人们更接近周围的自然世界，并且通过这样做更多地与此刻的自己联系。从这个非常真实的意义上看，这不是逃避任何事情，而是回到更为自在的世界里。

当进行生态疗法时，人们知道此刻他们体验自然界的方法是丢掉"时钟时间"，我称这一替代性体验为"灵魂时刻"，此刻人们放下了所有的时间感，即使时间仍在不断流逝，我们更多地意识到正在发生的现在，对过去和未来的担忧已经完全消失了。

2.8 相关活动

在此使用的生态疗法的定义是"创造与自然间更深层次的联系，并更好地感受这种联系"，其积极之处在于"联系并更好地感受联系"，正因为如此，它才有可能成为一种疗法。还有一些人早在"生态疗法"这个术语提出之前一直在做相似的活动，也会有相似产出，即使其目的并非是"治疗性的"。有时当我向遇到的人解释我在做的事情时，他们的反应告诉我他们是如何进行生态治疗的，例如，"我去散步，发现它让我头脑清醒，心情舒畅"。如果你与登山者、有组织的散步者、对野生动物感兴趣的人（有趣的是他们通常被称为自然爱好者）、野营者及选择在遥远的田园风光度假者交流，会发现他们的言谈与人们接受生态疗法后使用的言谈是相同的。19 世纪美国的思想家和作家 Henry Thoreau[1]在其 *Nature and Walking* 一书中的"漫步"部分这样写道：

---

[1] 译者注：Henry Thoreau（1817—1862），美国作家及自然主义者，代表作《瓦尔登湖》。

生命由野性组成,最有活力的就是最狂野的。尚未被人类征服,一直存在……让人类焕然一新……当我重塑自我时,寻找最幽暗的森林、最茂密的灌丛和无穷无尽的沼泽。我进入一个神圣的地方:至圣所(Thoreau,1991,第 100 页)。

令我高兴的是,在任何有关生态疗法的讨论中,都在治疗和非治疗活动间保持了相对模糊的界限,正如区域生态系统与其他生态系统相互渗透形成生物圈一样,没有不能渗透的边界。作为一种被标记为治疗性的活动,生态疗法具有某种治疗或缓解焦虑不安状况的意义。例如,一些人去见心理疗养师,因为他们说自己感到抑郁和焦虑,希望能够改善这种感觉。为了改善他们的精神状态,这些人将与专业疗养师一起完成一项可能导致个人变化的自我发现课程。

与这种治疗过程相重叠的是那些未被标记为治疗性但仍与个人变化和自我发现有关的许多活动。在这种情况下,参与者通常不认为自己出了什么问题,在疗养师的帮助下得以恢复也不是他们参与的主要动机。对一些人来说,一些生活事件,如旅行、人际交往甚至痛苦经历也能促使人们自我发现,也有一些人会通过参加户外活动来改善自我感觉,如在偏远地区徒步旅行、登山和冥想,虽然最终结果可能包括了自我发现及对生活感觉更好,但其目的并不是治疗。

2.9　理论观点

生态疗法并不依赖于任何一种特定的理论观点,我认识的一些生态疗法从业者会宣称自己为精神动力派、荣格派、深层生态派或人文派,其所采用的生态疗法正在形成具有不同理论观点的工作方式,并产生了对人类与宇宙间关系的不同看法。

艺术疗法可能与生态疗法最为接近,因为它也基于不同的理论观点且拥有一套将艺术用于治疗的技术。本书为从业者提供了许多使人类与自然有更深层次联系的技术和方法。然而,正如我下面解释的那样,我认为自己工作的主要目的是改变一个人的生活而不是治疗其病症。随着时间的流逝,当人们的自我意识被开发后,技术就变得不那么重要了。

在第 4 章"进化和生态系统的证据"中,我将详细阐述有关自然界为什么对我们的心灵有积极影响的理论解释。

2.10　浅层和深层生态疗法

第一阶段是感受与自然的联系

第二阶段是感受与宇宙的联系

（参见第 4 章中有关自然和宇宙之间区别的讨论）

生态疗法的一个重要特点可以通过挪威著名哲学家 Arnie Naess 的"浅层"和"深层"两个术语得到更为清晰的表述。Naess 以系统生态学的理论来区分两种环境保护主义：浅层生态学只是以人为中心的、机械化的形式来看待可持续性，环境就存在于我们的周围，生态保护仅能排在经济增长后的第 2 位；相反，深层生态学遵循的是包括我们自己在内的所有生命间相互联系的系统学观点。

我在生态疗法中所使用的"浅层"和"深层"两个术语与其在生态学中有着相似的特点，在此我们并不去判断哪一个更好一些。浅层和深层生态疗法的区别在于从业者开展生态疗法的意图。浅层生态疗法的目的是利用我们与生俱来的内在吸引力和心理技巧来减轻压力、改善情绪并促进积极思考，我们稍后探讨的 Ulrich 和两位 Kaplan 等所做的工作可以很好地解释这一过程。而深层生态疗法的核心则是认为人类是大自然密不可分的一部分，这种观点相信人类不需要去解决任何问题，也不需要去治疗任何疾病，生态疗法不再是一种解决问题的技术，而是一种生活在这个世界上的方式。人们追求的是超个人的，即丢掉个体自我并生活在生态自我中，这似乎是一个巨大的挑战，这种处理人们的幻想、非理性焦虑和回忆的替代方案可能会带来某种形式的幸福。然而，对于某些人来说问题仍然存在。当许多人进行咨询时，他们所渴求的是追求幸福和摆脱压力后的自由。另一种方法是用心去体验，意识到我们的幻想、忧虑和希望最终都是虚幻的。正是有鉴于此，有意识的深层生态疗法才有了它自己的价值。

英国浪漫主义诗人 William Wordsworth（1959 [1798]）在其长诗 *Composed a Few Miles Above Tintern Abbey* 中完美地描述了其对深度生态疗法的体验：

怎样看待大自然，不再似青年时期

不用头脑，而且经常听得到

人生的低柔而忧郁的乐声，

不粗粝，不刺耳，却有足够的力量

使人沉静而服帖。我感到

有物令我惊起，它带来了

崇高思想的欢乐，一种超脱之感，

像是有高度融合的东西

来自落日的余晖，

来自大洋和清新的空气，

来自蓝天和人的心灵，

一种动力，一种精神，推动

一切有思想的东西，一切思想的对象，

穿过一切东西而运行。所以我仍然

热爱草原，树林，山峰，

一切从这绿色大地能见到的东西，

一切凭眼和耳所能感觉到的，

这个神奇的世界，既有感觉到的，

也有想象所创造的。我高兴地发现：

在大自然和感觉的语言里，

我找到了最纯洁的思想的支撑，心灵的保姆，

引导、保护者，我整个道德生命的

灵魂[①]。

2.11　精神和心理状态

当我们用较少的医学观点谈及心理健康的整体性时，常会用到"精神"一词。我自己在生态疗法工作中也采用同样的方式加以描述。这个词通常与"身体"和"心灵"两词结合使用，并承认三者间是相互联系的，当身体不健康时，心灵就会受到影响，反之亦然。

在"身体"、"心灵"和"精神"三个词中，我可以接受对"身体"这一术语的定义，即人的身体是物质世界的一部分，而人的心灵则等同于其所体验的世界，是一个各种感官、思想和情感构成的不断变化的矩阵，一个与身体不可分割的思想活动的过程。

"精神"一词是三者中最容易被混淆的一个，因为我尚未发现一个符合我个人经验的定义，我看不到任何有关"精神"或"灵魂"的证据，我认为当前的定义把不同的东西混在了一起，这进一步加剧了该词的混乱状态。《牛津英语词典》（网络版）（ODO）对此给出了如下定义：

精神性：①相对于物质，有关或影响人类精神或灵魂的特性；②与宗教或宗教信仰有关。

ODO 就"精神"一词给出了 5 个定义，其中只有 1 个是与此相关的：

精神：一个人的非物质部分，是情感和性格的集合；灵魂，被视为真正的自

---

① 中文译文引自：王佐良. 2013. 英国诗歌选集（上、下卷）. 上海：上海译文出版社.

我并能够在肉体死亡或分离中幸存的人的非物质部分，表现为他们死后鬼魂的非物质部分。

现代临床护理学在对精神性理论认识的研究中，确定了人们在讨论精神性意义时常用到的 5 个方面（Martsolf and Mickley，1998），这 5 个方面在讨论精神性和精神健康时被广泛采用，参见 Swinton（2001）给出的实例，这 5 个方面具体如下：

意义：发现一种生命的意义或目的；理解事物的本质。

价值：一个人的基本信仰；人们认为在生活中重要的事情、想法和行动；常与美、真理和价值有关。

超越：越过个体自我及其边界；对比自我更重要的事情的体验和意识。

联系：紧密相连的感觉，与自己、他人、自然同在。

成长：自我发展的感觉；明确自己的存在并从生活经验中获得智慧。

在此，我们所拥有的是一个信仰和心理体验的混合体，其中，信仰主要包括意义、价值和成长，我认为你无须宣称自己从精神上对生活状况、信仰和标准或自我存在等进行过思考，这些都属于真正的哲学范畴，在思考时不需要依靠任何精神上的资源。

在上述定义中还包括了超越和联系。ODO 将"超越"定义为超越正常或物质层面的存在或经验，我很赞赏其把"超越"一词作为一种超越个体自我的心理意识状态。超越可能是"精神"一词的本质，但经历一种超越状态并不意味着一个人一定是处于精神层面上的。

"联系"的定义似乎也与此相似，但我需要另外一个表达宗教含义的术语，我更喜欢"超个人的"一词，ODO 将其定义为"表示或有关超越个人身份限制的意识状态或领域"。这一定义使其只能成为一种心理体验。当个人自我意识开始终止时，联系、敬畏、爱及正念就会显现出来。这再次表明这些都是精神现象且不需要求助于超自然。

我在生态疗法方面的工作是以培养超个人、没有宗教或精神内涵为核心，用最少的文化诠释，让个人经验的力量直接存在。

第3章 将生态疗法融入我们的工作中

凝视着美丽的牵牛花，我尽情地享用我的早餐

Basho，译自 Blyth（1942）

在本章中，我将讨论：
» 如何成为一名合格的生态疗养师；
» 如何设置生态疗法课程；
» 如何组织生态疗法课程；
» 如何将生态疗法融入工作的其他方面，如治疗室、家庭护理、花园等。

3.1 我能成为一名生态疗养师吗？

这是在培训过程中常常被问到的一个问题，即能力问题，也是我们详细讲述如何组织一个课程之前必须回答的问题。因为缺乏对野生动植物和治疗方面的知识，你可能会感觉自己欠缺足够的专业素养来组织一个课程。让我们继续往下读。

我们需要重点强调的是在开展生态疗法课程时没有任何需要遵循的标准，当然也没有任何生态、林业、环境及相似专业资格方面的要求。作为一个在咨询和团队工作方面受过训练、有着丰富经验且对野生动物非常了解的人，我常被问到的问题是，当一个人对野生动物知之甚少时，如何开展生态疗法活动。一般来说，我主要从心理健康专业领域对人们进行培训，那么一些从事自然保护、土地管理和野生动物导游工作的人也问我另一个问题：如果我不是疗养师，我能开展生态疗法吗？我稍后再回答第二个问题。

首先，关于心理健康从业人员，我想探讨两个与能力有关的问题，一个是关于专业人员角色转变的问题，另一个是关于野生动植物知识在生态疗法中的作用问题。

3.2 自然界中的三元关系

生态疗法（至少是我工作中采用的版本）的本质是探讨客户与专家间的动态

关系。采用高度依赖于体验的模型开展工作的疗养师可能会发现，这种方法是极具挑战性的。生态疗法很容易带来挑战，因为在治疗过程中存在治疗室里并未出现的第三方，即自然。之所以这么说，并不意味着我会忽视疗养师与客户间的关系，我只是认为此刻关注的重点应该是发生了什么显著的变化。我相信生态疗法的重点应该是自然与客户间的关系，生态疗法的过程则促进了这种关系。

甚至在客户和疗养师一起到达绿地之前，这种显著的变化就已经发生了。然而如果一个咨询室受客户欢迎，则表明其中隐含了许多专业领域的内容，在疗养师的控制下，它可能会让人感到放心和安全，且所发生的一切都是可预测的，所表现出的仍是专业人士而不是客户控制的范围。一旦超出了咨询办公室或医院病房墙体的限制，相关人员间的关系就会发生动态的变化。一些疗养师可能发现这种权力动态和界限的变化会令人不安，但我会鼓励他们去尝试并发现其中的益处。

以我的经验，减少客户与我之间的权力差异会令我们都有一种解放的感觉，生态疗养和客户所扮演的角色从未失去，但一直为双方提供了深入了解自然和自己的机会。例如，在医院外面两个人很容易边走边聊。

从某种意义上讲，当人们面对直接的自然体验时，会很容易放弃疾病和诊断的观念。如果你花时间去观察，自然会以各种形式显现出来，如一只甲虫在不知情的情况下被压死在小路上，一棵树会从风暴中恢复过来，在经历了众多生命的死亡之后，新的生命在春天又回来了。所有的人类状况也都存在于此。

3.3 野生动植物知识

我现在想谈谈有关野生动植物知识的问题。当生态疗法的目的是让人们了解自己及与自然界的深层次联系时，那么野生动植物知识在其中扮演了什么样的角色呢？

我想把在生态疗法中所做的事与在传统的和野生动植物有关的散步中可能做的事加以区分，尽管这两种事情确实存在着一定的重叠。在生态疗法中，我的目的是让人们更接近自然，去尽情感受周围的自然世界。此刻除了与自然接触外，没有任何其他的联系，通过阅读这本书可以看出我鼓励人们活在当下，并充分体验感官和情感的存在。当需要给人们提供信息时，我会选择适当的时机，以一种放松的状态将更多的信息与感官愉悦充分融合在一起。当突然遇到一些不寻常的事情时，我几乎会像日常聊天一样不假思索地脱口而出："嗨，快看，雨燕终于飞过来了，你能看到它们在空中飞得很高吗？"，当雨燕以惊人的速度在空中掠过时，每个人的注意力都集中在它们的飞行特技上。此刻我们是和雨燕在一起的，而不是沉醉在我们自言自语的头脑里。看到第一只雨燕会成为我们庆祝初夏来临的原因，英国诗人 Ted Hughes 在"Swifts"一诗中真实地表达了这种感觉，在此我们节录如下：

> 它们再次成功，
>
> 这意味着地球仍在运转，创造
>
> 仍在清醒中刷新，我们的夏日
>
> 一切还在后面……

Hughes（1976）

在某些时候，我可能会说，"一旦雨燕离开幼时的巢穴，2~4 年都不会栖息，直到它们足够成熟并拥有了自己的巢穴"。这种说法通常会引起客户们的好奇心，如果客户没有提出任何问题，我可能会停止这个话题，继续我们的治疗过程。我也可能会进一步展开我的叙述，告诉大家雨燕在睡觉时翅膀高举，可以在短时间内暴发，只需一个姿势，它们就能飞到离栖息区 50 英里（1 英里≈1.61 千米）之外的地方。

思想、信仰和信息间的相互联系会影响人们对自然世界的感知，继而确实会影响人们对周围生活的感受。这种假设是基于生态自我的概念，即我不是一个独立的人而是一出人生大戏的参与者，所有生物都参与其中。这并不是什么稀奇古怪的想法，而是最为基础的科学：你现在正在别无选择地吸入氧气，而植物则通过不断吸收二氧化碳释放出人类所需的新鲜氧气。换句话说，植物、动物及人类都是相互依赖的。阅读完第 3 部分 "活动"中一些结合了科学与奇迹的 "可视化"活动，你就可以完全明白我的意思。

科学知识的确在生态疗法中占有一席之地，但这是一个专业信息与其他方式间的平衡问题。当我第一次开始做生态疗法工作时，我尽了最大努力将其与我的另一份野生动植物导游的工作区分开来。旨在鼓励人们与自然密切联系的治疗工作同辨认野生动植物并讲解的信息性散步是有区别的，我希望在自己的头脑中首先弄清楚二者之间的差异。

在我过去的想法中，我认为在我们的文化中已经逐渐形成了两种存在一定差异的自然观：一种是野生动植物专家、爱登堡计划参与者、生物学家和观鸟者的观点，其重点放在获取信息上；另一种是审美的、感官的和超个人的，更多地以诗歌和艺术的形式加以表达。现在看来这种区别是错误的和有局限性的，我们对自然的理解可以通过对其运转规律的逐步了解得以增强；相反，一些很好的野生动植物项目也会传递出一种对自然的敬畏感和惊奇感。例如，为了理解你体内的许多细胞（如有益菌）从遗传学上看并不属于你，需要停下来思考？难道不是这样吗？

我在目前工作中已经开始模糊信息和情感间的区别，甚至在某种程度上会将获取野生动植物知识的散步引入到生态疗法中。尽管我很早就尝试性地在一次生态疗法散步中为参与者提供了很多野生动物方面的知识，得到的反馈是积极的。我会经常随身携带一副小望远镜和一个放大镜，可能还会包括几本图鉴，以便用清晰的图像来展示我们正在谈论的动植物。活动结束后，当我要求大家反馈时，很多人说很喜欢听到关于野生动植物的知识，学习如何识别鸟叫声或野花的名字，所以我在工作中不断把这些信息吸收进来。

一些开始接受生态疗法培训的人会担心，当独自带一群人出去时，他们并未掌握和我一样多的野生动植物知识。为了回应这种担心我需要重点说明一下。

首先，如果你对野生动植物不太了解，那么可以花时间去学习，一个人在户外睁开眼睛和竖起耳朵的时间越长，学到的知识就越多，学习识别事物本身就是你所在团队的一项探索自然的活动。你也可以发现很多有关花卉、鸟类和树木的鉴定图鉴和相关网站，例如，Usbourne 公司出版了许多面向儿童的优秀书籍，由于它们的基础性和简洁性，对于成年初学者来说，这些书是一个很好的开始。

其次，就像我之前所说的那样，生态疗法的目的是提高人类与自然的联系，尽管这可以通过观察和识别野生动植物来实现，但其核心过程是让所有的感官对自然开放，全神贯注，用心回应。我有时会很享受自己发现一种新昆虫并加以鉴定的过程，但我们的文化是以用科学的方法来看待自然世界为核心的，我很想鼓励人们与大自然间建立一种不同的、更基本的、有感觉的联系，这完全可以在对事情没有任何了解的情况下完成。在生态疗法中，真正聆听到黎明合唱要比鉴定发声者更为重要，这听上去是一件十分有趣的事情。

最后，要说明的一点是，客户对自然界的了解可能要远多于生态疗养师。如上所述，许多客户的专业知识都可以在生态疗法中加以利用。

3.4 非疗养师的生态疗法

当被问到"如果我不是一名有资质的疗养师，我能成为一名生态疗养师吗？"，我的回答是：这取决于你打算为参与者做什么。

首先，无论你的工作对象是谁，你需要对他们的感受具有较高的敏感性，下一件事就是你与参与者间的约定。一些生态疗养师可以有效地在户外对参与者开展治疗活动。当置身于自然中时，疗养师会花大量的时间直接解决参与者提出的个人问题，这是一种有效的生态疗法形式。参与者可以从这些户外疗法或户外自然咨询课程中获益，然而本书的内容并非是关于这种方法的。我的工作经历显示，如果人们愿意的话，他们会有更多其他机会关注自己的个人问题，在此我提供的是一些不同的东西。

我与参与者的约定是确保他们与自然建立更深层次的联系，而不是去解决他们的个人问题。快乐或问题的解决可能是这种联系的次要结果，但这并非是我的核心目的。我对真实体验的兴趣远超过快乐，后者可以通过许多否认现实的方法实现，从药理学和娱乐学上来看，这就是毒品的吸引力之一。有人认为我的生态疗法与关注人的思想和信仰的 CBT 是互补的，这种观点不完全正确，因为在有关正念和直接体验的工作中，我无意像 CBT 那样去分析或改变人的行为。

如果客户是从心理健康机构转来的，我不会询问他们的医学诊断结果，也不会让他们谈论自己的个人问题。如果有人选择和我谈论他自己，我也会欢迎并尽我所能去帮助他们。但如果课程为这些个人问题所左右，我会尝试改变方向，把大家的注意力集中到我们当下所处的自然环境中。这并不是要忽视人们的精神问题、压力、焦虑及应对策略，我个人认为所谓的精神疾病大多是心理问题。我们要面对的远比我们的心理正在面对的要多，当你将注意力放在当下，那么就不会对回忆过去和想象未来（两者都不存在于物质世界中）产生恐惧。当你在自然中这样做时，你的思想就会失去控制力，可以从个人问题中解脱出来，更重要的是可以对当下产生出更为深入的洞察力。

你打算和那些被诊断为心理疾病的人还是普通人一起工作？如果你正在与经历过精神痛苦的人一起工作，但感觉自己缺乏经验，那么有多种方法可供你选择，其中的一种就是与一个在这方面有经验的人合作一起完成这项工作。

另一个方法是对你自己有关心理疾病的假设提出质疑。对我们这个社会的许多人来说，心理疾病仍然是个禁忌且不愿意多提的话题，大众媒体上各种扭曲和令人震惊的夸张描述无助于民众对此的正确理解。2012 年，伦敦残奥会在消除公众对肢体残疾的错误认识和偏见方面做了很多工作，我们看到参与者取得了巨大的成功，而残疾只是他们获得成功面临的诸多挑战之一。在对心理疾病的认知方面，我们同样需要做出类似的改变，Mind 和其他组织已经就此开展了一些优秀的宣传项目。如果你在与经历心理疾病的人一起工作时感到力不从心，这就可能会成为你下一个努力方向。

对于任何愿意接受本书中所介绍的生态疗法的人来说，一个必不可少的内容就是学习并定期练习正念。你可以参加一些特定的课程或当地佛教团体的冥想活动。你会发现没有人强迫你去接受佛教信仰，尽管你可能会发现佛教思想有助于开展正念。

假如你是公园管理员或自然保护工作人员，为了获得信心，你可以做的第一件事就是参考巴金–达格纳姆区公园管理员所做的事情，他们在当地的公园里设置和经营了一些步道，并提出了"开拓、发现与放松"的口号。这些步道并不专门针对经历过精神痛苦的人，而是对每个人开放。他们将正念与本书中的一些活动结合起来使用，同时也充分利用了他们对野生动物的广泛了解。

正如你在前面看到的那样，如果你是一位野生动植物专家，你指导生态疗法团队的方式将不同于你以前指导的与野生动植物有关的散步活动，如寻找食用菌或观鸟。你的专业知识对人们来说有时会是一种奖励，当你给他们讲一个与环境有关的野生动植物故事时，人们对活动会更加投入。你如果遵循本书中给出的指导方针并为人们提供少量的事实信息，应该会做得很好。

我认为最后一点也十分重要。每个人都有自己组织课程的方式，我鼓励每个人将本书的内容与自己的才能和兴趣相结合。当你从自己而不是别人的角度开展工作时，你的工作会取得长足的进步。

3.5　在你的工作中开展生态疗法

既然你被生态疗法所吸引，并且坚信它对你的客户有好处，那么问题就是你打算怎么做？这一部分解释了成功制订一项生态疗法计划时，你需要知道的一切，重点是将团队带到户外去，但一些其他形式的建议也可以被采纳。首先要说的是生态疗法其实很容易实施，既不需要昂贵的设备，也不需要复杂的技巧，运行起来也十分便宜。所有这些都是你的上司希望听到的。

我相信外出到大自然中活动对大多数人都会有积极的影响，这意味着如果你带着一群人去郊野公园散步，那么你正在做的事情就是生态疗法。如果你愿意这样做的话，那么你就已经入门了，但怎样才能强化相关效果呢？我问自己两个问题很久了：自然对人类福祉有什么积极影响，换言之，这会带来什么样的改变？同时，我们能强化这些关键因素吗？为了强化疗法的效果，作为一名生态疗养师，你需要把更多的意识带到你的工作中，即关注自然世界的敏感性及其对你和其他人的影响。

对一名优秀的生态疗养师的两个基本要求是：对大自然热爱和对人敏感。如果你是一个丝毫不考虑天气状况外出享受散步的人，在散步过程中不时停下来听鸟儿在树上歌唱，并用心感受季节的变化，那么你就已经达到了一半以上的要求了。在此过程中，不需要有任何自然历史知识，有的只是一种享受待在大自然中的舒适感。成为生态疗养师的另一个要求是与他人交往的能力。真诚、接纳和同情等核心咨询技巧，以及领导团队的信心都是十分重要的。此外，一些正念练习的体验对本书中所介绍的生态疗法而言也是必不可少的。

一旦你已经决定开展生态疗法活动，那么需要制定一个简单的策略，我建议采取以下几项行动。

3.5.1　确定适宜的客户群体

对你而言，你一定不想从一个最难处理、最不情愿、很难合作且对你的工作场所没有深刻印象的群体开始你的生态疗法工作，你肯定希望组建一个能尽早显现积极效果的团队，以便推动生态疗法的进程，并提高你的相关技能。我曾经成功地把住在精神病院急症病房的患者带到了户外，这看上去似乎是一项艰巨的任务，此后护士和病房管理者对患者病状的改善程度给出了积极的反馈。在这种情况下，医院的员工能够清楚地了解我的意图并为我选择最有可能受益的患者，这是十分重要的。一个挑战性低且成功概率高的团队是由康复中的人、社区中自愿参加课程的人及由护理者推荐的人组成的。在组建一个特定的团队之前，你可以通过普通公众来培养自己在生态疗法方面的技巧。

充分了解到自己的局限性是至关重要的。如果你正带领一群人走进大自然，对自己的能力充满信心是很重要的，但坦诚地面对自己的局限性并在需要时寻求帮助也同样重要。成功组织实施一些带有一定局限性的活动远比组织那些超出自己的能力或缺乏完整性的活动要更好一些。当组织了足够多的团队时，你就会积累到丰富的经验。自我督导对于应对尚未发生（及已经发生）的挑战状况是十分有用的，你可以设定一系列你不喜欢的状况并根据你的感受及可供选择的方法对其进行处理。

甚至在团队开始活动的前一刻，你仍有权决定团队的成员组成。一般来说，我会向管理人员表明我的团队对任何人开放，除非他们认为某个人可能会对团队产生严重的不良影响，事实上我从来没有因此要求任何人离开。

我必须确定每个来参加的人都是自愿的，我很容易区分出哪些人是带着某种压力来参加的，他们通常不会在下个星期出现，或者跟我讨论了一下很快就离开了。我反复提醒团队中的每个人，所有的课程都是自愿参加的，如果不想参加的话就不必来，他们也可以自由地尝试参加不同的活动并自愿做进一步的体验。

我希望越来越多的人能从生态疗法中获益。如果一些有特殊状况的人希望参加我们的活动，我会接纳他们并以此作为对我个人的挑战，只要我能帮忙，我就不会拒绝他们的加入，我会尝试着去发现接纳他们给我工作带来的益处。例如，一个过度肥胖导致行动不便的人的参加意味着团队不得不走得更慢，并不时地停下等他跟上来；而一个有护理员的盲人的参加也让我不得不设计更多团队一起完成的非视觉活动。

此外还应考虑参与者的身体限制。我会确认每个参与者都知道活动过程中可能会发生什么。活动前发放的宣传页中会提示参与者穿合适的衣服和鞋子，并随身携带水和防晒霜。在散步开始前，我会检查人们的穿着是否合适，如果我认为哪儿不合适就会告诉他们。一些参加我组织的伦敦散步活动的人之前从未在草地和森林里行走过 2 小时，在一些小的建议和鼓励下，他们下星期再来时就已做好了充分的准备，下文会对这些建议做更为详细的介绍。

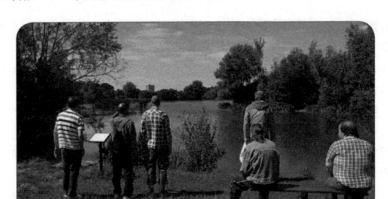

一群参加英国达格纳姆生态疗法的人在散步时停下来观看风景

这是一个散步的好地方，因为生境多种多样，包括林地、树木、湖泊、开阔的草地和一条河

3.5.2 选择合适的活动地点

我在此就活动地点的选择标准给出一些建议，尽管你可能无法在选择地点时完全遵循这些标准。

- **合理的绿地面积**，这可以让人们感觉远离林立的高楼、嘈杂的交通和拥挤的人群。绿地的面积越大越好，这也会让每周的散步路径各不相同，确保有更多的机会远离他人。然而，我也用过当地公园的一角、医院的广场和一个大花园成功地开展过生态疗法活动。
- **多种多样的生境**，例如，高大的树木、溪流或池塘形式的水体，以及开满鲜花的草地。冬天里最大的惊喜就是在池塘里可以喂鸭子。
- **行走方便**，在区域内拥有良好的路径，人们可以走进更为荒芜且被绿色包围的场所。冬天泥泞的小路，或因管理不善长满荆棘和荨麻的路径都不是一种很好的选择。
- **易达性**，因为许多客户没有工作且收入有限，一个离他们家不远的地方或附近有公交车站的地方，以及可以免费停车的地方都是有吸引力的。
- **让人感到安全的场地**，可以让人们能够自己走回到出发点，公园管理者可以通过在现场安排工作人员，或确保前方有清晰的视线且两旁的灌木丛远离道路来实现这一点。
- **谨慎对待会让一些人感到不安的狗和农场动物**。需要确保每个人在同马一起走过田野时都会感觉到很舒适，在这种情况下，我建议比较焦虑的人待在团队中而马匹爱好者可以走在他们旁边。狗可能是另一种让人感到不安的动物，如果可能的话最好避免与其接触，以免有人会感到紧张。我发现在工作日遛狗者通常会在上午十点左右在绿地中大量出现，然后在十一点左右离开，去咖啡馆！

- **集合的地点选在室内**，例如，一个咖啡馆，这意味着新来的人在等待时会感到安全，而且也可以很容易发现你。室内元素也增加了活动的社会性，人们可以预先在此见面聊天，如果地点是一个咖啡馆，那么冬天的热饮会很受欢迎，而夏天的软饮料也会吸引人们。
- **有方便的卫生间**，例如，一个咖啡厅或游客中心，这是另一个必备的要素。

3.5.3　检查法律文书是否正常

在准备法律文书相关工作时，你可能希望管理层加入。如果你已经符合除此之外的其他条件，当你第一次提出这个想法并做好充分的准备时，会给管理者留下更深刻的印象。带领他人进行户外活动的关键文件是人身和公共责任保险、户外风险评估文件和合格的急救员证书。

如果你为 NHS 之类的组织工作，带领他人到户外活动会是你工作的一部分，那么你的雇主很可能已经为你投保，但还是要先检查一下；如果你是一名为自己工作的疗养师或咨询顾问，那么也应该检查自己的个人和公共责任保险。同时，你需要对每个户外活动的站点进行风险评估，这是一个简单的过程。常识是如果带一个团队到户外去活动，你应该提醒参与者留意不平的地面或会刺伤人的荨麻。一旦发生了意外事故，你需要给调查人员提供一份活动前做的书面风险评估报告。在 NHS 中可能会有一位负责健康和安全管理的官员帮你设计一个满足需求的风险评估表。保护志愿者组织可以就如何对户外活动进行风险评估开展短期的培训，他们的网站也提供了如何进行风险评估的建议。任何事情不可能完全没有风险，作为领队，你的责任是采取合理的措施将风险降至最低。本质上，风险评估包括对参加者可能产生影响的危险识别（如荆棘、滑泥、污染的水体）、危险水平（即发生危险的可能性有多大），以及降低或消除风险的方法（例如，在行走时提醒人们避开荆棘、在泥泞路段小心行走，或者直接带领人们走最安全的路线）等的评估。

成为"工作中的急救员"是对许多人的要求，也是他们工作的一部分，获得相应的资格通常需要参加 3 天的培训并在培训结束时进行实践考试，掌握相关的急救知识是非常有用的，因此我愿意向任何负责组织户外活动的人推荐这方面的培训。

3.5.4　整理户外活动对人们的福祉有积极影响的证据

如果你想劝说管理者允许你带领他人去户外活动，或者你要给同事和其他员工做一个这方面的报告，就需要列举并总结一些关键的研究证据。后面的章节会给出一些最具说服力的证据，你也可以在我的网站上找到一些相关的内容（www.andymcgeeney.com）。

继通过"一天 5 份水果和蔬菜"的口号成功地推进健康饮食运动之后，另一种相同的精神健康方法——"福祉的 5 种方式"（Government Office for Science，2008；New Economics Foundation，2008）随即被推出，该方法建议人们在生活中保持健康的 5 种方式如下：

- 沟通——与周围的人们包括家人、朋友和邻居相互联系；
- 积极主动——去散步或跑步，做园艺工作，玩游戏；
- 关注——好奇并了解周围的世界；
- 不断学习——学习新的食谱或语言，向自己提出挑战；
- 给予——为别人做点好事，如加入一个社区志愿者团体。

本书中所倡导的生态疗法满足上面所有的 5 个要素。

当你正在创建一份演示文稿时，你可以考虑如何推销你的生态疗法计划。考虑到目标受众，我建议你争取同社区心理健康团队、健康中心的管理者、部门的领导、职业疗养师、心理学家、护士、病房管理人员、艺术疗养师，以及最重要的服务用户群体如"思考与反思"（Mind and Rethink）合作。你可以制作一份打印版和 PDF 版的简要宣传单，其中，提供你的组织网站链接以便他人通过访问获取更为详细的信息。宣传单应至少包括：会面集合的地点和时间、可选择的交通方式、联系人及联系方式、参加者可能的获益及着装建议。你可以将展示着会面点周边环境的彩色海报张贴在病房、诊所和员工区，也可在当地报纸上刊登一份带有照片的新闻稿，同时还应考虑使用各种社交媒体，并与各种心理健康团体建立联系。

获取参与者的详细联系方式也是十分重要的，以备在无法开展课程或在户外活动时紧急呼叫使用。通常我会要求参加者填写一页 A4 纸的表格，包括联系方式、直系亲属、我需要掌握的健康状况如糖尿病（以防有人昏迷）等。但我不会要求他们提供心理疾病的诊断结果，我也会向他们解释我可能会拍一些照片用来向其他人展示我们在户外活动中所做的事情。就此，我会在表格中设置几个问题来询问他们是否介意被拍照、是否愿意在照片中被认出来。无论如何我在拍照前通常还会询问一下大家，目的是再强调一遍在加入该群体时被问及的相关问题。

3.6　带人们到户外活动的适用性

在每次课程开始时，我会对所有参加者表示欢迎，然后检查他们的穿着是否适合在户外散步。尽管我在宣传单上已经给出了相关的提示信息，但有些人并没有长时间待在户外的经历，因此不会意识到前期准备工作的重要性。在冬天，初次参加者对户外散步要穿多少衣服才会感到舒适明显经验不足，因为我们走得很慢，走路并不能使他们感到暖和。因此，最重要的建议是参与者应该穿一双合脚的鞋子、一件防水外套及可以保暖的多层衣服；在夏季，水、帽子和防晒霜则是必备的。

我建议你认真考虑在有挑战性的天气条件下安排活动。不同的人对令人望而却步天气的看法也是各不相同的，为了避免对是否来参加活动产生任何疑问，我会告诉大家无论什么样的天气我都会在会面地点（室内）等着他们。在偶尔下大雨或大雪的情况下，我们会有不同的应对方案。在最恶劣的天气情况下，我们会在室内聊天，然后做一些正念练习。如果在散步过程中天气变差，我们可以找地方避雨或回到室内，也可能会较早地结束我们的课程。以我个人的经验，参加者通常在冬季会较少。从 11 月起，常客们会适应环境并且有足够的动力，因为他们已经从散步中获益。如果他们穿得很暖和，那么 10 分钟后就会适应户外的温度。在冰冷潮湿的天气状况下，我们会有一些相当明确的实际问题需要解决，每个人都需要穿上适合这种状况的衣服，即带防水保暖层的外套、温暖的帽子和手套，以及能应付泥泞和潮湿的鞋子。

我经常让团队中的人们交替快走和慢走。如果停下来做一项活动，应尽可能地选择避风的场所。我们也经常会做一些热身活动，例如，在第 3 部分"活动"的"身体和放松热身"中描述的中式拳头按摩及伸展运动。冥想活动会在较强的体力运动后或在课程接近结束时选择一处有遮蔽的地方或在室内进行。

3.6.1　冬季的户外活动

我经常被问到的一个问题是：在冬季天气不好的时候，你会带人们到户外活动吗？答案是肯定的，当然会。

如果生态疗法是要与自然间形成更深层次联系的话，那么它必须适用于所有季节，不仅是因为我们的课程每周都会进行，随意中断会使参与者感觉混乱，而且因为在一年的自然更替中运动，会让我们获益良多。在经历了数周没有生长气息之后，植物上积雪的第一次融化会更加令人兴奋。生命的回归就是希望的标志，它为改变和更新提供了可能。

最后这一点可以联系到自然界中重要的隐喻和共享过程。正如我在本书其他地方明确阐述的那样，我们是自然的一部分，在与其他生命一样有着生态和生物规律的前提下成功地参与了自然。通过近距离地观察自然，我们可以了解自己及所面临的生活挑战。

我有时会要求参与者到森林里去寻找一棵没有被病虫害损坏或影响的树，他们回来说根本就找不到。据此，我们会讨论对疾病、损害和缺陷的反应，这个世界上是否存在完美的东西呢？然后我可能会让参与者去观察树木对生命的挑战是如何响应的，可以看到许多受损的树木已经恢复健康了，它们已经具有抵消或适应各种逆境的能力。我们再对生活中一项有益的刺激进行观察，自然界中有许多关于弹性、恢复力和适应环境的例子，这些过程和思维方式有助于我们接受现实世界。当我们被情绪困扰、被沮丧或焦虑所征服时，恢复的一个重要组成部分就是接受。当了解事情的真实情况时，我们会处于一个更强有力的位置，可以有针对性地做一些该做的事情。如果把所有的时间都花在幻想和希望情况会变得不同上面，我们的行动力就被大大地削弱了。

有关天气的挑战性问题，我想说的最后一点是，我积极地利用它来开展生态疗法。在第 3 部分"活动"中"关于天气，你喜欢与否"部分，你能看到我的想法，同时也可参照"活动"中"在冬天做什么？"部分的内容（本书 251 页和 252 页）。

3.6.2 季节变化

在每次季节变化时，我会要求一起活动的人思考自然界正在发生的事情，他们注意到了什么？我会抛砖引玉地列举出一些自己的观察。在冬天，由于阳光减少、天气恶劣及食物短缺等的影响，生物的生存是十分艰难的，许多动植物会在死亡并腐烂后返回土地或成为其他动物的食物。树木会以树液的形式把营养储存在根部，獾和刺猬在寒冷的天气里睡得更多，这些都是为了成功渡过难关而进行的必要调整。

然后问题就出现了：你对冬天有怎样的反应？该如何应对严峻的挑战？我们能从大自然中学到什么？在随后的谈话中，我们会讨论当事情变得艰难时，该如何退让和保护自己，例如，做事更慢一些，沉思，偶尔善待一下自己。我们可能也会寻求那些有更多精力可以为我们解决问题的其他人的帮助。

我们也需要看到人生的起伏，看到春天最终到来的可能性（当然，另一个冬天也会到来），我们需要随时准备积蓄能量，这是因为就像冬天被视为许多生物死亡的季节一样，它同时也是生命再生的季节，即使表面上看来并不那么明显。在冬天结束之前有很多事情是在为春天做着准备，当灿烂的阳光回来时，球茎植物含苞欲放，曾经是条毛毛虫的蝴蝶正在蛹中蠢动，早在我们看到第一片叶子之前，树液在 2 月就已开始上升了。

年终的变化对人类同样重要，这就是为什么在这个时期我们有如此多的传统活动。我在此不想详细讨论圣诞节的意义，只是突出强调一个方面，即变化的情感意义，以及如何在年岁更替时来处理它。尽管很多人都自认为是时尚的城市居民，可以欣然接受现代技术所传递的任何东西，但仍需要有一种文化传统和个人需求来应对年岁更替最黑暗时刻发生的变化，我们从大自然中汲取许多东西来帮助我们应对这一转变。我们会引种一些常绿植物，如冷杉、冬青树和常春藤，它们可以代表生命的延续；我们可以栽植一种古代象征生育的植物槲寄生；火和光可以驱散黑暗的感觉，并提醒我们阳光是会回来的；我们饮食是为了提醒自己，我们仍然有生存能力并且会继续生存下去，即使很难察觉到田野里仅有的生长。冬天的节日圣诞节和新年，其历史源于异教徒的节日，表面上可能是快乐和家庭关系的混合体，实际上是一种应对由季节性不利变化引起的焦虑的方法。

在生态疗法中，我们可以明确地知道在季节的变化中正在发生什么，如果我们承认自己已经全身心地参与到自然的变化中，那么产生的焦虑就会得到缓解。我们也可以对自然界变化的潜在影响做出响应，并与我们生活中的真实变化进行比较。

此外，我会带一个装随身物品的小背包、一个小急救箱和风险评估表，同时也会随身带一个笔记本，用来记录参与者及每周所做的事情。当我计划各种活动时，我发现日记可以用来参考。在夏天，我可能拿一卷垃圾袋，如果草地潮湿，人们还可以坐在上面。

3.7 考虑一下你是哪种类型的生态疗法领导者

我强烈建议所有生态疗法团队的领导者学习一门有关建导的实用课程，它会给你信心。你将能为参与者提供更多，我在此未对建导进行详细的讨论。

我希望每个人都能开发自己的生态疗法，在此，我给出自己组织生态疗法的一些工作方式供大家参考，是否采用这些方式取决于你自己。根据我自己的特点，当我领导一个生态疗法团队时，我会让其他人承担各自的责任。有过心理健康问题的人会被专业人士善意地告知怎么做，以及如何处理他们的"问题"，而我向参与者传达的信息则是：由他们自己而不是我来决定做什么对他们有好处。我邀请人们与自然建立联系，并亲自观察发生了什么。我会让每个人能够在自然中尽情展示自己，我也明确表示，如果有人不想参与任何一项活动，他们都可以站在一边，我也会避免让他们感到任何压力。有些参与者不想与团队的人待在一起，因为离别人太近会感到焦虑。想与他人保持一定距离的话，选择一个人在户外散步在某种程度上是可能的，而在室内的有限空间内则不可能。我通常也不会邀请团队的成员间相互分享经验，我会在不同的活动间隙留出一定的时间，通常采用在某个地方以散步的方式为内部交流提供机会。如果人们想告诉我他们的感受，我会倾听并做出必要的回应。我希望建立个人与自然间的联系，并将其作为生态疗法的核心，而不是我喋喋不休的说教。从我收到的反馈来看，这些工作方式深受参加者的好评。但是正如我已经谈到的那样，每个人都需要去开发适用于自己的工作方式。

3.8 管理一门课程

生态疗法做起来似乎很简单，但却具有发展成底蕴深厚疗法的潜力。

如果你将一群人带到户外，向他们解释你的目标并得到他们的认同，那么你们就已从内心认定将会渡过的是一段快乐的时光。如果你身处在一个自然环境，如一座花园中，你正在进行生态疗法，目的则是更加贴近大自然。如果与自然接触确实对我们有好处的话，那么下一个问题是：我们如何强化贴近自然的体验和感受呢？你是否愿意增强这种体验和感受呢？答案的核心内容就是采用基于正念的活动。

3.8.1 自由的建导方式

我在本书中所倡导的团队建导方式就是一种解放，其目的是让参与者更清晰地意识到自己对世界和其他一切事物的直接体验。为了做到这点，建导者不得不尽可能地放弃掉其个人和机构的权力，目的是授权参与者在活动中行使自己的权力。对每个人而言，最大的专家是自己，而不是别人。这条信息需要以团队建导的方式加以传达。

在此介绍的建导方式中，我会邀请而不是要求参与者做一些事情。我鼓励人们对我的提议感到好奇并加以尝试，亲自对这些事情进行体验，而不是单纯地相信我所说的会有任何好处的话。我会告诉参与者，任何一项活动只可能对某些人有益，而对另一些人无益。如果你不想参加一项活动，那就不要参加，只需走到一边，等待其他人完成。当我建议参与者做一个他们可能觉得有点奇怪的活动时，首先我必须自己对它有信心，如果我并不是完全相信我要参与者做的事，那我为什么要这样做呢？我的诚信又到哪里去了？我还需要对团队的人有深入了解，以确保所有人都自愿参与活动。一个相当自信且宽容的建导者会轻松地建立起信任，并让团队的所有人都获得解放，成为他们自己。

3.8.2 扩展自我的意图

在西方的主流文化中，心理疗法主要是针对一个人的自我意识，例如，CBT旨在挑战人们对世界的信仰和假设，这可能是造成他们痛苦的原因，如我不是个好人、我很丑、我不能那样做等诸如此类。在西方，自尊是很重要的，即认识到自己价值，这种方法的目的是识别一个人的自我认知中对自己不满意的部分并加以修正，最终实现个人接受自己，并感觉被社会所接受。然而，治疗和咨询远不止这些，我选择从如何对待自己这一关键角度来说明这点，但并不是说这种方法存在什么问题。

另一种在西方越来越被接受的观点是回避自己正在努力解决的问题，将重点放在个人体验上，一旦感觉、想法、记忆和幻想等得到较少的关注，那么一些有趣的事情就开始发生。当然这样做并非完全忽视它们，而是将其视为心灵的产物，仅仅是个人体验的一部分。

我对日本人和中国人的现代心理学了解有限，但我确切地知道他们对西方世界的自我迷恋很感兴趣，这是他们之前很少关注的事情。日本人的一个方法实例是 Kawa 模型，该模型采用系统学方法去理解一个人的痛苦，我在第 3 部分"活动"中会讨论这一模型。

我对东方心理学和哲学的根源了解得更多一些，特别是佛教。佛教更关注的是你正在经历什么而不是你在想什么或你是谁。佛教的两个重要目的是意识和同情心：意识关注的是当下正以一种开放的、非判断性的方式经历的事情；而同情心则来自内心，是一种开放接受所经历事情的感觉。爱是同情心在行动。两者间是动态相关的，当一个人的意识提高时，就会产生同情心，反之亦然。

当判断自己对意识和同情的想法时，我发现两者的意图是合理的，换言之，我发现当我把对自我的担心放在一边、更加关注正在经历的事情时，我会变得更有爱心；同时我也注意到当我开始同情自己的时候，那么这个自我的重要性就会减弱。根据我个人的体验，我已经对自我的认同感降低了，产生了更多活在这个世界上的感觉。

本书的主旨就是让人们感觉自己成为比自我更重要事物的一部分，不再是孤立的自我而是生命过程参与者，这种感觉就是 Joanna Macy 所谓的"生态自我"。我的工作目标是把人的感觉从个体自我带到生态自我，即从"个体（ego）"到"生态（eco）"。为了在课程中努力做到这一点，我通常遵循以下步骤：

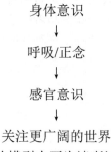

身体意识
↓
呼吸/正念
↓
感官意识
↓
关注更广阔的世界

这些步骤将在我下面介绍的模型中更为清晰地加以描述。

3.9 自然中的正念模型

我使用自然中的正念模型来全面考虑生态疗法活动（图 3.1）。我发现该模型可以作为评估我们能做什么的清单和提示，但我不会将其用于每个团队中，因为出于某些原因，它可能是不适合的。客户群可能对某个阶段的某些活动并不持有开放的态度，我会特别考虑那些服药过量或情绪激动、很难打开感官或安定下来的人。该模型只是一个建议的路线图，一项课程的实际过程可能更难以预测。

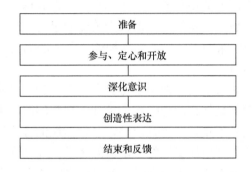

图 3.1　自然中的正念模型

另一种有用的方法是 Joseph Cornell 在与孩子和成年人一起工作时创立的 Flow Learning 模型（有关该模型的内容可参见本书 261 页"有用的资源"部分）。

3.9.1　准备过程

在准备过程中，我会让参加者在一个人工区域集合，如停车场或游客中心的外面。

我首先会欢迎并感谢大家的到来，感谢他们一直以来做出的改善自己福祉方面的选择，然后我会检查每个人的穿着是否适合当天的天气和户外的活动场所，这通常不是问题，因为宣传单上会就参与者的着装及随身携带的物品给出建议。我将提出课程的目标（见下文）并制定详细的基本规则，还会提出对散步效果的期望及参加冒险活动的邀请。

3.9.2　向一个团队提出的目标范本

我建议你用自己的语言来表达这些目标。

一项生态疗法的课程不仅仅是在公园里散步，它是一种寻找与自然建立更深层次联系的方法，关于课程的目标，主要考虑以下几点：

- 你可以选择只是去散散步或者尝试参加一些自愿参与的生态疗法活动，以一种开放的心态去尝试户外活动。
- 如果你开始想为自己做点什么来改善福祉的话，生态疗法是最好的选择。
- 尊重他人，与他人分享自己时要做自我调整。
- 效果可能是很微小的，但会逐渐体验到，这些效果是递增的，要学会倾听自己。
- 关注你的身体和内心与自然的联系。
- 我是一名向导和建导者，能确保你与自然建立联系，将会有有趣的事情发生。我此刻在与你说话，不需要固定的形式或有任何改变。
- 让自己相信感觉、感受和直觉，允许自己享受散步，抛开你的工作和顾虑，给自己一天时间/一项课程。

我提供的其他信息还包括：给自己放一天假，我会要求人们关掉手机，因为它会分散人们的注意力并使自己无法完全专注于这个课程。我请所有参与者待在我的视线内，并且听到哨声就回到我的身边，我请他们注意脚下和附近的原木、泥土、低矮的树枝、荨麻和荆棘。我请求他们允许我拍照用于今后的宣传。

3.9.3　参与、定心和开放

设定好目标并鼓励参与者，然后带领大家走进一个更为自然的环境，此时选择一片可以容纳参与者的林地作为出发地点，当然其中最好能有一些空旷场地用来做热身活动。林地面积不需要太大，我曾经用几棵树甚至一株孤立的大树作为活动开始的地方。

此时团队正"处于自然中"，远离其他人群、噪声和交通，现在要做的是开始放松、放慢和开放自己，将注意力集中在身体上，然后采用正念类型的活动进行呼吸，所有这些环节的目的是保持感官和自我对周围自然世界的开放性。

我对这些环节的假设如下：如果从一开始我们能对自己的身体有更多的意识，那么我们此时此刻会更接地气，我们的身体处于一种新生的状态，而正念呼吸会更进一步把我们带入当下的阶段，它也会将注意力从头脑中的想法转移到眼前，或者至少它能让大脑去"关注我们身体呼吸的起伏"。关注身体和呼吸的效果是让人们放慢节奏且更能放下对过去和将来的顾虑。在达到这种状态后，意识可以向外扩展到我们周围的感官世界，即扩展到可以用新的视角去探索的地方。我在本书的后面部分会解释如何开展正念活动（参见第 3 部分"活动"的"身体和放松热身"和"如何冥想"）。

3.9.4　深化意识

对许多人而言，当他们沉溺于喋喋不休的内心声音时，生态疗法是一种持续解脱出来的过程，而且还远不止如此。这个环节（深化意识）可以占据课程的大部分时间，而且可能成为你想要开展活动的一些方法，这些活动旨在开放感官并降低个体意识。参与者可以选择在一次课程的大部分时间里慢慢地行走且只参与一两项活动，参与活动的数量和种类取决于参与者的类型、动机和时间。对一些人来说，我判断可以把他们带到与自然世界情感联系的更深层次；而对另外一些人来说，可能由于他们用药太多、缺乏恢复力、情绪脆弱或注意力不集中，我想此时最好的方法就是散步。

模型中每个阶段的适宜活动应该根据每项活动的目的来确定。

每项活动后，我都会让团队继续前行，这样做是为了给参与者留出思考和整合思绪的时间，这也意味着下一个活动将在另一个地方重新开始。

散步时，停下来进行一次冥想/正念活动也可能是比较适宜的方法，在继续前行前，专注于呼吸可以让心灵再次平静下来。

3.9.5　创造性表达

在"活动"部分，有些练习的目的是让人对大自然有一种开放的感觉（感官开放），另外一些练习则是鼓励参与者对体验做出创造性的反应（创造性表达）。你可以选择在任何时候开展一项创造性的活动，但当人们对自然敞开心扉的时候，效果会变得特别好。我会鼓励创造性活动而不附加任何限制性条件。最容易理解的活动是绘画和写作，但如果你受过专业训练的话，音乐、戏剧和舞蹈也可以尝试。作品的设计可以就近借助天然材料：海滩上的黏土、岩石和卵石，林地中大小不一的树枝，以及草地上的花和草。许多人对雕刻家 Andy Goldsworthy 的作品十分熟悉，这些作品为人们采用天然材料进行创造性表达提供了一种启发（Goldsworthy n.d.），巴伐利亚艺术家 Nils Udo 也采用类似的方式进行工作（Udo n.d.）。我喜欢 Chris Drury 的作品（Drury n.d.），但是就像许多被称为土地艺术家的人一样，他的作品通常规模宏大，并不适合本书中介绍的方法。

3.9.6　结束和反馈

我发现明确表示课程的开始和结束是很有用的步骤。在一次课程开始时，我会把大家聚集在一起，表示我们将做一些特别的事情，这在模型的前两部分已经介绍了很多。在课程结束时，我会再次把大家聚在一起并宣布课程即将结束，不要让人们随意离开，而应以某种明确的方式结束。我会询问人们现在的感受或他们对散步的经历有什么要说的，我会鼓励人们再次回来与大自然接触。

3.10 把生态疗法带到我们其他工作中

对每一个从业者来说，将生态疗法列入客户支持清单中的方法是各不相同的，取决于从业者的行业需求和特定的环境。除了有关绿地的便捷性等实际问题外，有一些问题则与管理者的支持程度有关。本书的其他地方列出了一些证明生态疗法有效性的主要研究成果和参考文献，这些可能有助于向相关的管理者提供证据。我们希望 NICE 在不久的将来会批准生态疗法，同时我们在此也提供一种可以帮助一位心理学家成功说服她的老板批准生态疗法的方法，她可以告诉老板，NICE已经批准了散步及其他形式的抗抑郁症运动，同时也批准了正念活动。

除了组织课程和研讨会外，在你的工作中也有可能引入生态疗法。对于那些不被允许将团队带到户外的人来说，下面这段建议肯定是有帮助的。

3.10.1 布置你的办公室和咨询室

你同客户一起工作的房间可以通过设计使你们与自然的联系最大化，那些能让人想起自然的东西会对你和你的同事产生积极的影响。

证据表明，仅在墙上挂一幅自然风景画就可改善人的情绪和压力水平。Roger Ulrich 的研究表明，患者可以看到窗外的树木对其康复十分重要（参见本书 74 页）。同时，可以看到窗外自然风景的工作人员，其工作的积极性明显提高。对一所精神病院过去 20 年内患者故意损坏周围放置图片的记录进行统计后发现，最常被损坏的图片大多是抽象的作品，没有一幅与自然有关的图片被损坏（参见本书 71 页）。

你可以对你的治疗房间进行简单改造，例如，在客户视野内张贴自然景色的大幅彩色海报，也可以摆设一束鲜花或盆栽植物。相反，要牢记在你的工作环境中放置濒死的或不引人关注的植物会产生负面的隐喻。

如果你在心理科病房或居家护理的住宅工作，患者能出入的房间的环境该如何装饰和布置呢？这种环境是否会让人联想到大自然？在急诊环境中，盆栽植物可能有点危险，我认识的一个同事用塑料盆和纸板播种容器来解决这个问题。居家护理的住宅墙上的壁画可以使环境变得更加明亮，但不一定采用玻璃框架，可以用透明塑料薄膜覆盖。

帮我设计网站的人十分理解我上面所说的意图，回到他的办公室就将自己笔记本电脑的屏保设置成树木和蓝天。如果你也想做同样的事情，可以从我的网站上免费下载一些自然风光的图片。

3.10.2　去户外散步

客户通常会认为，医院或治疗室是缺乏人情味的医学空间，由治疗师控制，且强调的是客户与专业人士之间的从属关系；而户外是中立的区域，不被任何人所拥有，可以为每一个人而不仅仅是有问题的人提供服务，能够给人一种充满变化和积极向上的体验。

一些参加过我组织的活动的人给我提供了一些他们如何利用户外活动获得积极效果的例子，以下是他们提供的一些实例：

- 对于待在治疗室里的客户而言，自我聚焦的体验会过于强烈，似乎整个室内治疗过程的唯一话题就是个人问题，而非治疗性情境；户外行走则可为客户提供多种选择。
- 在治疗室里不愿交流的客户有时在户外会打开话匣子，自然具有解放和安抚的功能。
- 在户外可以只是默默地散步，也可选择与他人互动，沉默是可以接受的。
- 当在户外散步时，很容易与他人保持一个舒适的距离，两个人并肩行走时不会感觉身边人一直盯着自己看。
- 有些焦虑不安且强迫自己坐着不动的客户可以从散步和运动的节律中获益。

你居住的周围有公园可以活动吗？如果自己想锻炼，你会不时地去自己的花园吗？

3.10.3　针对客户的工作

- 作为创建客户档案的一部分，你可以像询问他们的家庭关系一样询问他们与自然的关系，自然会唤起他们怎样的情感和想法？他们将自然用在康复中了吗？
- 与客户讨论难以待在大自然中的障碍（如果有的话）是什么，并探讨如何减少或消除这些障碍。
- 是否有将客户现有的爱好和兴趣与自然间建立联系的方法？例如，钓鱼是一种在户外水边消磨时间的好方法。其他可能的联系是锻炼（尝试与地方野生动物信托基金会一起进行保护工作）、写作、摄影和骑自行车。
- 拿出一张当地的地图和客户一起寻找可以与自然相处的地方，例如，一座郊野公园或当地公园。

- 与客户讨论感官愉悦并鼓励他们更多地参与感官体验以获得乐趣。尝试各种各样的感觉：视觉、听觉、嗅觉、味觉和触觉，可参见 George Burns（1998）的工作。
- 向客户提供各种各样的活动和任务，这将鼓励他们走进大自然。
- 鼓励客户从户外散步中带回一些东西，如贝壳、羽毛或石头，作为对美好时光的回忆，当他们发现某种事物并有意识地赋予它某种意义时，要加以鼓励。
- 让客户加入步行团体或野生动物俱乐部，鼓励他们去参加英国皇家鸟类保护协会（Royal Society for the Protection of Birds，RSPB）、郡野生动物信托基金会、林地信托基金会和全国托管协会等机构组织的一些自然研讨会。

3.10.4　参加户外活动的阻力

对于那些出于各种原因不愿意参与户外活动的客户，我们该做些什么？他们会认为户外太热、太冷、太湿、令人厌烦，并将其视为威胁。他们或许有广场恐惧症，需要付出一些努力去克服这些阻力。但这不一定会成为问题，我承认在某些日子里我也不喜欢户外活动，如果你感觉到一个客户可能会从大自然中受益，但是他却不愿意接受这个提议，那么克服这个障碍的策略是什么？

对这种消极情绪，最好的做法就是与对方交谈去了解他们对自然或花园的看法和感受，确定如何组织活动才能让客户感到安全，哪些初步的活动过程可以让他们去尝试。

一种选择是告诉团队里的每个人"我们所有人现在都要出去了"，然后看看你的指令和团队压力是否有效。一旦走到了户外，他们可能就会觉得没事了。当住院的人看到其他人都在户外做着有趣的事情，他也就会跟着别人一起走到户外。

3.10.5　针对你自己的活动

你可以抽出时间到户外活动给自己充电，如在午饭时间或在会见客户的间隙。走进自然是一种比读一本杂志或坐在室内更为有效地从压力中恢复的方法（参见本书 64 页）。

3.11　将自然纳入治疗环境中

政治家和公众密切关注 NHS 是如何实现改善医疗效果、降低财务成本、提高患者满意度等目标的。这是衡量公共卫生服务的 3 个主要指标，如果能够发现任何有助于达成这些目标的方法，那么我们会希望它能被立即采纳。目前大量有力证据表明让患者更接近自然将有助于实现所有这些既定的目标（Ulrich，2002），但卫生部门对这一方法的反应参差不齐。对许多人来说，将花园纳入建筑项目是一种额外的奢侈花费，充其量只是增加了一个美学附属物。幸运的是，有些卫生部门确实把恢复性花园视为一种省钱并改善患者医疗保健和服务满意度的方法。花园可以改善几乎所有医疗机构如综合性医院、全科医生诊所、疗养院、心理健康中心和老年人日间护理中心的治疗效果。

现在已经很清楚的是，人的身体与心理状态间存在着相互交织的关联。当一个人身体不适时，他们更容易感到压力，而当一个人精神紧张时，他们更容易生病。还记得你上次从医院回来后的心理感受吗？或回想一下你在生活中经历的一段精神紧张状态，在此期间或不久之后你生病了吗？在对恢复性花园效益的评述后得出的身体和心理健康的研究成果可以看出，两者的结论是相互支持的。

本书在对研究证据进行评述后提出了接触自然具有多重效益，无论是直接体验，还是通过图片体验。有鉴于此，在医疗环境中最大限度地发挥这些效益似乎变得特别重要。

医疗环境中的研究结果与我们已经掌握的大体一致。例如，一项有关牙科恐惧症患者的研究记录了候诊室人们的心率及其自我报告的情绪状态，结果显示，与一面白墙相比，当面对一幅巨大的自然壁画时，人们感受到的压力较小（Heerwagen，1990）。

3.11.1 康复性花园

20世纪90年代的一项针对恢复性花园积极效果的长期研究已经成为此后许多其他研究的说明性文献。该研究对在美国加利福尼亚州4家医院的花园使用者的观察与访谈结果发现，迄今为止，花园对几乎所有人来说最主要的好处就是帮助他们从压力中恢复并改善情绪，无论是患者、家人还是医院员工（Cooper-Marcus and Barnes，1995）。患者会把这些花园看成是逃避疾病和治疗空间的地方，因为花园、室内植物和窗外自然风景的存在，患者及其家人对医院和治疗质量有很高的满意度并不令人意外，同时员工们也可以利用花园来缓解来自医院的压力和严格要求。

3.11.2 什么样的花园是一座好的康复性花园？

目前有关如何在不同的医疗环境中设计不同的康复性花园的研究尚不多见，但有关压力缓解与待在自然中时间关系的研究已大量开展，据此我们得出一些指导性原则（Cooper-Marcus and Barnes，1995；Ulrich，1991，1999）。

一座花园可以降低压力并产生镇静作用，如果它拥有：

- 可供观赏的树木、绿叶、花朵和水体；
- 和谐的声音，如微风、流水声和鸟鸣；
- 可观察到的野生动物，如鸟和蝴蝶；
- 与稀树草原类似的景观，即开阔的草地上散生着树木。

与此相反，以下特征会引起人们的负面反应：

- 光秃秃的混凝土建筑；
- 混凝土硬化地面；
- 充斥着各种烟味的空气；
- 干扰性的、不协调的城市交通或机器噪声；
- 拥挤的空间；
- 可感知到的不安全因素和风险；
- 随处可见的垃圾；
- 抽象或模棱两可的雕塑。

基于可持续理念设计的花园需要更少的维护费用且对野生动物有更大的益处。大片的草坪需要定期修剪和除草，维护成本较高；而灌木和小树的维护成本较低，当它们开花、结果并提供庇护场所时，还可吸引大量的野生动物（Carpe Diem Gardens n.d.）。如果你正在设计一座康复性花园，除了视觉效果外，请考虑其他感官刺激，花园应增加一些可以吸引鸣叫的鸟类的设计（喂鸟器、人工鸟巢和遮挡物），并栽植一些可以散发出芳香的花卉（如茉莉、金银花、薰衣草和玫瑰）和香草。

在花园的设计中我们还需要考虑的是：花园是否能被所有人利用？室内的人能否从窗户欣赏到花园的景色？是否满足一些特殊客户群体的具体需求？例如，老年痴呆症患者可以从环形小径和没有明显界限的空间中获益（Shackell and Walter，2012）。

3.11.3 一座康复性花园的效益

从本书所介绍的研究中可以得出的结论是，一座花园可以带来如下效益：

- 身体状况的快速恢复；
- 疼痛减轻；
- 从压力中更快地恢复；
- 情绪改善；
- 抑郁减轻；

- 侵略性降低；
- 患者满意度提高；
- 员工士气提高，旷工率及辞职率降低。

规划一座康复性花园时应考虑如下因子：

- 阳光/遮阴；
- 公共/私人区域；
- 座椅类型；
- 专门为观察设置的座位；
- 环形通道；
- 没有死胡同；
- 记忆性地标；
- 兴趣；
- 颜色；
- 季节变化；
- 易于行走的地面；
- 无毒且可食用的植物。

3.11.4　花园和庭院：提升生态疗法的潜力

在你工作的庭院里散散步，寻找可以提升的生态疗法潜力，许多医院和疗养院的庭院里都会有一些高大的树木和多姿多彩的花坛。

你可能不得不挑战一下过去根据户外绿色环境对患者康复有益的常识性证据而做出的健康和安全决定。老年人在享受户外绿地的条件下会活得更长，而经历过记忆丧失的人如果有机会进入花园活动的话，其症状可以得到一定程度的改善（Takano *et al.*，2002）。然而就像药物有副作用一样，我们必须在花园可能带来的潜在风险与健康福祉之间找到一种平衡。

你可以用自己的直觉和初步印象得出对某一场所的感觉。你会选何时在感觉舒适的庭院里散步？庭院中有哪些东西会让你感到无聊和不悦？还有什么地方是需要改进的？下面给出的是需要关注的几点建议。

- 是否有一些特定区域的"空间"给你带来了不同的感觉？我们可以用灌木形成的隔离区来创造这样的"空间"。
- 有没有某条路会让你体验到冒险的感觉？如果一些使用者存在记忆问题的话，应避免设计出断头路或死胡同。

- 一座表面平坦的硬化平台将使步行、就座和轮椅更容易进入。
- 大树有利于遮阴，也是长寿的象征。
- 可以观花、观叶和观果的灌木。
- 花草的香气可成为花园中增加感官知觉的重要元素。
- 鸟箱、鸟桌和喂食器的设置，在此人们可以很容易地观察到其他生物的生活。

问问自己，你能以最小的成本创造或改变什么。可以考虑分阶段地对花园和庭院进行改造，不要一次性完成。完全改变并非是最好的主意，慢慢地在变化和反馈交替过程中逐渐完成，与此同时，大自然也会有充足的时间给出进一步完善的建议。

如果你想创建一个生态疗法花园，我推荐你与 Carpe Diem Gardens（n.d.）公司合作，他们有着与各种社区团体及那些经历过精神痛苦的人合作的丰富经验，他们创造的花园是基于可持续理念的，可以吸引许多野生动物。照片中的花园是 Carpe Diem 为伦敦达格纳姆的一个心理健康中心设计的，也是我在泰晤士河蔡斯社区森林工作时管理的 THERAPI 项目的一部分。这个花园建在庭院里，很多在那里工作的人都能看到，而且从办公大楼很容易进入。抬高的花床使行动不便的人更容易开展园艺工作，同时也确保坐在长椅上的人能看到更好的景色。

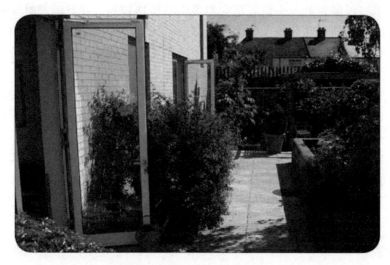

达格纳姆地区记忆诊所的恢复性花园

3.11.5　潜力提升的几条建议

- 召集员工会议，随后召集患者会议，向他们解释生态疗法对健康的益处，以及可以通过哪些简单改变来增加每个人对场所的体验。制订一项计划和相应预算，并随时向管理者汇报变化和来自客户的任何正面反馈。

- 做出一份详细的花园规划，确定道路、种植区和座位区。在设计乘凉区和日光浴区域时，应考虑白天太阳的方向，同时考虑从办公大楼进入的便利性。你可以带着从图书馆借来的园艺书籍与客户一起讨论花园的设计。
- 从朋友的花园里收集种子，并把它们放在旧信封里留待来年春天使用。
- 向朋友和邻居收集他们闲置的植物。
- 树木和灌木最好在 11 月到 4 月间种植。
- 考虑一年四季是否都有色彩，有人知道你已经种下将在春天长出来的植物球茎了吗？
- 你可以用香草和其他气味独特的植物形成一个感官区域，这些都有利于感官感知和唤起回忆。
- 在门外制造一种诱惑景象，吸引人们从室内走出来。考虑到行动不便的人，可以把花种在门边的陶罐里。
- 考虑用各式各样的花盆装饰平台区域。
- 用小枝插在草地上或把沙子排成一行形成一条小径，看看会是什么样子。用石板铺路的一个问题是它们很重且价格较高，并且随着时间的推移有绊倒人的潜在危险；其优点是坚固耐用且边缘清晰。可选用的替代品是豆状砾石或树皮碎屑，价格更便宜也更容易铺设，还能减少边缘绊倒人的风险。
- 考虑布设室内可见的喂鸟器，鸟儿在采食前喜欢在附近的灌木丛中栖息，你也可以把人工鸟巢放在窗外看得见的地方，并确保这些鸟巢在春天不会处在阳光的直射下，这样巢中的小鸟就不会感到炎热。
- 建造一个拥有睡莲的池塘，池塘的样子像一个凸起的花坛，其高度达到腰部以确保安全，并易于近距离观察，也更容易看到其中游来游去的禽鸟。观赏水鸟可以让人感到很放松。

3.11.6 针对不能外出的人

3.11.6.1 从窗口看到风景

对那些不能或不想外出的人来说，我们会设计一些从窗口可以看到的风景。外面是绿色的吗？鸟儿在忙碌吗？在室内工作的员工如何看待这样的风景？已有研究表明，当室外有可以看到的绿色风景时，室内员工的士气、缺勤率及工作积极性都会有显著改善（Lohr，Pearson-Mims and Goodwin，1996；Shin，2007）。

3.11.6.2　把自然带到家庭护理室内

对那些待在家庭护理室的人来说，把大自然带到室内显得尤为重要。你可以借鉴本书中的内容提出一些有效的方法，也可以通过专业人士或机构帮助你来完成这个任务。总部设在伦敦的"无根花园"（Rootless Garden）就是这样一个将植物带入家庭护理室的机构。"无根花园是一个由园艺爱好者组成的巡回团体，他们以自然为媒介，在老人的护理中重建家庭关系，从而增进他们的福祉"（Rootless Garden n.d.）。有关这一话题的更多内容可参见 Chalfont（2008）的相关专著。

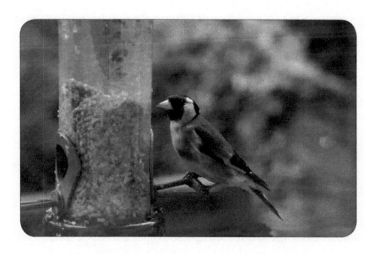

窗外栖息在喂鸟器上的一只红额金翅雀的特写

第 2 部分

证据：自然对人类健康和福祉影响的综合评述

第 4 章　进化和生态系统的证据

我十分愉悦地漫步在灌丛、树木、林地、草地和岩石中！这些林地、树木和岩石给予了人类所需的共鸣。

Beethoven 写给学生 Therese Malfatti 的信（1808 年夏）

> 在本章中，我从进化和生态系统的角度综述了我们对自然向往的主要理论证据。

任何打算或被批准开展生态疗法的人都必须相信所有参与者都将从活动中获益。一段时间以来，人们有充足的理由要求卫生部门在向患者推荐特殊治疗方法前提供相关的证据，如果仅仅是因为我们一直都这样做或听起来好像有效果就推荐某种治疗方式，这种做法似乎并不合适。现有的推荐流程通常是基于 NICE 制定的指导方针，其进展十分缓慢。尽管 NICE 已经明确接受了正念和体育锻炼对人类健康的益处，但生态疗法迄今尚未得到 NICE 的推荐。顺便提一句，93%的全科医生因为别无选择而违反了 NICE 的规定，为患者开具了抗抑郁药（Mind，2007），然而越来越多的证据表明这些药物基本是无效的。

本书中提出的生态疗法只是一个不错的主意，还是有确凿的证据表明它真的与众不同？要解决这个重要问题，首先应该对描述人类与自然界间关系的生态、心理和文化过程进行剖析。如果我们可以确定与自然建立联系对每个人来说都会是一种积极的体验，那么我们可以继续探究是否可以提出一种对经历精神痛苦的人有积极效果的新疗法。对那些想进一步了解生态疗法有效性的学者来说，目前可以找到一些信息量十分丰富的评述和荟萃分析的文献（Ambrose-Oji，2013；Barton and Pretty，2010；Bragg *et al.*，2013；de Vries *et al.*，2003；Faculty of Public Health and Natural England，2010；Natural England，2009；Pretty，Griffin and Sellen，2003a；Pretty *et al.*，2003b；Tabbush and O'Brien，2003；Bragg and Atkins，2016）。

当前，这一研究领域正在飞速发展且出现了许多更加微妙的问题，有关目前研究中存在的一些问题的正面评述可参见 Hartig 等（2014）的文章。我将向大家展示大量确凿的证据，从人类的心理构成、人类文化学、生态学和生物进化的角度证实我们是大自然的一部分，从而为心理健康从业者提供大量的理论依据以支持生态疗法的实践。对于想要获取更为详细证据的人，我强烈建议他们深入研究本书后面列出的参考文献及推荐的进一步阅读资料。像地球上所有的物种一样，人类在对自然界的动态响应中进化，因此，某些自然环境会对人类产生积极的影响。

4.1　自然

"自然"这个词有多层含义，在某个层面上，自然作为一个不可分割的整体，是一切，是整个宇宙，这是观察事物的一种有效方式。但在本书中我不会采用这一普遍的含义，我将用"自然"这个词来表示那些并非人造的事物，包括所有的生物、景观和岩石[1]。我是从一个生活在西方工业化的社会中的具有局限性的人的角度来定义这个词的，其他一些文化也会赋予自然以不同的意义。从实际意义上讲，我们对自然的看法并不是自然的，在很大程度上是社会建构的，对于这一话题的深入讨论可阅读 Castree（2014）的论著。

4.2　进化

正如 Mary Midgley 所说，"我们不是像动物，我们就是动物"（Midgley，2002[1979]）。进化是现代起源的神话[2]，记录了人类在大自然中所处的位置，以及如何像其他生物一样存在的，人类在地球上生活的 99%的时间扮演的都是野外的狩猎者和采集者。让我们来打个比方，人类在地球上生存的时间相当于穿过 2.5公里的开阔森林，那么最后 10 米是出现在青草地上（农业社会开始出现），而在混凝土上的最后一步就相当于工业革命。

用一次徒步旅行将地球上生命存在的时间与人类存在的时间进行类比也是十分有趣的。如果将生命开始到现在比喻成一次从土耳其安卡拉开始，穿过整个欧洲，最终在伦敦城的圣保罗大教堂门前结束的徒步旅行的话，那么在伦敦城从千禧年大桥到大教堂门前的最后 250 米的距离可以用来表示现代人类的年龄。

如果我们承认大脑是思维发挥功能的主要器官，那么进化在解释思维的运作方式及其原因的过程中起到核心作用。当然，从神经生理学的角度理解思维，需要与人类行为和体验的心理及社会学解释相一致。

当我们审视生命的物理结构和行为时，有一个关键的生物学问题是：它们是

---

①"自然"（nature）一词的起源与出生有关，"怀孕"（pregnant）一词也有相同的起源。继续回溯，"自然"与"生成"（generate）、"亲属"（kin）和"种类"（kind）等词都有联系。
②"神话"一词本义上并非是假的，而是一个深刻反映文化价值观和信仰的故事。

如何帮助有机体生存及进化的？用来解释长颈鹿的长脖子及孔雀的漂亮尾巴的理论同样也适用于生态疗法。为什么我们在某些自然环境中会感觉良好？这种感觉又是如何帮助我们生存的？为什么在某些自然环境中的良好感觉会进化？如果我们接受自然界的一些体验对人类有积极的影响，并能解释这些积极影响的进化原因和方式，那么我们对生态疗法的认识就会得以加强。这样说的目的就是想表明，要对生态疗法进行完整的解释，必须包括社会学和人类学的证据。

4.3　生态系统

我们可以通过研究人类生态学来了解人类在自然界中的地位。"生态学"（ecology）一词源于"对……的理解"（the understanding of）和"家"（home）两个词根，当研究人类生态学时，研究的正是人类的家庭环境。如上所述，在人类存在的 99% 的时间里，我们的家一直都处于自然世界中。

大自然中的一切都具有生命的意义，人类也是一样。意识到我们还活着，并关注其他活着的生物，我们可以认识到一种亲和力，因为我们一起生存在这个世界上。我们必须遵守的是自然法则，必须认识到自己是大自然的参与者而不是观察者。

人类与所有的动植物共存于动态变化的生态系统中。基础物理学中的热力学第二定律认为能量不会损失，只是发生了转移。生态学家用这一原理观察能量是如何在生物体间永不休止地流动的。几乎所有的生命形式都对水、营养、氧气和代谢温度有着基本的要求，同时也需要繁殖；如果是动物，则还有生存并与其他个体互动的行为要求。人类完全参与了这些生态过程，即使是那些从商店购买食物和水的城市居民也不例外。

奇怪的是，即使是具有创造力、聪明、有意识的人类，仍然需要不断提醒自己是地球上生态系统的一部分，并与这些生态系统相互依赖。从 38 亿年前地球上生命的起源开始，我们呼吸的空气来自于绿色植物固定二氧化碳后释放出的氧气，我们所有的食物最终来自土壤或海洋，我们排出的废物被微生物"净化"后再利用，我们每天喝的水是通过自然系统循环利用的，而土、气、水和火四大元素的活动进一步推动了这些过程。

如果我们能够理解人的一生是与大自然紧密相连的，且这种联系是人类进化的驱动力的话，那么自然对人类心理的影响至关重要则是不言而喻的。我们都知道因为进化上的联系，我们所有的生物学及心理学的特征都是与生俱来的，甚至有些特征在人类进化开始之前就已经拥有，人类如果不能发现并确定最好的生存环境，就不会活到今天。

人类的进化遗产与现代生活间的联系远比我们想象的要更为密切。为了销售产品，许多大公司会利用市场营销来激发消费者的心理需求，他们每年在广告、商标和品牌形象上的花费高达数十亿美元，广告中所使用的标志和符号大多具有某些文化内涵，其中一部分与人类出现之前的遗传心理历程相联系，而另一部分则是在我们祖先走进森林和草原的过程中产生的，下面举例来加以说明。

麦当劳和其他快餐店在他们的各种图像标识中大量使用红色，这是因为红色在人们的头脑中与食物和舒适有着密切的联系。进化成人类之前，灵长类动物会寻找成熟的红色果实作为食物，植物则协同进化出这种颜色上的变化，向鸟类和动物传递一种果实已经成熟，可以食用的信号。果实成熟后的红色与绿叶形成鲜明对比，给鸟类传递了一个诱惑的信号，引诱它们把包裹在含糖果肉中的种子带到远处去。人类不仅在心理上偏向红色，而且人眼在生理上对红色也比绿色更敏感。更为有趣的是，红色还会使人产生一种危险的感觉，这种反应很可能来自于看到血液从而意识到自己处于危险的境地。从上述例子中，我们可以看到人类对颜色的情感反应从一个非常基础的层面上烙印在了我们的神经系统中，并在人类作为一个物种出现之前便开始了进化。

绿色在人类的心理中也扮演着特定的角色，和蓝色一样，绿色对大脑有镇静的作用。在英国广播公司（BBC），播音员开播前的等待房间被装饰成对眼睛有放松效果的绿色，因此被称为绿色房间。试想一下，一个人如何在粉刷成邮筒红的房间里保持冷静。当人们被问及良好自然环境最重要的特征时，绿色和蓝天是最靠前的答案。"绿色"一词在广告中等同于"新鲜"，两者会在不假思索的情况下同时出现，如"新鲜的绿色蔬菜"。在这一点及其他很多方面，我们对自然世界的反应会深深地体现在我们的心理构成中。

4.4 自然中更多的心理过程

当人们在大自然中开展户外活动时，他们会更加关注自己的感官意识，如植物的色彩、阳光，以及一些"较弱"的嗅觉、听觉、触觉和对质地的感觉，更容易达到有意识的感知。当风在身边盘旋、树叶沙沙作响、阳光透过树叶闪烁时，我们的感官会被激活。户外多感官感知的效果无法通过文字、录音或录像等媒介在室内完全复制，尽管下面我们会看到通过图像也可以唤起人类对自然的感知，进而也会影响到我们的感受。

记忆可以被各种刺激触发，当我们毫无顾虑地接受户外的新体验时，其多感官的特性可能会唤起我们对童年的回忆。你还记得远离成人的规则和习惯在灌木丛里扎营和野炊吗？在一次研讨结束时，一些带着令人惊讶的意识、悲伤和希望等混合情绪的参与者同我聊起了他们最后一次对大自然的美好感觉大都是在孩提时代。与有记忆障碍的人一起工作的同事告诉我，他们发现待在大自然中是让这些人与过去重新建立联系的一种很好的方法。

人类野性的一面在荒野中可以得到释放。美国诗人和活动家 Gary Snyder 著有大量大自然给人带来自由感的作品（例如 Snyder，1990，1993）。当攀登者登上山巅，远离脚下城市生活的日常琐事和生存法则时，他们会有一种得到释放的感觉。

有趣的是，我们时时刻刻都会发现大自然的美丽之处，例如，人们会长途跋涉去寻找并最终置身于壮观的风景中；人们在花园里散步时会因发现了一朵特别美丽的花而感到兴奋；当人们看到天上的云朵或海上的漩涡时会迷失在幻想中。自然的独特美学是以文化为中介的，但更多可能是源于先天的心理过程。

4.5　生态疗法的理论解释

目前心理学中有 3 种理论可以解释人类对自然景观做出积极反应的原因，即注意力恢复理论（attention restoration theory，ART）、亲生物性假说（biophilia hypothesis，BH）和压力恢复理论（stress recovery theory，SRT）。这些理论是相互兼容的，只是从不同方面强调了人类与自然的关系。我首先想讨论的是注意力恢复理论，即当我们身处户外时，我们的思想会从现代生活的压力中得到休息，大自然具有帮助人类恢复注意力的特殊功能（Kaplan and Kaplan，1989），从本质上讲，注意力恢复理论主要关注的是人的认知因素。Roger Ulrich 捍卫的理论是进化假说，是对 E. O. Wilson 提出的亲生物性假说的发展。亲生物性假说认为自然世界是人类最初进化的栖息地，身处这样一个至少在过去会增加我们生存机会的环境中，我们能从情感上得到安慰（Ulrich，1993）；而 Ulrich 的理论（SRT，见本章下文）则更注重人的情感因素。下面我们采用一些符合逻辑的证据对上述这些理论开展更为详细地描述。

4.5.1　注意力恢复理论

Rachel Kaplan 和 Stephen Kaplan 指出，自然可以让人类对现代生活的压力产生免疫，并帮助人们从这些压力中恢复过来。他们认为长时间集中精力的活动如在电脑上工作会引起压力，而待在大自然中则会减少压力。当人们用电脑进行工作时，不得不强迫自己长时间地紧盯屏幕，在此过程中，持续集中注意力并过滤掉一些不相关的信息会导致压力、焦虑、易怒乃至此后的精力涣散。

注意力是描述人们专注于某一件事而忽略其他事时使用的术语，注意力有益于增加人们的感知思维和记忆。如果我们长时间维持复杂的思维并过滤掉焦虑或忧虑、人际需求、噪音和痛苦等的干扰，那么我们就会变得十分疲劳。一个处于这种情况的人会表现出压力、疲劳、易怒、冲动和专注力减低。两位 Kaplans 认为在大自然中活动是一种比单纯在室内休息更有效地恢复人类注意力的方法。

两位 Kaplan 指出在自然界中人类的 4 种随意注意力可以恢复直接注意力，具备克服疲劳的能力。4 种具有恢复性特征的随意注意力如下。

- 对自然环境的本能迷恋。这是一个不费吹灰之力的、无意间关注事物的过程，其他竞争的想法很容易被排除在外，例如，停下来倾听鸟鸣或凝视远处的树。
- 远离压力事件或想法的感觉。让自己从过度的大脑活动中解脱出来，当你进入城市中心的一座公园中所体验到的放松可能就是其中的一种情况。
- 对环境的范围或复杂性的意识。（环境中）拥有足够有趣而非无聊的事情可以吸引人们的注意力。
- 环境强加的要求和个人的需求及能力间的一种兼容性，这会产生一种与更大的整体和谐相处的感觉。

在自然环境中上述所有 4 种情况都可能发生，两位 Kaplan 几十年的研究成果可为与自然相处可以恢复人精神能量的观点提供强有力的支持（Kaplan and Kaplan，1989）。

为了了解人们对英格兰乡村的态度，英国乡村委员会进行了一项详细的调查，结果发现九成的被调查者都很重视乡村的价值，其最重要的效益被归为可以感受到"放松和幸福"，以及"清新的空气和宁静"（Countryside Commission，1997）。这种反应与后面详细介绍的在美国旧金山开展的研究结果一致（Francis and Cooper-Marcus，1991），该研究显示，人们会选择利用大自然从压力中恢复，并构建抵御未来生活压力的能力。对两位 Kaplan 来说，正是压力导致了他们所测定的认知能力的下降。

在许多研究中，采用不同的情景设置来比较生活在大自然中是否更有助于从压力和降低的认知能力中恢复。一项研究要求参试的年轻人认真校对文本中的错误，这是一项需要持续专注力的任务，完成任务后将他们分为 3 组，在 3 种不同的环境中待 40 分钟，然后测定他们在专注力方面的能力。这 3 种环境分别是自然环境、城市环境和被动的放松环境（即坐在房间里听音乐和阅读杂志）。在自然环境中待过的那组人在随后的校对测试中得分最高（Hartig et al.，1991），显然待在自然环境中更有助于恢复人们的注意力。

上述研究的主要完成人随后继续调查了 4 种不同环境中年轻人的情绪状态（Hartig et al.，2003）。他们将 112 名年轻人随机分为 4 组，分别待在室内、室外、城市环境或户外自然环境中，然后测定了他们对一项任务的专注力、情绪状态和生理压力指标（血压），结果表明自然因素对参试者恢复到健康的身体和精神状态具有积极的效果，具体的比较结果如下：

- 一个可以看到树的房间比看不到景色的房间效果要好；
- 在自然保护区散步要比城市中散步好；
- 在自然中散步可以提高专注力，而在城市中则会降低，散步结束后，这种效果会一直存在；
- 在自然中散步后，积极情绪增加且愤怒降低，而在城市中散步则相反。

　　在另一项研究中，Stephen Kaplan 和同事们要求参试者完成一系列需高度专注的认知任务，随后将其分成两组，分别在公园中散步或在城市街道上散步约 50 分钟，回到室内后重新用相同的认知任务进行测试，一周后对两组的散步地点进行交换，然后进行与上面相同的测试。两组的比较结果表明，在公园里散步休息的一组的得分显著高于在城市里散步的一组。

　　同一研究团队开展的第二项试验是用一种更为特殊的方式验证了注意力恢复理论。研究者采用一种与上面研究相似的重复试验设计并对注意力的 3 种不同形式进行检验，即提醒、定向和执行注意力。已有的研究确定这 3 种认知功能在神经上和行为上都是不同的。他们预测只有执行注意力会受到与自然间相互作用的正向影响，因为与其他两种形式相比，执行注意力需要更多的认知控制。在第一次任务课程后，给参与者放映一个包含 50 幅图像的幻灯片让他们进行排序，这些图像都是自然景观或城市景观的。然后重复同样的任务，在这两种情况下几乎所有的环境都是相同的，唯一的不同是他们所观看的幻灯片中图像的类型。结果与最初的预测相吻合，研究者得出结论：与自然间的相互作用在动机或努力方面没有普遍性的影响，只在恢复直接注意力方面有效。

　　从这项和其他类似的有关注意力恢复理论的高质量研究证据中，我们可以推断得出从认知疲劳中恢复的重要建议。如果有人在注意力集中的工作中感觉到累了，那么我们现在知道了一种最好的恢复方法，在办公室附近的城市街道上散步或坐下来读一本杂志远不及在当地公园散步更有利于注意力的恢复。在我们的城镇中建设绿地的重要性变得如此强烈，它不仅是一个美学附加品，更是健康环境的一个重要组成部分。因此在设计医院和医疗中心时，融入绿地元素已经变得不可或缺。

　　两位日本的研究者（Nakamura and Fujii，1990）研究了观赏植物对人体大脑的影响，结果发现这种体验会对人产生积极影响。在研究中，他们让参试者观察不同的物体并测定脑部活动的变化。用来观察的物体是两种开花或未开花的盆栽植物（天竺葵和秋海棠），以及一个类似于盆栽植物形状的人工圆柱体，具体测定指标是大脑中反映清醒放松状态指标的阿尔法波，结果表明放松状态从高到低分别是观看开花植物，然后是未开花植物，最后是人工圆柱体。

　　在此后的一项研究中，研究者将人们带到户外并让他们凝视一个绿篱、一个尺寸差不多相同的混凝土栅栏或两者的结合体（部分树篱加部分混凝土栅栏）。研究者测量了他们的 EEG（脑电图），结果表明绿篱可以让人呈现放松的状态，而混凝土栅栏会让人产生巨大的压力。

尽管两位 Kaplan 的注意力恢复理论得到了大量证据的支持，但它缺乏足够的解释力，不能彻底回答一些问题，如为什么自然可以帮助恢复人的注意力？自然环境中什么样的户外活动对人的情绪和思考能力会产生正向效果，原因又是什么？亲生物性假说及与其密切相关的进化功能假说则直面这些问题。

4.5.2 亲生物性假说及对自然环境的向往

在对各种状况做出反应之前，进行思考和评估是人类及其他高等动物的主要特征，也是智慧的象征。人类在进化过程中还保留着一些迅速且不假思索的行为来帮助生存。例如，我们可以在很小的婴儿身上观察到对高度的恐惧，这将使他们远离可能发生跌落的边缘区域。这种行为模式固化在人类的大脑中，但可以通过实践加以改变，就像任何攀岩者都会告诉你的那样。

我们对实弹枪支和带电电缆的恐惧并非是与生俱来的，幼儿对这些物体并不会表现出像看见一条蛇那样的恐惧反应。久而久之，人类进化出了对一些事物做出快速且不加思考的反应，这使他们能够脱离危险的境地。除了前面提到过的眩晕和蛇外，还包括快速移动的小型哺乳动物和蜘蛛、密闭的空间、开阔的空间、狗和流水。腐肉会散发出毒性很强的气味①，引起人的呕吐反射或恶心反应，而腐烂的水果则不会引起同样的反应。事实上很久以前就有人发现水果分解会产生酒精，并用这种方法来酿酒。当然，并非每个人都对酒精有正面的反应，这表明与对腐肉的厌恶相比，这种适应是在我们最近的进化过程中发生的。

有趣的是，在其他灵长类动物中，我们可以观察到它们既有对蛇的恐惧，也有对蛇的迷恋。如果一群猴子中的一个发现了一条蛇，它会发出一种特定的叫声，猴子们就会聚集过来观察和跟踪蛇直到消失。蛇在人类文化中有着相互矛盾的象征意义，有时是权力、知识和魔法，有时则是邪恶和死亡。在不同的文化中，梦里最常出现的动物是蛇。就像猴子一样，我们害怕的东西也会让我们着迷。

我们称这些快速的消极反应（可以通过学习来改变）为恐惧症，更为精确的说法是生物恐惧症，因为它们是对自然中的事件或物体的反应。

一个著名的临床心理学和精神病学研究机构指出，引起我们强烈恐惧的大多数事物或状况在过去都对人类的生存具有某种价值，如蛇、蜘蛛、高度、密闭空间、开阔空间和血（Costello，1982；McNally，1987）。当人类进入工业社会，相关数据可以获取到时，我们会发现那些对现代刺激如枪支的恐惧是人为诱导的，与对蜘蛛和蛇的消极反应相比并不会一直持续下去，更容易消失。

---

① 蛋白质被微生物分解成氨基酸并释放出二氧化硫、硫化氢和氨气，我们的鼻子可以嗅到这些物质。

迄今为止，有关自然环境中深度和广度恐惧（公共场所恐惧）的证据表明，随着对高度、深度、开放空间产生令人厌恶的体验，人类会表现出谨慎和防御的反应，但这并不是一种对强烈恐惧的回避。这项研究的发现很好地证实了如下假设，即非洲早期的人类在开阔的稀树草原上十分谨慎地生活，但为了寻找食物和住所，仍然需要保持不停地活动。

北美生物学家 Edward O. Wilson 提出了"亲生物性"这一术语，并将其定义为"人类与其他生物间的内在情感联系"（Kellert and Wilson，1993，第31页）。他对这个定义做了进一步阐述：

人类与生命和类似生命间的过程联系是倾向于先天的和生物学上的；这种联系是物种进化遗产的一部分，与人类竞争优势和基因适应性有关，可能会增加实现个人价值与成就的可能性；人类关怀及保护自然的伦理以利己为基础，尤其是对生命多样性的保护（Kellert and Wilson，1993，第21页）。

Wilson 的观点是，就像我们拥有可以帮助我们生存的生物恐惧症一样，我们与生俱来具有对自然某些方面的向往，这同样也可以帮助我们生存。这些先天的积极反应可以通过学习来改变并融入我们的文化信仰中，就像我们上面谈到的蛇一样。亲生物性融入现代文化的一个例子是：在一些洗发水广告中，大量使用开满鲜花的绿草地作为一种表示健康和幸福的方式。

我们在此仅能谈及亲生物性的某些领域，在这方面有许多引人入胜的读物，其中 *The Biophilia Hypothesis* 一书可以为我们获得相关的想法和证据提供一个良好开端（Kellert and Wilson，1993），该书为亲生物性假说奠定了证据基础，即自然对人类具有吸引且这种感觉中的一部分是与生俱来的。从1993年起，越来越多的研究已经验证了这一观点，并为所有过程提供了更多的详细信息。随着时间的推移，许多研究结果开始广为人知，甚至得到了医学界的认同。然而，绝大多数关于亲生物性的研究都忽视或淡化了可能出现在这项工作中的社会学过程，认识到这一点很重要。一些现象如对鬼魂的信仰具有跨文化的普遍性，但并不一定是天生的。当我们将文化因素包含到我们对亲生物性的理解中时，这个领域将会变得更加丰富。

对亲生物性的研究可分为相互重叠的两类，即主动的向往/偏好性和压力恢复。

4.5.3　主动的向往/偏好性

人类的一部分遗传倾向使我们容易被那些有助于我们生存的景观所吸引，即拥有淡水和食物的安全栖息地（Orians，1980，1986；Ulrich，1993）。

生物学家对此类遗传特征或行为进行研究时，会提出的一个基本问题是：它们对生存有什么帮助？虽然遗传变异是偶然性的，但自然选择会无情地偏爱那些能够改善个人生存能力的行为。如果生物恐惧症和亲生物性同时存在的话，那么它们是如何帮助我们祖先生存的？

早期的原始人是从稀树草原上进化而来的，通常是在湖边（Leakey，1980）。稀树草原的典型特征是空间开阔，由散生的树木个体或群体与相对均匀的草地组成。与雨林相比，稀树草原能提供更多的食物源、较少的令人恐惧的动物（如蛇和蜘蛛），以及更开阔的视野以发现捕食者，同时湖泊则是具有淡水、狩猎动物和富含蛋白质食物的理想区域。

至少从字面上看，有数百项跨工业和部族文化的研究分析了人们对城市和自然景观的情感反应。研究人员会经常使用幻灯片及电影而非室外景观向人们展示和说明，这是一种广为接受的对不同环境间进行比较的方法。人们的反应可以采用口头询问并填写评价量表，或是对反映身体承受到的压力水平的生理指标（如心率、呼吸速率、皮肤导度及脑部活动）进行测定的方法来进行调查。监测人类生理状况的新技术意味着不久的将来，研究人员就可以记录在实验室外活动的人的生理变化。

所有这些研究的结果表明，与混凝土和玻璃相比，现代人更喜欢绿色植被、花卉和水体等自然要素（相关的综述文章参见 Kaplan and Kaplan，1989）。许多文化中偏好的景观是开阔的、平坦的或均质的草地景观，以及散生的树木个体或群体，换句话说，就是一个类似稀树草原的公园环境，生物多样性也在其中扮演了部分重要角色。另一项研究表明，与那些生物多样性较低的公园相比，有多种多样植物的公园能够为人们提供更多的心理福祉（Fuller *et al.*，2007）。

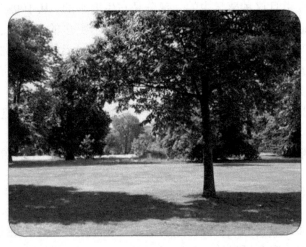

具有类似于稀树草原结构的开阔草地和散生树丛的英国公园

拥有水体的自然环境会特别吸引人，幼儿对水的反应也非常积极，当然，存在威胁的水景如波涛汹涌的大海或明显污染的水体除外。人们对于有限的景深、阻碍运动的粗糙表面，以及密不透风的植被具有较低的偏爱度。在西非的研究发现，无论是生活在农村还是城市的尼日利亚人，对热带雨林中视觉无法穿透的浓密下层植被的偏好较低，而对视野更开阔的热带雨林的偏好则较高（Chokor and Mene，1992）。

去海边旅行似乎比在城市公园散步对人们有更大的好处（Bell *et al.*，2015），研究结果表明，去海边旅行可以最有效地降低压力水平，其次是在乡村散步，最次的是在城市公园散步，有趣的是，乡村区域中的林地、沼泽、山地与海边压力降低的效果相近。实际上，在不考虑许多其他因素如特定区域和个人差异的情况下，住的离海边越近，精神和身体状况就越好（Wheeler *et al.*，2012；White *et al.*，2013）①。要解释这种海边偏好现象，除了基于人类的生物学特征外，还需要开展更多的社会学研究。

即使是毫无特色的自然景色，也要比缺乏自然要素的迷人城市景观更受欢迎，虽然树木和相关植被的营建大大提高了人们对城市景观的喜爱。尽管 Ulrich 认识到我们还需要对部族文化和实际生活的环境进行更多地观察，但数以百计的研究总体支持上面给出的观点。与亲生物性假说一致的陈述是，我们对类似稀树草原的自然环境的积极反应是具有遗传性的，可以通过后天的学习和经验加以改变。

最后一点与本节有关，生物恐惧性和亲生物性被认为是基于遗传的并可通过学习加以改变的事实可以解释下面这样一个重要的现象，就像我经常被提醒的那样，当我带领人们在大自然中散步时，不是每个人都会被户外的绿色植物和野生动物所吸引。早期对自然的积极体验很可能是我们与自然世界内在联系的重要学习调节器。

4.5.4　压力恢复理论：从压力中恢复的一种进化功能解释

Roger Ulrich 对亲生物性的特殊研究兴趣在于自然世界的恢复功能对压力体验的响应。他的假说认为，在人类过去的进化过程中，某些环境与身体恢复和压力迅速降低有关，能够轻松识别出这些环境将会给一部分人提供更大的生存机会，这种响应模式已经逐渐进化成为遗传学上的特征。

已有的研究证据表明，体验稀树草原环境与从压力中恢复间存在着很强的联系。从进化论的观点来看，早期的人类会关注并提防捕食动物，考虑食物和水的充足供应，这些是让人感到安全的重要指标。如果他们被捕食动物追赶并设法逃脱（如爬树），那么逃跑反应就会成为对恐惧、焦虑及生理变化（如心率加快和呼

---

① 参见蓝色心灵网站（Blue Mind n.d.）上有关水对人们福祉效果的相关研究。

吸急促）的体验，一旦危险过去，为了找到其他人并和他们一起继续寻找食物和水，尽快从恐惧中恢复则变得十分重要。能否找到一个安全的环境是关乎生存的问题，了解到生存区域中拥有丰富的食物和水会让你感到安心，而待在能够发现其他同伴和掠食动物的景观里要比看上去茂密的植被区域更利于从恐惧中恢复。

现在有许多令人信服的研究表明自然环境中的休闲活动对人们从压力中恢复，以及满足人们的其他需求十分重要。从已有的百余项研究证据来看，参与户外娱乐的人会谈及稀树草原环境（以水、开阔空间、散生的高大树木作为关键因子）带来的放松和宁静（Schroeder，1986；Ulrich and Addoms，1981）。类似的结果来自城市居民对公园反应的研究，当旧金山人被问及他们感到压力和抑郁时会去怎样的环境时，75%的人会选择户外自然环境或以自然元素为主的城市场所，例如，公园及一些自然景观、湖泊和海洋（Francis and Cooper-Marcus，1991）。

在询问人们日常减压时喜欢去的环境的同时，心理学家还做了更多的试验，他们给个人施加了轻微的压力，然后观测在哪种环境下恢复的效果最佳，结果表明在自然环境中，人们从压力中恢复得更快。

为了缩小身处户外的人可能影响因素的范围，一些研究者已经开始对身处室内的人进行了试验研究。这种方法乍听上去可能有违直觉，怎么可能研究室外因素对身处室内的人的影响呢？然而如果实验室的研究结果与户外生态疗法项目的观测结果相一致的话，那么证据基础就会得到全面加强。心理学家设计出很多符合伦理道德的方法让参试者产生轻度压力，如给人们设置一定时间压力下无法解决而一旦成功解决会有经济回报的难题，然后给所有处于压力下的不同人群提供不同的体验以便找出最为有效降低压力的方法。

压力可以通过人体的一些生理指标进行测量，当我们的心理压力很大时，就会表现出呼吸和心率加快、手心潮湿、血压升高和肌肉紧绷等生理反应。Roger Ulrich 等（1991）让参试者产生轻度压力后给他们观看不同的视频，然后测量他们的生理反应。在观看了自然环境或城市建筑环境的视频之后，通过血压、肌肉张力和皮肤电导率等生理指标的测量，结果表明观看自然环境的参试者比观看建筑环境的参试者表现出明显更快的恢复，恢复效果在 3～4 分钟内达到最高值，其他的评价指标同时显示自然环境产生了显著的、更高水平的积极情绪和更低水平的恐惧与愤怒。

有关声音效果方面的研究做得很少，但有一些实验采用了与上述 Ulrich 研究相似的设计，结果表明自然的声音对压力恢复也很重要（Annerstedt et al.，2013）。

在现实生活中进行的验证研究表明，自然场景的图像会使人产生较低的生理压力反应，研究者曾就此对等待进行牙科手术和躺在医院手术准备室担架上的患者进行过相关调查（Coss，1990；Heerwagen，1990）。

让我们记住心理压力与身体疾病间关系的一个有趣例子就是自然景观的图像

有助于人们从心脏手术中恢复。Roger Ulrich 和他的同事设计了一个实验，对 160 个在瑞典接受重症监护的患者进行了研究，患者被分成 6 组，分别观看不同的图像，其中两幅为自然景观（树木和水构成的景色或郁闭的森林景色），两幅是抽象画，两幅是对照（白色面板或无图像）。结果表明，观看自然景观的患者比其他组的患者术后焦虑情绪显著降低，疼痛也相应减轻，他们会在更短的时间内将使用的强力麻醉剂转变为中度镇痛剂。

有趣的是，在本研究中观看抽象画组的患者焦虑水平比对照组要高，这一发现与其他研究结果基本吻合，表明抽象艺术、图画或雕刻品会增加处于紧张状态患者的焦虑程度（Ulrich，1999）。瑞典一家精神病院多年来记录的患者对某些绘画的强烈负面反应中包括了向工作人员投诉，甚至对图片进行破坏，所有被破坏的图片都含有一些抽象的内容，但在 15 年中没有任何自然景观的图片被破坏（Ulrich，1986）。

4.6　对高阶认知功能的影响

这部分评述中我们假设高阶认知功能（即与思考基本事实和概念相对的分析、评价及综合功能）受自然环境的影响是正向的。目前这方面的证据有限，因此得出的结论也更多是推测性的。

多年来的研究已经证实了压力对低阶思考功能的负面影响（Ulrich，1993），在这些研究中，人们通常接受的大多是简单的测试任务，如校对文本错误。两位 Kaplan 的注意力恢复理论，即工作疲劳后可从自然环境中恢复注意力，也为这一观点提供了支持性的证据，据此自然环境对低阶思考功能正向影响的观点已经牢固地确立起来。

高阶认知功能包括整合不同的材料或以灵活的方式关联看似不相关的信息或概念，这通常与创造性思维有关。从进化学的角度来看，创造性思维和处理复杂情况的能力被认为是早期人类的一种适应性优势，引领了人类社会的创新和文明的进步。

一个人的情绪状态会影响其处理低阶和高阶认知及创造性思维的能力。因此，Ulrich 等假设处在诱发积极情绪的环境（如一种自然环境）中对人类是有益的。

简言之，许多研究表明，积极的情绪能显著提高一个人的创造力和高阶思维的能力，而消极情绪的效果则正好相反（Isen，1985）。

Ulrich 表明在人类早期的进化中，处于没有压力的自然环境中对人类的创新能力产生了积极影响。他承认这是推测出来的，但声称如果我们可以找到证据，那么就可为人们在自然环境中生活和工作的获益提供更强的支持。据此，Roger Ulrich 提出应开展有关是否处在自然环境中对现代人的高阶思维有积极影响的研究。据说许多创造力强的人在自然环境中散步时已经产生了许多创造性的想法（如本章开篇所引用的 Beethoven 的话），如果我们把研究机构设在类似稀树草原的公园里，会不会产生更多的研究成果呢？

4.7 绿色锻炼原则

判别绿色锻炼的一种非常有用的方法就是确定许多项目所依据的相互关联原则。2007 年的 Mind 报告很好地总结了这种方法（参见表 4.1）。该分类适用于许多被称之为生态疗法的活动中。

表 4.1 人们喜欢绿色锻炼的 4 项主要原理（引自 Mind, 2007）

原理	亚类	描述
1 自然和社会的联系	A 社交	与朋友和家人在一起，结识新朋友并建立新的友情，通过聚会增加人际互动，激发集体认同的创造力
	B（野生）动物	与宠物（如狗、马）和野生动物（如鸟类）建立直接联系
	C 记忆和知识	参观能够唤起回忆和往事的特殊场所（各种儿童协会），通过讲故事、个人认同感与神话的联系，激发人的想象力，提升人的生态素养
	D 心灵沟通	与人类相比，大自然无比浩瀚与持久，绿色自然的转化能力可以达到天人合一
2 感官刺激	A 颜色和声音	多姿多彩的自然景观让我们可以观赏风景之美，倾听鸟鸣和其他动物的声音，观赏日出日落，提高视觉和听觉的审美能力
	B 新鲜空气	与室内和城市生活形成对比，待在户外感受各种天气和季节变化，呼吸新鲜空气，远离城市污染，增加嗅觉和其他感官的体验
	C 兴奋感	由体育锻炼或极限运动（如攀岩）而激发的肾上腺素增加，使人产生兴奋感和冒险感
3 锻炼	A 手动任务	学习一种技巧并完成一种富有挑战性、成就感和回报感的手动任务（如保护活动），会让人产生成就感和价值感
	B 体育锻炼	享受锻炼本身及其带来的各种身心愉悦，会让人感觉良好、精力充沛，减少无精打采的感觉
4 逃离	从现代生活中逃离	摆脱现代生活，身心完全放松，享受独处或与家人在一起的时间，以及冥想和清空头脑的时光，体验安宁、清净、宁静与自由的不受公众干扰的状态，逃离都市的压力和疯狂竞争，给自己充电

4.8 结论

尽管我们还处于一个证据收集和理论研究的发展阶段，但我们可以非常乐观地说，人类的心理与自然世界间存在着某些联系，大量定性和定量的研究中获得的强有力的证据可以证明，自然对人的心灵会产生积极的影响。例如，人们选择去绿地以获得更好的感觉，帮助他们从压力中恢复并改善情绪。我们不仅可以通过调查得知人们身处大自然中会感觉更好，而且还可以测量到他们生理上的显著正向变化。身处大自然不仅可以提高人们对压力的弹性响应，也是从生活压力中恢复的一种有效方法。

在第 5 到第 7 章中，我梳理并分别审视了关键环境变量对人类影响的研究证据。对于身处大自然的人类来说，这些效果的动态组合共同体现出了生态疗法的神奇功效。

如果待在自然中对所有做出如此选择的人都会产生积极影响的话，那么对那些试图从精神痛苦和心理疾病中恢复的人是否也会有所帮助呢？在综合评述自然对人们有积极影响的其他领域研究后，我将进一步讨论这一话题。

第 5 章　生理和心理研究的证据

不要做什么
只是站在那里

佚名

在本章中，我综合评述了自然对身体恢复正向影响的证据，然后详细分析了正念及自然对人类心灵的影响。

5.1　自然对人类身体健康影响的证据

人类与地球上的其他生命特别是树木在生态上相互依赖是贯穿本书的主题之一。作为自然界的一种象征，树木可以过滤空气污染，吸收二氧化碳并释放氧气；同时它能使我们免受紫外线的伤害，让我们在夏天保持凉爽；此外，树木还可以帮助减少哮喘发作的概率，据统计，在英国每 6 个年轻人中会有一个出现呼吸困难的症状，在过去 20 年里，入院接受哮喘和相关呼吸问题治疗的成年人数增长了一倍。在过去的 10 年里，哮喘药物的使用量增加了两倍，造成了 800 万天的工作损失，每年的经济损失高达 3.5 亿欧元（Baines，2003）。城市里的树木可以改善每个居民的健康，人们甚至会用树木的叶子和花果作为药草，例如，酸橙茶是一种很好的放松饮品，而松油能使人精力充沛，冷杉有时会被用作桑拿浴室的面板。

5.1.1　看得见自然景观的房间

Roger Ulrich 的大部分学术生涯都在研究人类的身心健康与所处环境间的关系，其最著名的突破性成果是 30 多年前在美国宾夕法尼亚州州立医院对胆囊手术后恢复中患者的研究（Ulrich，1984）。研究根据患者的性别、年龄、体重、以前的就医记录、是否吸烟及诸如此类的特征分为两组，一组被随机分配到能看到窗外落叶树林的房间，而另一组被随机分配到只能看到一面棕色砖墙的房间，房间内的其他所有布设则是完全相同的。此外，医务人员对这项正在进行的研究并不知晓。

结果表明，可以看到自然景观的房间对患者的康复产生了显著影响。那些能看到树木景观的患者术后待在医院的时间较短，对医院员工的负面评论较少，药物治疗的不良术后反应如恶心和头痛也较少；而那些面对砖墙的人则需要更多的止痛药，通常是注射类的强效止痛药，而前一组通常只需要药性较弱的口服类止痛药。

5.1.2　甚至一幅照片也能产生效果

其他多项研究也支持上述结果，Ulrich 进一步强调，通过与自然相关的物体接触可以同患者的迅速恢复和压力水平降低之间建立某些联系。他同瑞典乌普萨拉大学医院的一名同事合作开展了另一项十分有趣的研究，分析了仅在墙上挂一张自然的图片是否有助于患者恢复（Lundén and Ulrich，1990）。他们将离开重症监护室正从心脏手术中恢复的 166 名患者随机分配到 3 种病房：第一种是悬挂一幅自然景观图片（开阔的水体或适度郁闭的森林景观）的病房，第二种是悬挂一幅直线或曲线构成的抽象图片的病房，第三种则是完全没悬挂图片的白色墙壁作为对照的病房。

他们发现与其他所有条件相比，大自然中的水景图片显著降低了术后患者的焦虑状况。有趣的是，与对照相比，森林景观并不能显著降低焦虑，而直线抽象图片则会导致较高的焦虑度。这项研究与前面提到的心理疾病患者破坏抽象而非自然图片的报告完全一致。

如果树木的存在可以促进人类的健康恢复，那么一个有趣的问题是，如果我们损失了很多树木，会对人们的健康产生怎样的影响？没有人知道确切的答案。据预测，白蜡枯梢病，落叶松、橡木、山毛榉和甜栗猝死病，七叶树伤流溃疡病（影响一半以上的树）将导致英国数百万树木的损失（Forestry Commission n.d.）。美国的一项研究结果对上述问题给出了一些答案，该研究对因白蜡窄吉丁虫害发生而导致数千万株树木损失的区域进行了比较分析（Donovan et al.，2013），通过对美国 15 个州县级水平上的人口统计数据中 17 年内的死亡记录进行比较，结果显示在发生白蜡窄吉丁虫害的县中，心血管和下呼吸道疾病相关的人口死亡率有所提高，随着树木虫害的发展，家庭收入中位数高于平均水平的县的人口死亡率更高。17 年内发生虫害的州，下呼吸道疾病的死亡人数增加了 6113 人，心血管相关疾病死亡人数增加了 15 080 人。

大量的其他研究也表明城市绿地对人类的健康具有某些积极的效果，具体例子参见 Faculty of Public Health（2010）和 Maller 等（2008）的研究结果。

5.1.3　自然有助于增强体质

我们知道经常锻炼可以改善人们的健康，如遛狗者不太可能患心脏病，这可能是每天散步和爱抚宠物共同作用的结果；慢跑者从运动中获得心理上的满足，据说运动可促进脑内啡肽释放进入血液中从而使人获得一种幸福感。

鲜为人知的是，在自然中的户外运动可以增加人的动机性。当人们去健身房锻炼时，其主要动机是为了健身，所有注意力都集中在锻炼本身上，当肌肉感到不适时，能否坚持取决于每个人的意志力。相反，当一个人出去散步或在户外跑步时，他们这样做的动机可能有很多，如待在户外、欣赏自然和呼吸新鲜空气，健身只是其中之一。在这种情况下，行走或奔跑不仅仅是专注于让自己释放更多的能量，而是一次完整的体验，其中大部分是从肌肉不适或既定目标摆脱出来的愉悦感觉。即使主要目的是健身锻炼，自然环境的增益仍在动机性中扮演着积极的角色（Gladwell *et al.*，2013），下面的两项有趣的研究向我们展示了这样的答案。

在一份关于健康步行计划的委托报告中（Ashley *et al.*，1999），476 名健康的步行者被要求完成如下陈述，那就是"我会继续健康行走是因为……"，虽然步行计划的初衷是"增强体质，增进健康"，但陈述的答案中"有机会去乡村"成为继续步行的两个主要原因之一；与"社交"、"能量"、"更好的睡眠"或"减肥"等动机相比，"观察季节转换"则是另一种更重要的动机要素。

与使用健身房相比，户外散步可能具有其他一些优势。一项比较成年人在室内行走和在室外行走的研究（Buchanan *et al.*，2000）表明，当被要求"快速行走但不过度劳累"时，室外行走的人的最大心率和步行速度的百分比明显高于室内行走的人（跑步机），然而两者的自感劳累度是相似的，这表明当室外的人快速步行时，他们会耗费额外的能量，但没有感觉到任何额外的努力。部分原因可能是室外的地表面比跑步机更容易行走，而多样的风景和自然环境（与跑步机和空白墙壁相比）可能会让你从实际的锻炼中分神。

一项规模更大的研究在同一时间得出了相似的结论。对英国牛津郡附近 Sonning Common 区的"第一次健康步行方案"开展了为期 4 年的研究（Bird and Adams，2001），包含了 16 407 名参与者，其中 67%是女性，49.2%是来自 50～75 岁的目标群体，在半城市化的环境中共组织了 1724 次步行。研究发现最受欢迎的散步距离为 1.5～2 英里（1 英里≈1.61 公里），有趣的是人们对自然环境多变的路径表现出明显的步行偏好，尤其是有树木的道路。研究还发现"不同的风景是参与步行的一个重要动机，在对比度较差且树木稀少的道路上参与者会很少"（Bird and Adams，2001）。如果有人想开展自己的乡村步行计划，那么进一步了解 Sonning 区的研究结果可能会有所帮助。此外，研究发现 12 月是出勤率最低的月份，而 4 月和 5 月则最高，5 月可能是招募新成员最为成功的月份。

迄今为止，NICE 并未将生态疗法作为政府批准的治疗抑郁的方法之一（原因已在别处讨论），但他们的确批准了将体育锻炼作为轻中度抑郁患者的一种治疗方法（NICE，2008）。NICE 强调需要开展更多的研究以发现环境如何影响人的行为和态度，进而影响体育活动及相应的健康效益。如果在大自然中行走是体育锻炼的最佳动机之一的话，那么当人们感到抑郁时，就会有足够的理由走到户外某个绿色的地方。当本书所倡导的活动并非身体上的需求，那么集体散步的体验就是加入上述步行健康计划的一个有益过渡。我已经让许多生态疗法的客户加入健康步行团体和保护工作团体，然而有些客户对其他参与者的精神状态感到无法忍受，另外一些服用了强效药物的客户则会感觉团体成员的步行速度太快了。

5.1.4　走进提升健康的绿地

已有的研究显示，居住的地方越绿，人的寿命会越长。我认为这是 Roger Ulrich 的研究中有关压力、健康和体验绿色环境间系统联系的一部分（Ulrich，1981）。我们知道，与穷人相比，富人的死亡率较低，原因多种多样，获得更多更好优质资源的机会、较低的地方犯罪率及更好的就业条件是其中的几个原因。

然而，即便是穷人，如果生活在绿化最好的地区，那么他们的死亡率也会较低（Mitchell and Popham，2008）。研究者发现绿色对循环系统疾病有积极作用，因此，我们可以将此研究结果与人们更喜欢在绿地上运动的事实联系起来（Humpel，Owen and Leslie，2002；Kaczynski and Henderson，2007），我们也知道绿色环境具有减少压力且促进恢复的作用（Hartig *et al.*，2003；van den Berg *et al.*，2007）。

一项长期大型研究的对象是生活在日本城市建成区中的 3144 名年龄 70 岁以上的老人（Takano *et al.*，2002），研究发现寿命增加 5 年以上的概率随其居住区域附近可利用的绿地数量，以及在绿树成荫的公园和街道上行走的感知能力的增加而提高。这项研究的一个小缺点是对绿地及其可利用性缺少清晰的定义，不过研究人员的确对社会经济和其他人口因素进行了控制。与此同时，他们发现长寿与社区参与之间存在着很强的正相关，结合本研究中的两个主要结论，我们可以确认基于社区的自然参与对居民健康是有益处的。

另一项在荷兰有 17 000 人参与的研究表明，居住在绿地附近的人们更加健康，特别是老人、家庭主妇和低收入的社会群体（de Vries *et al.*，2003）。

5.2　自然中正念的证据

生活是什么？如果它充满忧虑
我们没时间去驻足和凝望
没时间在树荫下伫立
像长久凝视的羊群或牛群一样

当我们穿过森林，没时间去发现

松鼠们将坚果藏在草丛的深处

在漫长的白天，没时间去发现

波光粼粼的溪流，像夜晚的晴空一样……

如果可怜的生活充满了忧虑

我们没时间去驻足和凝望

W. H. Davies（Quiller-Couch，1971）

5.2.1　正念

正念是一种提高当下意识和注意力的心理状态，它本是心理练习的核心概念，有着长达 2500 年的历史，现在作为一种治疗方法在西方心理学中得到了广泛的应用（Kabat-Zinn，1994）。在心理健康方面，正念通常出现在基于正念的压力降低（mindfulness-based stress reduction，MBSR）培训项目中。一些修行者赋予它比医疗服务中更为丰富的精神或宗教意义，在此我将进行一些讨论。NICE 已经批准将基于正念的疗法应用于许多心理健康状况包括抑郁的治疗（NICE，2010），现有证据表明该方法对其他许多心理和生理疾病同样有效，包括焦虑、多动症（attention deficit hyperactivity disorder，ADHD）、各种成瘾症、精神分裂症、糖尿病、心脏病、银屑病和癌症（Shonin *et al.*，2015）。

正念是涉及个人当前经验的一种意识，包括内部（思想和情感）和外部（来自环境的感官输入）体验，有时被称为当下。正念训练通常是通过学习冥想来完成的，也可通过时刻关注正在发生的事情等方式加以练习。一个人可以通过自我反省、放慢脚步来注意自己的行为，以及对事物或环境进行沉思来做到这一点，其特点包括如下几个方面：

- 对当前时刻的关注；
- 对感官、身体和心灵的关注及感知；
- 对所有事情开放、好奇、接受且不作任何判断。

一般来说，大多数人的生活中没有或很少有这方面的体验，人的头脑常处于自动状态，不会对任何事件都作出响应。我确信你会有到达旅程终点而不记得中间发生了什么的经历，因为你此时正在"做白日梦"。当这种情况发生时，我们经常会说"此时我的思绪放在了别的什么地方"。

同样地，失去记忆的想法也会产生情绪记忆。一些事件所引发的感觉只是按照其过去的模式，而与实际发生的事件无关。例如，我通过电话同某个人交谈，出乎意料的是他突然挂断了电话，我会觉得被他拒绝了（取决于语境），后来我发现实际上他是在工作时间给我打电话，挂断电话是因为老板突然进入了房间。被拒绝的感觉是从我的记忆中冒出来的，与另一个人实际上说的话无关，是我的思想把一种消极的感觉加入这次经历中。我们每天的思想也会从一件事飞快地转到另一件并没有真正看到或感觉到的事情上，然后对这种仅有少量参照的外部事情的描述就会在我们的头脑中建立起来。

另一特征是评价性意见，他伴随并阻碍了全面体验。判断一次体验的好坏可以从体验本身来确定。我几乎是在无意识状态下根据一个人的衣着决定把他分到我不喜欢的一组，这就叫做偏见的预判。我有时会发现自己在一些最琐碎的事情上会这样做，尤其是当我感到急躁的时候。

正念训练通过直接关注和体验这些心理障碍而不是浸入其中来确保人们摆脱它们，其目的是要把注意力放在体验上并不去判断这种体验是好是坏，就像人们的头脑中出现"哦，我意识到我现在不喜欢下雨"时，马上放弃这个想法并将意识拉回到当前正在发生的事情上。正念的过程并不包括阻挡思想及判断，只会增加另一层的判断。我们需要接受的是，"侵入性"思想只是体验的一部分，重要的是，不要被情绪和思想分散了注意力，进入到一个无尽幻想或一个记忆中的故事里去。如果你发现自己的思想偏离了轨道，就平静地将注意拉回到现实中正在发生的事情上来。在冥想中，这种注意的拉回常常是通过留意呼吸来完成的，呼吸是我们所有人一直在做的一个永恒存在的物理过程，不需要做任何思考。

正念的初衷就是意识到当下时刻，没有别的。在正念训练过程中，参与者要放弃所有目标，包括对处于积极心态的渴望。

此外，压力、焦虑和抑郁的特征包括对过去和未来事件的关注、对现状的逃避、判断性的反应，以及情绪低落。一个处于正念中的人会对所有这些特征发起挑战。有趣的是，研究表明 MBSR 是治疗焦虑和情绪障碍患者的最有效方法（Hoffmann *et al*.，2010）。

将正念训练用于精神保健的批评通常来自佛教徒，他们认为在没有考虑更广泛的背景情况下，正念训练被单独用作一种治疗活动，使得正念正在变成一种技术而不是一种生活方式，其重点关注的是可测量的结果，如压力和焦虑水平，因此，正念对人类的益处被大大低估了。"正念"一词在佛教特定的精神和哲学传统中使用已有 2500 多年的历史了，我们常常被问及的问题是，我们能够从中取出一种元素单独加以使用，抑或是我们需要整个佛教实践才能达到预期的效果吗？

我认为佛教徒在"正念"这个词真正含义上的观点是合理的。西方心理学的传统起源于一系列特定的文化，在许多方面与东方心理学有着很大的不同。我认为完全孤立地赞赏一项技术是不可能的，正念是一种超越症状的存在方式，仅是专注于减少焦虑的功能，的确会失去其真正的意义。

　　同时，我也注意到 MBSR 培训项目是在西方心理学框架下开展工作的，我接受一些人只是把正念作为一种治疗方式而不是深入到超个人层面的想法。一种非基于佛教的正念可以使那些持有不同信仰的人们，尤其是基督教信仰强大的国家（如美国）的人们更容易接受它。

　　我个人认为如何理解正念取决于一个人的意图，是想变得无忧无虑，还是想更好地了解一个人的存在状态？我也想知道有多少人已经学习了 MBSR，并将其作为应对压力的一种方法，不断探寻他们在世界上完整的存在模式。从我个人的体验来看，正念习惯于以积极的方式浸入我们生活中其他部分。

　　在本书及我作为生态疗养师的实践中，我愿意把正念视为一种深化人与自然接触的重要方式。反过来，我相信正念在自然界中的实践会对人的福祉产生积极影响。这样做并没有排除从个人角度出发提出的超越症状治疗的问题。

　　此外，我有时需要说服一个可能对宗教持有负面怀疑态度的健康经理人。和这样的人一起工作时，我可以提供的事实依据是，正念可以成功地改善人的心理、生理状况及功能，如抑郁、焦虑、情绪低落、攻击性和人际冲突、免疫系统、心率、血压和毒品依赖。有关正念效益的研究综述和荟萃分析显示其在各种情况下都是极为正向的（参见 Grossman *et al.*，2004；Hoffmann *et al.*，2010；Khoury *et al.*，2013）。

　　正念训练对人们身体产生的各种效应也是十分有趣的，一项研究表明，正念会对免疫系统和与积极情绪相关的大脑活动产生正向的影响（Davidson *et al.*，2003）。在一项为期 8 周的正念培训项目中，报名者被分成志愿参与者和等待参与者两组，在培训前后及培训完成 4 个月后对他们分别进行了测试，结果表明接受正念训练的人其免疫系统和与积极情绪相关的大脑活动均有所增强，同时这两个测定指标的结果可以定量地相互印证。

　　我鼓励读者去阅读更多的相关文献和书籍，而不是去深入探究与正念研究证据有关的更多细节。从我个人的阅读中，我发现许多正念研究的综述中都指出，与身体和医学状况的变化相比，正念对精神状况产生的影响会更大（Khoury *et al.*，2013）。

　　对正念最清晰、准确的评价就是学会自己动手去体验正念的效果。

5.2.2　正念训练与森林

　　我向那些想要拿到正念效果证据的人推荐英国森林委员会提供的一份简洁但十分精彩的报告（Ambrose-Oji，2013），该报告使用严格的标准筛选出 52 份围绕正念和森林间关系的研究文献，并进行了综合评述。考虑到所用文献数量的限制，报告得出了相对谨慎的结论，即尽管待在大自然中的效果和正念训练均表现出许多积极的迹象，但仍需要通过更多的研究来梳理两者间的关系及两者相结合带来的益处。

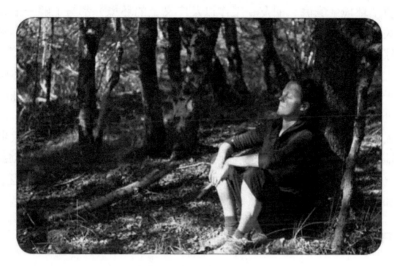

靠在树上做正念活动的人

报告中列举了 5 种基于正念的森林活动，具体如下：

- 森林浴（Shinrin-yoku or forest bathing）；
- 森林漫步；
- 林地环境中的正念和 CBT 方法；
- 森林疗法和生态疗法；
- 生态心理学方法。

下面我主要对森林浴和森林漫步做较为详细的介绍，其他 3 种方法将在本书的其他地方加以讨论。

5.2.3　森林浴

在人类的进化过程中，99.9% 的时间都是身处在自然环境中，人类的生理功能也已适应这种环境。在日常生活中，如果我们的节奏与环境的节奏融为一体的话，那么就会产生舒适感。

——Miyazaki，人类生理学家，
东京郊外的日本千叶大学环境、健康和野外科学中心副主任
引自 Williams（2012）

与大多数西方人相比，日本的部分文化对世界的看法则更为全面。英国精神疾病的诊断与治疗主要将重点放在患者症状、个人咨询和药物治疗上。在日本文化中，整个环境（家庭、朋友、工作以及广义上的环境）都与了解一个人的状况密切相关（参见第 3 部分"活动"中"Kawa 模型"）。因此，日本人更容易理解一个有治疗作用的自然环境对人类健康的益处。

对大多数日本人来说，在森林里待上一段时间显然是一种积极的体验，日本林务局于 1982 年赋予这项活动一个正式的名称——森林浴（Shinrin-yoku），它是为那些处于压力、抑郁和其他精神痛苦状态中的人开发出的一种疗法，目前已有几百万人参与过相关的活动。森林浴包括多种体验方式，如去树林里散步或在某一固定地点集中活动，如正念、静观或呼吸练习等（Society of Forest Medicine，2014）。在引出了"森林浴"这一概念后，下面我们将对日本完成的一些令人振奋的研究加以详细介绍。

5.2.4　日本神道教

当我们认识到佛教和神道教（Shinto）在日本文化中的核心作用时，日本人对森林浴如此热衷的原因就变得十分清楚了。神道教作为一种古代的宗教，具有一系列可以追溯到史前的信仰，并且与自然有着很强的联系。

由于基督教会与自然的对立，西方文化与自然世界的联系已经受到了严重的破坏。传统的基督教观点常常认为大自然受到了魔鬼的诅咒会与人类为敌，故此圣马丁从上帝那里领到攻击魔鬼的任务，用一生的时间砍倒了圣树。清教徒对异教徒遗址的破坏和维多利亚时代禁止生育庆典如五月柱舞，也是西方文化上的疯狂行为。日本人则更幸运些，他们与自然的亲密关系从始至终有着一条不曾间断的脉络，而树木则是这条脉络中的重要组成部分。春天欣赏樱花绽放或秋日体验枫叶红透直到今日仍是大多数日本城市居民生活中十分重要的内容，尽管更准确地说，一些日本人认为这些户外活动的重点是增加聚会的机会，而并非关注树木或季节的变化，就像西方国家在新年前夜庆祝仲冬来临一样。

在日本文化中，与象征永恒的山脉和松树形成对比，樱花和露珠被普遍看成是短暂生命之美的象征。欧洲文学中也有着与此相似的象征物，如玫瑰和紫杉，玫瑰往往代表着稍纵即逝的美丽，而紫杉则象征着时间的永恒。英国诗人 T. S. Eliot 将这两种植物结合在具有东方风格的灵感中，"玫瑰飘香和紫杉扶疏的时令，经历的时间一样短长"（Eliot，1968 [1942]）。

让我们再次回到日本人的视角，日文中有一个词"kami"，意味着"神性"，其源于神道教及后来的佛教信仰，代表在大自然中的某一个特殊位置存在可能获得精神洞察力甚至启蒙的东西。"kami"可以是一座高山、一帘瀑布或一株树木，尽管"kami"已成为关注和尊敬的焦点，但并不等同于代表上帝的西方祭坛画。在神道教和佛教中，"kami"是神性本身的表现，换句话说，"kami"就是西方宗教中的上帝，但其定义的是人与自然间一种独特的关系。

在日本的农村，一些传统观念仍然根深蒂固，人们仍会去日本的 80 000 个寺庙祭拜，其中许多寺庙都生长着树木。日本的诗词和艺术传统根植于自然界中广泛接受的价值，是自然让诗人更深入地了解他们自己，诗人已成为自然与读者间备受尊敬的中介，因此不仅自然被诗人认为是艺术作品的源泉，自然中的树木、动物、岩石和水体也成为日本伟大诗人的导师。树木和岩石的"kami"并不代表任何事情，只是其本身值得关注，我们可以从中学到很多东西，就像从一个聪明人那里学到的一样。在这样的方式下，大自然可以看成是生命的洪流，是一种不受控制或混乱的持续变化的过程。工业化世界所形成的文化已经忽略了这种观点，或总体上阻断了我们对这种观点的心理认同（Ambrose-Oji，2013）。

5.2.5　日本人的研究工作

我们在此占用一定的篇幅,用一个综述和一些实例研究来分析过去 20 年内日本在森林浴方面的研究成果。这些成果与欧洲和北美的研究结果基本一致，这为本研究领域增加了跨文化层面的内容。值得一提的是，韩国也接受了森林浴的理论及方法，并得到了本国政府林业部门的大力支持，2014 年韩国开设了一个投资1.4 亿美元的国立森林疗法中心。与英国政府 NICE 的做法不同的是，日本卫生部积极建议并推广在自然环境中行走以促进健康。在日本有 48 个由林野厅指定的官方森林疗法步道，每年有近两百万人使用这些步道。

日本人的研究工作最初是由在东京附近的一所大学工作的 Miyazaki 和他的团队在日本林务局的支持下开展的，他的团队和日本的其他研究者梳理出了一个人在做森林浴的时候可能表现出的各种情况。例如，研究者用问卷调查的方式对同一个人前一天在森林中散步而后一天未在森林中散步的结果进行了比较，结果发现在森林中散步那天的压力水平、敌意和抑郁状态明显较低，且活力得分较高（Morita *et al.*，2007）。压力越大的人收益也越大。

概括起来，对所有森林浴参与者的研究得到了一些非常正面的信息（Ambrose-Oji,2013；Suda *et al.*，2001；Tsunetsugu *et al.*，2010）。那些处于紧张、焦虑和抑郁状态或患有高血压和糖尿病的人都会从中受益，这些研究大多是通过访谈和国际上通用的调查问卷的方法来确定参试者的心理状态。随着现代高新技术的发展，在野外对参试者的各种生理指标进行测试得以实现，日本的研究者已经开始对参试者的大脑活动、皮肤导度、心率、血压和呼吸速率等指标进行测试，与此同时，反映参试者体内健康状况的众多细胞和化学指标，从抗癌细胞和蛋白质到自然杀伤细胞（NK 细胞，保护我们免受肿瘤和病毒的侵袭），以及压力指示激素如皮质醇、肾上腺素和去甲肾上腺素也已经被测定（INFOM n.d.）。

在此，我提供一个更详细的研究实例，该研究比较了日本 14 个地区总计 168 名参与者对城市和森林环境的反应，结果存在着显著的不同（Park *et al.*，2011）。参与者被要求在选定的环境中坐 15 分钟后，再步行 15 分钟，问卷调查的结果表明，与在城市环境中相比，参与者认为森林环境更令人愉悦、友好、自然和神圣，在森林环境中一些负面的情绪指标如抑郁、敌意、愤怒、焦虑和疲劳都表现出显著的改善。研究者还发现夏季温带森林的温热环境也会让人感觉更为舒服，据此研究者认为感觉身体更为舒适是森林在情感上更具吸引力的一个因素，并进一步指出该研究结果对城市恢复性环境的设计具有一定的参考价值。

在地中海地区的文化中，人们很久以前就已经认识到树木具有带给人们身体上舒适感的积极作用，例如，在法国普罗旺斯村庄间的老旧道路两侧绿树成荫，在城镇的中心广场同样也是如此。树木不仅具有遮阴功能，还能起到空调的作用，因为树木的蒸腾作用要从空气中吸热来蒸发掉树叶中的水分，因此夏天林内的温度低于林外的温度。

待在森林中对人类健康有一定的正向影响，这种影响甚至在试验结束后仍会持续一段时间。一项研究让健康的办公室工作人员在森林里住三天两晚，通过测定 NK 细胞（那些攻击病毒和癌细胞的细胞）的活性，对免疫系统进行评估，结果表明森林体验可以将 NK 活性提高 40%，有趣的是这种影响会一直持续到他们一个月后重新测试的时候（仍有 15%的提高），而在城市环境中待同样时间的人其 NK 活性水平则不会发生变化（Li *et al.*，2007）。研究者同时对可及性高的郊区公园的效果进行了调查，结果发现在公园内待一天的话，NK 活性水平在一周后仍较待在对照环境中要高。

日本研究人员还测试了不同的环境元素及不同的感官体验在森林浴效果中扮演的角色，他们使用心理测量、免疫系统强度和压力水平间的生理关联建立了一套确凿的、极具说服力的证据体系。

5.2.6 气味

日本研究人员分别在实验室和自然环境中测定了人们对森林中的某些挥发性化学物质的反应，试图确定哪些物质具有促进恢复的效果。植物（包括树木）体内含有的对其他生物有影响的挥发性化学物质通常被称为植物杀菌素（phytonocides）。在试验中，研究者对在松柏中发现的散发出独特香味的挥发性化合物进行了具体测试，适宜的化合物浓度对人们的压力水平有着可报告和可测量的正面效果，而较高的浓度则会产生负面的影响。就像你能想到的任何浓烈的气味所产生的效果一样，我们通常会在自然界中体验到浓度很低的松树气味。研究发现，植物杀菌素通过提高 NK 活性显著增强了人的免疫系统，在参试者尿液中测定到的肾上腺素和去甲肾上腺素浓度降低，也表明压力水平的降低。人们普遍认为但并未得到证实的是，植物杀菌素的效果只是嗅觉上的，并非实际的化学物质进入人的血液系统从而影响身体状况。研究人员也并没有断言森林浴的效果是由植物杀菌素引起的。他们认为松木的香味对许多日本人有着积极的影响，日本有大量的针叶林，人们通常用松柏木来建造房屋，因此，日本人与含树脂的木材间具有许多正向的关联并不奇怪。有关森林浴如何对人们产生影响的理论解释是一项复杂的系统工程（Tsunetsugu *et al.*，2010）。

5.2.7　森林漫步

我们知道漫步对人的身心健康都有着积极的影响。由英国各地志愿者组织的为健康而行走的计划对那些想减肥的人、从心脏病发作中恢复的人及处于糖尿病和其他身体疾病治疗过程中的人会有所帮助（Natural England，2009），有证据表明散步也有助于人们走出抑郁和焦虑。

与其他地方相比，在树林里散步有什么好处吗？答案当然是肯定的。一项研究对星期天在城市区域和市郊森林公园散步的效果进行了比较，研究人员对参试者散步前、中、后，以及第二天的血液和尿液样本进行测定，同时也相应地测量了他们的血压。结果表明，与在城市中散步的人相比，在森林公园里散步人的血压和代谢率等化学指标显著地下降（Li *et al.*，2011）。同一研究团队之前的研究工作已经发现，森林散步对于应激激素（肾上腺素和去甲肾上腺素）、抗癌蛋白和 NK 细胞有显著影响（Li *et al.*，2011）。目前医学界已经接受了神经系统、激素系统和免疫系统协同工作的观点，上述研究表明森林散步对所有人的身心都有多重好处，但对那些压力很大或从心脏病中康复的人益处更多。

本书所提倡方法的一个更为有趣的方面是你在森林里散步的方法不同，产生的效果也会不同。有意识的散步意味着我们正在关注走路本身的过程，即关注脚部如何接触地面且身体如何协调地向前移动，在此过程中我们还鼓励关注呼吸的放松。与运动型散步相比，在森林中有意识的散步后，人们的自我感觉会更为放松，情绪更为高涨，解决智力问题方面的认知能力也显著提升（Shin *et al.*，2013；Wilson *et al.*，2008）。

第6章 特定环境因子的证据

……你一整天都听得到云雀的鸣唱，不是一只或几只，也不是几十只，应该说是几百只云雀。你想去哪就去哪，登上最高峰，亦或沿着最长的斜坡进入山脚下最深的河谷，无论你身在何处，你都会被那永恒不变的声音所环绕。那不是一种混乱的声音，也不是一种扩散的声音，而是无处不在的、像蒙蒙的春雨或香气一样充盈于整个空气，或像夏日森林里无处不在的虫鸣，又像是从遥远的天际传来天籁之音。你总是身处中心，这种效果是由无数隐形生物产生的，形成了一个与地平线一样宽的完整圆圈，以一种尖锐、不变的音调奏出永恒的旋律。

William Henry Hudson（1923）

> 在本章中，我们对影响人类福祉的某些环境因子方面的证据进行了评述，重点将放在光强、负离子和自然的声音（如鸟鸣）等环境因子上。

6.1 自然光线效果方面的证据

蓝天抹去了我们心中的忧郁。

Andy McGeeney

6.1.1 季节性情感障碍

在秋冬季，有些人的情绪会变得更加沮丧，我们称之为季节性情感障碍（seasonal affective disorder，SAD）。例如，在挪威分别对近万名男人和女人的一项问卷调查发现，当年 11 月到翌年 3 月间被调查者的情绪沮丧水平有中度提高（Oyane *et al.*，2008）。作为一名生态疗养师，我感兴趣的是到底发生了什么，以及生态疗法能否在缓解冬季沮丧症状中发挥作用。SAD 确实发生了吗？影响这种情绪季节性变化的过程可能有哪些？我们能否用生态疗法来消除季节变化产生的负面影响呢？

1984 年，美国心理学家开始关注那些在秋冬季发作而在春夏季减轻的复发性抑郁症患者（Rosenthal *et al.*，1984），考虑到光照减少会导致体内褪黑激素增加，因此假设褪黑激素在某种程度上对大脑具有抑制作用。他们开展了初步试验来分析季节性抑郁症患者身处与自然光波长相似的明亮光照而非暗淡光照下是否会延迟 SAD 患者的发病。

这一积极的结果出版后不久，人们就可以买到装有模拟日光的特殊灯泡的光疗法盒子，患者每天可以在固定时段坐在光疗法盒子前照射以降低他们的 SAD。此后，科学家针对光疗法的有效性开展了大量的研究，但是主流心理学中的保守主义对一切非药理学方法的态度导致这种方法并未被广泛采用，2003 年，美国精神病协会（American Psychiatric Association，APA）决定重新评估光照在治疗心理障碍方面的疗效。

这次综合评估遵循严格的筛选标准，例如，研究中是否采用随机对照试验及是否采用有效的安慰剂作为对照（Golden *et al.*，2005），大多数研究均不能满足筛选标准，只有 13% 的研究可用于本次评估中。最终筛选出的 20 项研究得出了一些有趣的结论，即明亮光线处理和黎明模拟（光强在 1.5～2 小时内逐渐增强）可显著降低 SAD 症状的严重程度，同时明亮光线处理可显著降低非季节性抑郁症状的严重程度。评估者对他们没有解决的两个问题提出如下警告：一是安全，目前还没有人知道这种疗法对眼睛的影响，以及药物和强光照射相结合的综合效应；二是只有成年人参加了测试，当对儿童和老年人使用这种疗法时，可能会出现不同的问题。

随着研究的不断深入，情况似乎变得更加复杂，尽管阳光和情绪变化之间的整体联系仍然存在，但文化、遗传和气候因素可能也在起着一定的作用。例如，即使欧洲处于高纬度地区，美国 SAD 的发病率仍是欧洲的两倍（Mersch *et al.*，1999）；阴霾与 SAD 之间存在着正相关关系，同时日照时数、白昼时长和温度也与 SAD 相互关联（Potkin *et al.*，1986）。一项对居住在加拿大冰岛移民的调查表明，可能存在一种遗传适应使得移民与其他加拿大人相比有较低的 SAD 发病率（McNair，2012）。

如果我们观察鸟类和动物，可以发现日变化和季节性变化导致其行为改变的无数例子，我们称之为生理节律。冬至后不久，生殖激素开始在所有当地鸟类体内起作用，到了情人节，许多常见的森林鸟类开始配对并准备繁殖。这种行为改变的信号是日光，温度升高确实也会影响繁殖行为，但它只是季节性变化的不可靠信号，任何熟悉英国天气的人都知道我说的是什么！新的一年开始，日光持续变强，白昼持续变长，为生物提供了可靠的季节变化指标，光的波动告诉我们的身体昼夜周转和季节性变化。褪黑激素是一种参与昼夜和季节节律的激素，进化早期在动植物中发现。人类的褪黑激素是由位于大脑深处的松果体产生的，随着光照的减弱，我们的体内会产生更多的褪黑激素，引发人们对睡眠的渴望。一个题外话是老年人的褪黑激素在晚上产生并达到峰值的时间较早，而青少年则恰好相反，这可以用来解释两种人的很多不同的行为方式。

研究表明，在白天特别是早晨（一天中此时的光线更蓝）享受日光浴的老人晚上会睡得更好（McNair，2012）。与维生素 D 的产生不同，光线只需要到达人们的眼睛就可产生积极的效果，甚至在阴天里也具有同样的效果，因为人们的眼睛对光线的敏感度要比皮肤高得多。当我们身处户外而不是靠近室内的一扇大窗户时，会有更多的光线到达我们的眼睛。

蓝光是抑制褪黑激素最活跃的光波。我们的祖先围坐的火堆和我们以前使用的白炽灯泡会产生较少的蓝光和较多的橙光，现代的 LED、荧光灯和计算机屏幕在色调上是更冷且更蓝的。哈佛大学医学院（2012）建议人们应该在白天让自己更多地处于明亮的光线下，从而帮助我们增强白天的情绪，改善晚上的睡眠，他们也建议在睡前的 2～3 个小时内不要使用计算机。

瑞典的研究者发现办公室工作人员如果长期处于富含蓝色的白光下，那么他们的机敏度、积极情绪、专注力和白天的睡眠都会有显著的改善（Viola *et al.*，2008）。他们在晚上也会睡得更好，尽管一些观点认为参与者的机敏度、专注力和表现力的改善也会受到他们对效果期望的影响。

如果蓝光波长可以抑制褪黑激素从而有效增强人们的情绪的话，那么我非常想知道我们从仰望蓝天中得到的愉悦是否与这种效果有一定的关系。对人们欣赏自然景观照片的偏好研究显示，蓝天是人们最愿意看到的景观（Pretty *et al.*，2005）。

6.1.2　春季自杀

在欧洲和美国，隆冬的自杀率普遍较低，而在 4～6 月会达到一个峰值，类似的情况也出现在南半球，在澳大利亚和新西兰进行的研究显示自杀率的峰值主要出现在该区域的春季和初夏（Bridges *et al.*，2005）。

自杀和抑郁间的紧密联系提醒我们在冬季结束 SAD 减少的背景下，需要对春季和初夏自杀人数的增加认真地加以解释。如果我们接受上面所讨论的与 SAD 有关的研究证据和解释的话，那么可能对我们弄清春季在季节自杀波动中所扮演的角色会有所帮助。

人们普遍认为春天意味着大自然向好的方向转变，是一个充满希望、万物更新的季节。然而对于自杀者或准自杀者而言，他们强烈地感觉到自己的生活没有好转，别人表现出的快乐会反衬出自己的绝望，进而产生了被排斥在外和明显比其他人更不幸的感觉。

有一种说法是企图自杀者的个人状况与那些经历过 SAD 的人是不同的，前者表现出更高水平的焦虑和敌意（Pendse *et al.*，1999）。我并不清楚这种可能存在的差异在自杀者对春天的反应中的贡献率，我们还需要做更多的工作来充分解释自杀与季节间的联系。从我个人的工作经历中，有关户外活动对有自杀倾向需要监护的住院患者会产生积极影响的论断已经得到了证实。

躁狂抑郁障碍也会有季节性波动，这似乎与 SAD 的研究结果相符。狂躁症状明显在秋季达到顶峰，抑郁发作则在隆冬时期明显增多（Akhter *et al.*，2013）。

6.1.3　维生素 D

研究者还调查了其他影响季节性情绪的因素，如阳光、维生素 D 与减轻抑郁之间的联系。维生素 D（钙三醇）会对大脑中合成血清素（5-羟色胺）的一种酶产生刺激（Patrick and Ames，2014），血清素可能是焦虑和抑郁情绪水平的一个调节物质，当人出现这些情绪时，血清素会处于较低水平（Sansone and Sansone，2013）。血清素也会呈现季节性波动，在夏末秋初最高，而在冬春两季最低（Brewerton，1989）。服用足够剂量的维生素 D 还对身体有其他的附加益处，如果老年人服用高于推荐剂量的维生素 D，其跌倒的概率会减少四分之一（Bischoff-Ferrari *et al.*，2009）。佝偻病是一种因维生素 D 缺乏而引起的骨病，正在儿童中重新出现，可能的原因是许多儿童长时间待在室内。如果让他们到室外活动，通常需要采用 50 倍的防晒霜加以防护。

我们都知道晒太阳可以促进维生素 D 的产生，但必须是直射的阳光，日光本身不能有效地产生维生素 D。这些研究成果能够用来解释日光浴的吸引力，以及在阳光明媚的日子人们到户外活动的渴望吗？

那么如何才能获得推荐剂量的维生素 D 呢？你可以吃 10 听沙丁鱼罐头或 150 个蛋黄，亦或每天服用补充剂！将你的四肢暴晒在直射阳光下 5～10 分钟（英国估计值）也会有同样的效果。在低纬度地区和仲夏前后需要较少的暴晒时间，在夏天每隔一天进行一次暴晒应该可以为你提供度过整个冬天所需的维生素 D。如果你是个不吸烟的人、年轻人或肤色较浅的人，你将需要较少的暴晒时间。然而，如果你使用了 8 倍的防晒霜，那么你的暴晒时间就要增加到每天 140 分钟，直接暴晒 10 分钟后再涂抹防晒霜是解决这一问题的方法，生活在北欧肤色相对较暗的人的维生素 D 缺乏水平较高。在一些地区，让身体完全被衣物覆盖的文化着装要求也会使上述效果变得更加复杂。

总之，研究结果表明在一个阳光明媚的冬日开展生态疗法活动会改善一个人的情绪，减少焦虑的出现。

6.2　自然界中负离子效果的证据

在山区、海边和远离城市的地方发现的较高负离子含量会影响我们的情绪吗？

离子是带电的粒子，相对于带正电的地球，空气中的分子会带负电荷。例如，负离子在雷雨云的底部形成，导致在某些情况下雷电在云层间飞行或飞向地面。多年来，人们一直认为负离子对人的健康和情绪有积极的效果，已有的研究也表明在城市和重度交通污染的区域正离子密度较高，而在山区和海边负离子密度较高。较高的负离子是否对身处自然的积极效果有所贡献呢？目前我们还不确定，但似乎不太可能。

和许多心理学领域的研究一样，确定负离子效应的方法各不相同。一项持续了 5 年的研究通过实验室内随机的安慰剂对照试验，对负离子与强光治疗 SAD 的效果进行了比较，两种治疗用的安慰剂为暗红灯和低密度负离子。与安慰剂相比，结果证实了强光对 SAD 治疗具有积极作用，而高密度负离子并无明显作用（Flory et al.，2010）。

另一项研究调查了强光、高强度负离子和听觉声音（以古典音乐为背景的鸟鸣）对抑郁症及非抑郁症患者的影响，研究发现这 3 种情况对抑郁情绪状态都有积极的影响，但对 SAD 的症状如愤怒、精力、疲劳和困倦则无显著影响（Goel and Etwaroo，2006）。

负离子疗法存在的问题是，已有的研究结果并不一致，并且负离子对人类心理的影响尚无机理性的解释，商业离子发生器释放的负离子量一般处于较低水平，这与一些研究中产生负面效果的负离子含量一致。显然，要想将负离子作为生态疗法的一种增益并被广泛地接受，还需要进行更多的研究（参见 Perez et al.，2013）。

6.3　自然声音效果方面的证据

用自然声音特别是鸟鸣来解释我们是怎样被大自然吸引的。

6.3.1　购买自然声音

我在互联网上搜索"鸟鸣与放松"，目的是想看一下有哪些相关的研究。出现在首页上的是那些在网上售卖有助放松的自然声音的 CD 和 DVD 的公司。排在第一个的网站是 Listeningearth.com（Listening Earth n.d.），其简介的第一行是"自然放松，是时候该平静下来了，让自己置身于大自然柔和的氛围中，放下一天的劳累和顾虑……"。

该网站的一边是 CD 的分类菜单，在"环境"分类下的亚类包括：波浪和海洋、生动的沙漠、黎明合唱团、森林和林地、热带雨林、湖泊、湿地和流水、蛙叫、昆虫合唱团、美丽的鸟鸣、大自然交响乐，以及岛屿生活和生境等。在"生活与聆听"一栏中包括了如下列表：起床开工、冥想与自然、工作和学习、噪声遮蔽、自然放松、耳鸣缓解、安静时刻、轻松旅行及摇篮曲等。

我继续在网上搜索，然后发现一个与不间断鸟鸣相关的在线电台（birdsong.fm），该网站建议听众可以利用自然声音来放松，同时可以免费下载各种大多为业余电影制片人所采用的自然声音。

当人们在室内付费聆听大自然时，他们对自然声音的兴趣和熟悉程度能告诉我们什么呢？购买这些 CD 或收听电台的人一定是希望从倾听中获得一些有益的东西。

自然的声音会给诗人和音乐家带来灵感，无论是 Keats 的"夜莺颂"，还是 Beethoven 的"田园交响曲"，正如我们稍后会看到的，有人认为音乐起源于自然。所有这些都表明人们迫切需要倾听大自然的声音，特别是鸟鸣。

6.3.2　自然和人类的声音

Bernie Krauss 是一位世界著名的野生动物录音师，他撰写了一本关于自然声音和人类音乐起源的书（Krauss，2012）。当我们在现代生活的喧闹声中失去了野性的声音时，作者对自然声音在人类进化过程中的重要性给出了一个非常具有说服力的理由。这是一本由一个对自然声音美学有着音乐家听觉的人写成的充满激情且鼓舞人心的书。

在书中，他对环境中的 3 种声音进行了区分。最原始的是非生物的自然声音，如风声、雨声、雷声和海浪声；其次是生物的声音，如动物和鸟的声音，在非生物的自然声音下进化，并随着生命组成的不同而改变。这样人们在野外听到的是一个由生态系统组成的自然管弦乐队，自然为所有乐队成员提供了最大功率的声音传播。在一个原始的生物多样性栖息地，作者观察到自然的声音形成了一种由不同频率组成的分层次管弦乐效果，声音组合会因目前的物种、一天中的时段和季节的不同而不同。每种声音类型都是由进入生境或在生境中进化的发声物种共同演化而来的，例如，在林地中，有些鸟鸣的音调较高，有些则较低，同时节奏也会有所不同。任何欣赏过欧洲黎明合唱团的人都会注意到乐曲中的一系列鸟鸣，可能从夜莺鸣唱开始，以咕咕叫的木鸽声结束。自然界中的任何一个地方都会演化出由参与其中的物种形成的独特管弦乐声音。如果生境受到交响平衡的干扰，那么声音的复杂性和统一性就会丢失。

作者区分出的最后一类是人类制造出的声音，即一些对人类利用自然声音的能力，以及对人类本身的福祉有着负面影响的声音。他发现自己以前做过野生动物声音记录的生境有 50% 已经不复存在了（他已经去过许多地方旅行）。

Bernie Krauss 在书中向读者展示了人类音乐是如何在几千年的自然声学环境中进化而来的。在人类进化的某个阶段，我们开始加入自然的管弦乐队并开始歌唱。一名瑞典的"生物音乐学家"Nils Wallin 指出，在人类的发展过程中，歌唱要比演讲更早进入我们的生活中（Wallin，1991）。Krauss 还列举了土著人为响应周围的自然声音而放声歌唱，以及一些人受到自然声音影响而开始音乐创作的例子。

6.3.3 自然声音对人类的影响

一种与上述证据相结合的常识性观点认为，聆听自然声音（特别是鸟鸣）对人类有确切的积极效益。与视觉效果相比，迄今为止有关自然中声学对人类心理状态影响的学术研究论文并不多见，且大部分研究都是在两位 Kaplan 的注意力恢复理论的观点下进行的，即待在自然中有助于人们从工作场所和现代生活的压力中恢复（参见本书 63～66 页）。

瑞典的一项研究基于一个公认的事实，即一种嘈杂的办公环境对人们的认知能力和压力水平会产生不利的影响。研究人员对播放河流的声音是否具有恢复力进行了测试，尽管并未得出确切的结论，但观看过一段河流影像的人们表示他们的心理状态会有一些改善（Jahncke *et al.*，2011）。另一项研究发现与嘈杂的环境相比，人们在倾听播放的自然声音时，交感神经系统（当人有压力时，它是活跃的）可以更快地恢复（Alvarsson *et al.*，2010），但对副交感神经活性（当一个人放松时被激活）则没有任何效果。这种负面的结果可能与实验设计或成年人能对噪音迅速适应这一事实有关。

Eleanor Ratcliffe 正在研究自然声音对人们情绪和注意力的影响，特别关注的是鸟鸣、压力和注意力间的关系（Ratcliffe *et al.*，2013）。目前她的研究工作尚处于初级阶段，但一些相互关联的迹象已经显现出来。下面我们详细介绍她在研究中的一些发现。

这次研究的目的是收集人们如何利用自然声音对压力和注意力疲劳做出响应的定性数据，即人们寻求利用自然来减轻压力和恢复认知，其理论基础分别是 SRT 和 ART。所有参试者会接受面对面地询问，并被要求想象一下他们在什么地方感觉到压力很大或注意力疲劳，以及怎样的声学体验可以帮助他们恢复，同时也被询问哪些声音对他们没有帮助。这种开放式的问卷会引导人们考虑一些自然环境，如公园、沙滩或森林。调查结果显示人们对声音偏好如下：

- 鸟鸣：35%

- 水声：24%
- 非鸟类动物的声音：18%
- 各种声音元素：12%
- 其他声音（如自然声音与安静的交互出现）：11%

据此可以得出的一个结论：对想从紧张或注意力不集中的情况中恢复过来的参与者来说，鸟鸣是一种明显的声音偏好。

鸟鸣是否具有恢复性是多种因素相互作用的结果，这些因素可能包括鸟鸣对个人的意义及关联、审美偏好、情感和认知反应，以及以往的自然体验等。正如你所料想的那样，当人们与特定的鸟鸣之间有正向关联时，会产生积极的情绪、吸引力和低唤醒状态；另一方面，有些鸟鸣如乌鸦的叫声、鸟的刺耳尖叫，以及那些听起来好斗的鸟叫声具有负面的情绪响应和高唤醒水平。人们对鸟鸣所赋予的个人含义及随后的情感反应是他们能否将鸟鸣作为恢复性方法的一个重要因素，如乌鸦的叫声被一些人视为音乐上响亮刺耳的声音，并带有某种负面含义；猫头鹰的叫声很美，但常与恐怖电影有关。另外一些人则可能会把特定的鸟鸣与温暖的夏夜或美好的童年经历联系起来。

6.3.4　为什么鸟鸣比其他自然声音更吸引人？

人们对鸟鸣反应的差异可能从另一个角度表明，亲生物性仅是部分内在遗传性的，可以随着人们的体验而发生改变，倾听鸟鸣不可能仅产生一种完全积极或消极的响应。鸟类和动物的声音中包含了自然环境的信息，我们的祖先发现辨别这些声音会对他们有所帮助，几个跨物种交流的例子可以让我们进一步理解这种说法。

鸟类在发现地面或空中捕食者时会发出不同类型的警报声，其他鸟类都能发出相似的鸣叫声，因此它们都能意识到危险的来临。飘忽不定的微弱鸟鸣声是通知灌木丛中的鸟群发现了空中捕食者（如鹰），鸟群会迅速做出反应潜入林地深处；刺耳、重复、低音调的鸟鸣声则表示发现了一种地面捕食者（如狐狸或猫），后一种鸟鸣的目的是提醒其他鸟类飞到安全的地方，且对捕食者表明它们已经被发现，如果继续待在附近的话将会被围攻。猎人和现代观鸟者很快就学会了这些特有的鸟鸣声。

当非洲向蜜鸟发现了一个蜂巢时，它会发出独特的鸣叫来通知周围的蜂蜜獾，而蜂蜜獾已经进化出了辨别向蜜鸟叫声的能力，且一直尾随着它。当獾发现可能藏在坚硬的树干内或地下的蜂巢时，会将其挖出来并吃掉里面的蜂蜜，而向蜜鸟获得的奖励则是享用一顿丰盛的"残羹剩饭"。在向蜜鸟生活的部分非洲地区，人们已经学会像獾一样通过向蜜鸟来找到蜂巢。

不言而喻的是，自然选择会让我们的祖先进化出通过声音区分危险的捕食者和无害的甚至可食用生物的能力,与自然声音相协调已经成为关乎生存(为家人发现富含蛋白质的食物)还是死亡(被捕食者杀死)的问题。

鸟鸣的另一种作用是向人们表示某一个特定的森林地区是否安全,鸟儿只有在放松时才会鸣唱,同样在感到危险时也不会保持沉默。

当然,动物对人们的吸引还存在一些视觉上的原因。一大群野鸟(如鹅或椋鸟)从头顶掠过,大多数人会表现出兴趣甚至惊奇。东非野生动物的大规模迁徙也是一个吸引游客的主要景观,为什么会这样呢?我认为这可能是因为看到了大量的鸟类或动物在一个基本层面上激发了人的兴趣,庞大的生物群传递着其数量上的信息,这反过来也表示良好的食物供应。人类对动物群体的反应主要是视觉上的,那么鸟鸣的美学又是怎么样的呢?为什么我们的祖先会被吸引到一个鸟类众多的地方呢?就像一片五彩缤纷的草地一样,婉转多样的鸟鸣表明一个生境具有较高的生物多样性,而较高的生物多样性反过来又表明食物供应的丰富多样,是许多动物能够很好生存的地方。反之,一个没有鸟鸣的地方就是生物多样性低的地方,饥饿的鸟儿不会花很多时间鸣唱来吸引健康的异性。早期的人类可能会对栖息地价值形成自己的直觉判断。

当我们"阅读"周围的声音环境时,人类语言的进化,以及辨别音色中细微差异的能力可能赋予我们许多附加的优势。

6.3.5　ART

两位 Kaplan 把出神、毫不费力的注意及新鲜感视为从紧张注意力中恢复认知能力的因素。Eleanor Ratcliffe 和同事的研究(2013)确认了这些因素是人们选择鸟鸣作为恢复性体验的原因。鸟鸣被描述为一种吸引力之源和颇受欢迎的、从生活压力中解脱的方式。与城市声音相比,鸟鸣是一种毫不费力的新的兴趣源。一个人会发现小鸡的咯咯声会让自己安心。

我更愿意把分散注意力看成是倾听鸟鸣的次要结果,换言之,鸟鸣能把我们带入到当下,让我们不再处于心烦意乱的状态,而是处在全神贯注中。我想起了 Aldous Huxley 的小说 The Island(Huxley,2009 [1962])中的野鸟。它们在林中的叫声很像英语中的"here and now"(此时此刻),因此会将人们带入此刻。

6.3.6　以往的自然体验

Ratcliffe 的研究证实了人们所期望的一些东西。对大自然和鸟鸣经常性的积极体验同帮助人们感受到与自然有更多联系之间存在着一种关联。当一个人对自然体验有限或与自然有着负面联系时,他往往从鸟鸣中得不到那么多的好处。

6.3.7　噪音

大的噪音对我们来说是天生的压力，因为我们必须用额外的能量从更有意义的声音中将其过滤掉。研究人员会谈到不相关的声音效果（irrelevant sound effect，ISE），即人类生活中不想听到的声音，应对 ISE 会导致人们神经紧张、疲劳、气恼，以及生理上的变化。许多研究不断表明即使人们待在中等噪音的工作场所中，几天后也会导致可测量的疲劳、血压升高和消极的态度（例如 Kight and Swaddle，2010；Kjellberg *et al.*，1998）。表面上看，似乎我们能对噪音表现出某种程度的适应，但我们的体内会发生许多化学变化，表示压力水平在持续升高（Krauss，2012）。

所有论文的研究结果都指向同一个方向，即噪音会影响到儿童认知能力的发展，如阅读、理解、记忆、专注和注意力（Klatte *et al.*，2013；WHO，2011）。而且儿童比成人更容易受到噪音的不利影响，这些研究中的噪音主要是来自陆路交通和飞机。在一项研究中，这种效应足以使人的 IQ 降低 5～10 个百分点，当机场搬迁后，IQ 值会返回到之前的水平。

噪音对我们心理能力的影响是双重的：首先它破坏了处理信息的短期记忆能力；其次它分散了注意力，因此需要更多的精力来努力保持专注（Klatte *et al.*，2013）。生态疗法的另一个组成部分就是带我们远离噪音。

6.3.8　宁静

Bernie Krauss 将寂静（缺少声音）与宁静（一种随着静谧的声音荡漾而过的近乎寂静的体验）加以区分。当人们被实验性地安置在完全消除所有外部声音的消声室里时，这种完全没有声音的环境会令他们感到十分不安。

英国广播公司（BBC）的野生动物录音师 Chris Watson 对宁静进行了调查，他认为这是实现平静与心境平和的重要体验。他询问人们认为什么是宁静的声音，得到的答案包括呼吸、脚步、心跳、鸟鸣、蟋蟀声、波浪和流动的溪流（Krauss，2012）。这些宁静的声音之间似乎存在着某种联系，它们不是催眠性的，而是会轻轻地刺激人的大脑使其放松警觉。Watson 提到的一项相关研究显示，宁静的声音会影响大脑的边缘系统，从而会释放出人体的天然镇静剂——胺多酚。

十分遗憾的是，在英国已经失去了许多宁静的地方，英格兰乡村保护委员会（The Council for the Protection of Rural England，CPRE）一直在全国范围内监测人为噪音。他们得出的结论是，我们现在只剩下为数不多的几个宁静的地方了！在美国国家公园里有大片的荒野，而在英国超过 6000 万人会不时地感到活动空间狭小。对任何想去宁静地方的英国人而言，他们不得不先做的一件事是在搜索引擎上找出飞机跑道并避开它们，CPRE 已经绘制了详细的英国噪音区分布图。建议你从 Robert Macfarlane 那本令人叹为观止的书 *The Wild Places* 中去寻找灵感，因为这是一本叙述在英国和爱尔兰寻找野性的书（Macfarlane，2007）。弄清宁静对你意味着什么，然后在你的探寻中保持创造性。我已经发现英格兰北部小峡谷和陡峭山谷的谷底非常安静，因为它们屏蔽了所有道路的声音。

我们中的许多人都能到达安静的地方，因为我们有钱购买火车票逃离我们居住的地方。但对另一些英国人来说，他们很穷，但他们可能是最需要生态疗法的人，却无法做出选择去体验真正的宁静。大城市中的低收入聚居区嘈杂拥挤，充满了各种威胁，绿色稀少或到处都是各种动物。然而到达宁静的地方应该是所有人的基本权利，不管其身份和所处环境如何。

从现有的研究中，我们能得出几点结论：宁静对我们心灵的平和十分重要，而我们已经失去了很多得到它的机会。不仅如此，我们的耳朵也被那些对健康有害的噪音污染了。自然的声音特别是鸟鸣对缓解压力水平和改善情绪有着积极的效果。总的说来，这些结果进一步证实了生态疗法对所有人是有益的。

第 7 章　与社会差异有关的证据

在本章中，重点将放在与自然相处对不同人群的影响上。首先我们会分析对儿童和大多数老年痴呆症患者的影响，随后观察自然环境的增加对社区居民的好处，最后，对这本书来说是非常重要的内容，我们将评述自然对经历情感和精神痛苦的人群的影响。

7.1　自然对儿童影响的证据

本书中包括了这个有关儿童和自然的章节，目的是为其他工作提供一点指向性的内容，而并非对此进行详细的评述。有关儿童与自然的研究，以及推荐的活动方面的研究已经多得可以再写一本书了，感兴趣的读者可以阅读本章末尾的相关参考资源。我自己与儿童和年轻人合作的经验，包括在儿童和青少年心理健康服务机构（Children and Adolescent Mental Health Services，CAMHS）的工作经历，让我知道积极的自然体验对儿童心灵的健康成长有多么重要。

近年来，人们越来越关注儿童待在户外自然中的时间严重不足，这正对他们的身心健康产生着不利影响。在美国这个现象被赋予一个医学化的称谓——"大自然缺失症"（Louv，2005）。对媒体来说，这是一个很好的报道话题，但我不确定这是否有助于解决社会问题。不管这个医学标签是什么，有证据表明，儿童在户外自然中活动的时间越少，对他们的发展和福祉的不利影响越大。

一项研究表明，现在儿童每天平均在户外活动的时间已从 20 世纪 80 年代的 86 分钟降低到 2000 年的 42 分钟（Pretty *et al.*，2009），儿童的户外活动则更多地是由成年人来组织和管理。该研究建议儿童应该更多地"散养"，允许他们以自由、无障碍的方式去探索当地的街道、田野和花园。据说这将增强儿童的社会关系、对冒险和探索的信心，以及与自然的联系。研究中给出的证据也支持这一观点。有趣的是，该研究还指出儿童在自然中体验到的感觉会一直伴随着他们的成长历程。

在英国，积极鼓励人们接触自然环境的两个主要慈善机构是 RSPB 和全国托管协会（National Trust）。他们既开展各种委托项目研究，同时也致力于推动儿童参加自然中的活动（Bird，2007；Moss，2013）。从他们撰写的报告中，我们可以发现一份有关大自然对儿童效益方面证据的评述，同时我也推荐读者阅读伦敦可持续发展委员会的相关报告（Gill，2011）。

这些报告的主要结论是什么？概括起来就是大自然对儿童是十分重要的，就像健康的饮食和锻炼一样。这些研究发现了有益于儿童身体健康和心理健康最强有力的证据，对儿童而言，自然会显著影响儿童调节情绪的能力和运动神经的发育。研究也发现童年时期的自然体验与成年后对自然的积极看法间存在着某种联系。相反，儿童时缺乏积极的自然经验会与成年后"对环境的恐惧、不适和厌恶"联系在一起。尽管园艺活动和本地旅行对儿童具有教育性的影响，但让他们在自然界中开展探索性的游戏体验可以带给他们更大的个人收益。研究发现，与仅在花园中采花或栽植植物相比，儿童去野外远足或在树林里玩耍，可以获得更为积极的长期收益。

一项研究发现的强有力的证据与生态疗法直接相关，研究结果表明，自然体验对儿童特别是被诊断为 ADHD 儿童的心理健康与情绪调节具有积极的影响（Pretty *et al.*，2009）。

森林学校恰逢其时地出现在公众面前，英国森林学校组织将其定义为通过在森林环境中实践性的学习体验，经常性地为儿童、年轻人和成年人提供实现和发展自信及自尊的机会，是一种鼓舞人生的过程（O'Brien and Murray，2006）。其主要特征包括：

- 充分利用林地的环境（即野外环境）；
- 老师与学生的比例很高；
- 学习内容与国家基础教育阶段的目标及课程相联系；
- 具有利用多感官探索自然的自由；
- 在相当长的一段时间内定期组织活动。

在 O'Brien 和 Murray 的评述中，既提供了儿童提高社会技能和自控能力方面很好的证据，也提供了一些有关森林学校改善自信、语言和沟通技巧方面的证据。森林学校的思想核心就是儿童需要长时间远离严密的监督，以便他们可以在自然界中发展自己的创造性技能。

尽管在当今社会里是否应该更多地放手让儿童独立去探索自然仍存在一些争议，但人们越来越认识到那些考虑健康和安全的声音对儿童的控制实在太久了，这不利于他们的健康成长。在苏格兰实施的名为"Lessons from Berlin"（2001）的小学操场项目就是一个令人备受鼓舞的例子。该项目由经验丰富的游戏设计师来规划设计，在确定的游戏方案中，70%的区域设有便于儿童隐藏的灌木丛和秘密通道，确保他们不容易被发现。成年人通常不会去巡查这些区域而是待在一个特定区域，以防有些孩子需要帮助或一些没有安全感的孩子需要陪伴。在安全未受到影响的情况下，儿童在课间休息时的行为有所改善，暴力行为的程度也有所下降。游戏区布局杂乱无章，在许多地方可以看到杂草、荆棘和荨麻。儿童可以跳进两米外的一个沙坑里，地面某些地方故意不去平整，以锻炼儿童的平衡感。保护者一直密切关注游戏区内发生的事情，并对事情的进展感到满意。

在英国的研究已经发现，如果一所学校的操场变得更绿时，孩子们的行为将会发生变化。一家名为"Learning Through Landscapes"的慈善机构做的一项委托研究分析了学校操场的绿色改造对学生的影响，结果发现当学校操场的绿色状况改善后，64%学校的校园欺凌有所减少，73%学校学生的行为有所改善，28%学校破坏财物的行为降低，而 65%学校相信场地改造提高了学生的学习态度（Learning Through Landscapes，2003）。

我认为人们已经认识到了限制儿童在户外活动并将其置于成人的密切监督之下对他们的伤害。在我的印象中，诸如森林学校这类活动正为儿童提供更多的与自然接触的机会，同时我们也正在培养儿童的正念。我们有很多机会可以采纳本书中为儿童设计的一些活动，并从一些人（如收集了大量相关资源的 Joseph Cornell）身上汲取这方面的灵感（参见 Cornell，2015）。

7.2 自然对痴呆症患者影响的证据

痴呆症的主要症状表现为记忆力丧失、思考和解决问题困难，从而导致混乱和迷失方向。痴呆症的两种主要类型是阿尔茨海默病和血管性痴呆症，尽管还会有一些其他的表现。血管风险因素如高血压、高胆固醇和吸烟，加上中风史被认为可以导致血管性痴呆症的发生。目前，我们对阿尔茨海默病病因的了解还不十分清楚，这意味着治疗的重点是减缓病情并确保患者拥有良好的生活质量。生态疗法对这两种类型病症的缓解都有一定的作用。

有关自然体验对痴呆症患者康复的积极效果方面的确凿证据尚不多见，因此我们把痴呆症的治疗放在一个更广泛的背景下。在本书其他地方，我们已经对自然对普通民众积极影响的有力证据进行了评述。就 Ulrich 的压力恢复理论而言，痴呆症患者的恢复让普通民众意识到人类对自然环境的反应存在于所有人的内心深处，并不依赖于更高层次的认知能力。同时也强调了这样一个事实，即大自然具有强大的力量来减轻任何人的压力（Rappe and Topo，2007）。换言之，自然对所有人都有益，当然也包括痴呆症患者。在本节中，我们主要分析痴呆症患者对自然的一些特殊需求。

阿尔茨海默病的研究进展给我们提供了一些线索，让我们知道患者心理上最需要什么东西，以及怎样的自然体验可能帮助到大多数患者。这种疾病的早期会影响人已有记忆及形成新记忆的能力（对已有记忆影响较小），尤其是会影响一个人识别地图和位置的能力。精心设计的记忆花园可以通过一些令人难忘的特征、使用视觉标志和文字来帮助那些发现自己很难定位的患者。此后，这种疾病会影响调解人的情绪和心理状态的杏仁体，一座好的记忆花园能培养患者积极的情绪状态，通过设置长凳让患者和家人可以坐在一起倾听鸟鸣或观赏水景。阿尔茨海默病患者中前额叶控制的执行功能退化意味着他们很难完成一些有序的事情，如做饭或有计划的散步等。一个自组织的花园可以减轻一些要考虑去哪儿的压力，因为花园中的路径是循环的，进出口清晰可见，且不同区域有着不同的颜色。

最后我想提一下视交叉上核，这是大脑中能让我们知道一天中的时间和所处的季节的细胞，因此它会影响我们睡眠/唤醒的时间，而阿尔茨海默病患者的正常睡眠模式已经被破坏。当我们在户外活动时，日光的变化让我们不需考虑就知道是在一天中的哪一个时段，日光中的蓝光波长是我们昼夜节律的主要刺激物，但在大多数人造光中并未发现足够的光照刺激水平。位于斯特林的痴呆症服务发展中心的研究表明，阳光有助于稳定人们的睡眠模式，特别是阿尔茨海默病患者（McNair *et al.*，2010）。任何精心设计的花园都会用早春的鳞茎植物和秋日多彩的植物来凸显不同季节的来临（Zeisel，2005）。上述许多用花园帮助患者恢复的方法同样适用于痴呆症患者。

痴呆症患者的疗养师必须了解哪些方法对患者有效，进而确定这些方法是如何在大自然中实现的。例如，记忆丧失严重的患者会从追忆和重复体验中获益，直到他们对这些记忆变得更为熟悉，同时需要牢记的是一些患者可能会失去一些认知能力，但对感官刺激会做出很好地响应。一位在伦敦东北部工作的职业疗养师 Nicky Tann 对痴呆症患者的户外活动采用了现有活动与新设计的活动相结合的方法。下面一个与记忆丧失和感觉刺激有关的例子可以充分展示她的工作风格。一组记忆力减退的患者被带到一株树旁，然后采用感官接触的方法来讨论这株树。每个人都被要求摘一片叶子去描述它：它是什么颜色、什么气味，以及什么形状？它是哪种类型的树？在这次感官体验中，大量的社会交往也会随之发生，之后每个人都会带着他们摘下的树叶继续散步，途中可能会以同样的方式去研究另外几棵树。在这个过程中，组员们有机会回忆过去。在散步结束时，组织者会用收集到的树叶作为记忆的辅助工具帮助患者回忆已经到过的地方（参见"树叶设计"活动）。此外，团队还会组织一些绿色锻炼。

目前存在一些关于自然对痴呆症患者影响的研究，同时也有一些如何为痴呆症患者创建治疗花园的指导方针（参见本章 7.6 节"一些与生态疗法和痴呆症相关的文献资源"）。因为很多痴呆症患者都有活动障碍和/或待在庇护所或疗养院，我期望与待在自然中的效果相比，在未来，待在花园里的效果方面的研究工作更多一些。

7.2.1 多感官刺激与痴呆症

多感官刺激（multi-sensory stimulation，MSS），以前被称为史露西伦（Snoe-zelen）（Hulsegge and Verheul，1987），最初是为学习障碍人士提供的休闲设施。这是一种旨在通过未形成模式的视觉、听觉、嗅觉和触觉刺激的方法，为人们提供认知活动的替代方案（Baker *et al.*，2003，第 466 页）。

一些证据表明多感官刺激对痴呆症患者是有益的，尽管不同的患者对刺激的反应有所不同。研究发现相关的益处包括降低焦虑、改善情绪（减少抑郁）、增加活动多样性、增强福祉，以及改善同伴间的互动等（Bossen，2010）。在自然中，我们可以体验到上面提到的所有感官模式，以及对温度变化和身体平衡的感觉。

即使患者在任何情况下都无法到达室外，疗养师仍有可能开发自然体验的积极影响。本书其他地方对 Roger Ulrich 工作的描述已经向我们展示了观看墙上的自然景观图片和相关录像对压力、焦虑及情绪低落的积极影响。疗养师可以从在线网站上为痴呆症患者购买价格低廉的全彩色自然风景海报，也可购买录制有森林和海滨等自然景观的 DVD，这些 DVD 附带的建议是同时将松果和贝壳等自然物体带入室内以增加更多的感官体验。

注意力是一种被痴呆症破坏的认知功能。两位 Kaplan 在注意力恢复方面的大量研究工作清楚地展示了大自然的恢复功能，因此可以让痴呆症患者接触大自然，通过减少认知需求来降低压力和驱散抑郁。

焦虑不安是痴呆症的另一个症状。有研究表明充分利用室外空间是一种可以降低焦虑不安的有效手段（Bossen，2010），然而这些研究的重点更多地集中在运动和待在建筑物外而不是接触大自然上。一项研究调查了游园对痴呆症患者不当行为的影响（Detweiler *et al.*，2008），结果发现待在花园中会使患者的不安情绪减少、跌倒次数减少，同时服用抗精神病药物的剂量也有所减少。

一项研究对 5 个痴呆症患者的长期护理院进行了比较分析，其中 2 个建有花园而另外 3 个没有。在没有花园的护理院里，因为认知能力的逐步恶化，痴呆症患者的攻击性行为会越来越频繁地发生；而那些有花园的护理院中的患者，其攻击性行为基本保持不变或有轻微下降（Mooney and Nicell，1992）。

1989～1990 年间，在设有花园的护理机构里，暴力事件发生率下降 19%，同期事故总发生率下降 3.5%；而在没有花园的护理机构里，暴力事件发生率提高 681%，同期事故总发生率提高 319%（*Gardens for Patients with Alzheimer's Disease* n.d.）。

十分清楚的是，无障碍花园应该成为住宅式疗养院设计的一个重要组成部分。

园艺活动是导致法国老年痴呆症发病风险较低的活动之一（Fabrigoule *et al.*, 1995）。因为对认知功能的刺激，园艺活动被认为具有一定的保护作用。然而为了进一步证实本研究和先前研究得出的结论，还需要做更多的工作来梳理其中涉及的复杂变量。

如果在痴呆症患者居住的建筑周围设计花园时，对某些因子加以考虑的话，那么这些花园也可以发挥巨大的作用（Shackell and Walter, 2012）。显然，与方便使用和标志清晰（用图片和文字）一样，安全也是一个值得考虑的问题。环状路径会使患者返回到出发的位置，从而避免了死胡同。树木、花卉和野生动植物的景色可以使一座花园变得更加宜人。同样重要的是要考虑花园的特征是否很容易被坐在室内的患者看到，各式各样的花坛对那些待在户外和室内的患者同样是有益的。

就像我们在 7.1 节"自然对儿童影响的证据"中看到的那样，以牺牲治疗性活动为代价，对安全性的过度保护会限制老年人的生活质量和心理和谐。室外的自由度要比在建筑物内大得多，在一座精心设计的花园里，有记忆障碍的人可以在无人监督的情况下走动，拾起并探索一些事物，采撷小枝，以室内不可能的方式伫立并凝视。在自然中的体验可以开发非陈述性记忆，如回忆起过去所学的技能，这种隐性的认知具有与其他记忆建立联系并让人们体验专业技能的潜力。

专门设计的花园可以用来刺激感官，许多专门治疗痴呆症或学习障碍的家庭护理中心正在创造可以用所有的感官去探索的室外空间，在那里，植物可以通过颜色、质地和气味为人们提供不同的刺激。感官花园也可以包含户外玩具、水景和花园装饰物，如风铃等（参见第 3 章"将生态疗法融入我们的工作中"）。

7.2.2　嗅觉和记忆

嗅觉和记忆来自大脑深处一个由边缘系统和嗅觉区组成的被称为嗅脑的古老区域。在人类进化的后期，杏仁体和海马体发育用来处理边缘系统中的情感记忆，然而在进化的早期，嗅觉用来指示什么食物可以吃以避免中毒、逃离危险、交配并养育幼崽，老鼠只需一次负面体验就能学会避开不愉快的物质。可能你患有一种胃病，随之而来的是对与之相关的食物气味的暂时性厌恶，这是古老的"前智能"原因。因此，当与记忆丧失的人一起工作时，嗅觉是一种非常有用的感觉。盛开的花朵、修剪过的草地及飘落秋叶的气味对于一个努力适应生活变化的人来说，是如此令人心安的记忆。

有趣的是，科学家们已经开始就人类对雨后大地气味的反应进行了研究，很多人将这种有吸引力的独特气味称为雨后泥土的味道（petrochor）。它是地面湿润后由土壤细菌释放的挥发性化学物质土嗅素（geosmin）产生的气味（Royal Society of Chemistry n.d.），这些细菌以植物性物质为食，并且偶尔会成为一些抗生素的来源。人类对湿润土壤的气味特别敏感，人类的鼻子可以嗅到的浓度下限低至 0.5ppb（Polak and Provasi，1992）。有人认为，人类的嗅觉灵敏度是作为寻找水源的一种方法进化出来的，这也可以用来解释为什么骆驼能找到沙漠中的绿洲。

　　总而言之，证据表明身处大自然中对痴呆症患者有两大益处：第一，自然具有镇静作用且能使患者摆脱消极情绪状态；第二，待在自然中的多感官潜能意味着它能刺激患者的认知能力，同时为智力下降的患者提供良好的体验。这两大益处反过来会提高患者的自尊心，甚至会增加患者与他人交往的频率（Rappe and Topo，2007）。

7.3　自然对社区居民影响的证据

　　下面这张照片显示了一个最近在伦敦城市中心建造的混凝土环境，唯一留给自然的空间就是修剪得很矮的箱式绿篱，给人一种一切尽在掌握之中的感觉。尽管场地及周边建筑使用了许多昂贵的材料，但并没有考虑会给人们带来好处的绿色环境。

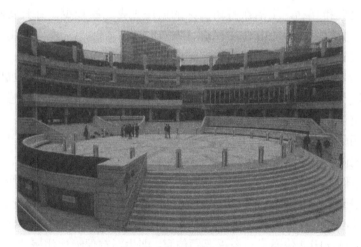

混凝土环境

　　在我们看到绿色环境对经历精神痛苦人们的直接治疗效果之前，我想通过解决一个更广泛的问题来完成对这部分证据的评述，这个问题是我们的城市环境是否可以在设计时考虑自然因素以改善我们所有人的福祉。我相信有证据对这个重要问题给予非常积极的肯定。如果在设计相邻环境时考虑了绿地，那么我们的生活就会过得更为舒适。最有力的证据来自美国的一个研究团队，他们在过去的 20

年内一直在从事这个话题的研究。

1993 年，Frances Kuo 与 William Sullivan 一起创立了人类与环境研究实验室（Human-Environment Research Laboratory，HERL），主要研究人类与自然环境之间的关系（Prow，1999）。10 年后，Kuo 又创建了景观与人类健康实验室（Landscape and Human Health Laboratory，LHHL），主要研究人类健康与绿色空间之间的关系。

这个总部位于芝加哥的多学科研究团队利用他们的远见卓识和好运气开展了一个实验，对是否拥有绿色空间的人们进行了比较（Prow，1999；Kuo *et al.*，1998）。在 20 世纪 90 年代，芝加哥市建造起了世界上最大的住宅建筑群，这是由一条 3 英里长的廊道和 28 栋相同的 16 层建筑组成的区域，来自破旧不堪住宅区的居民被随机分配到这些公寓里。其中一些街区户外有树木和其他植被，而另一些则没有。这是一个正在进行中的实验，Kuo 和 Sullivan 的研究团队对当地居民进行调查，试图通过一系列因素来评估住在附近绿树成荫公寓的人与缺少这种环境的人之间是否存在差异。

他们得到的结果看上去极具吸引力，研究发现住宅附近有无树木的居民之间存在着明显的不同。与无树街区的居民相比，有树街区的居民更了解邻居，也更喜欢与邻居交往，且有较强的社区意识并会感觉更加安全。

随着研究的进一步深入，他们发现儿童和成人会更多地在有树的地方而不是裸露区域聚集和互动，生活在有树街区的居民夫妻纠纷较少，并且实际的暴力事件也不那么频繁。在对 150 位居民进行调查时，有 14%生活在无树街区的人曾经用刀或枪威胁过他们的孩子，而在有树街区这样做的比例仅为 3%。

迄今为止，你在这本书中所读到的所有证据都会使解释变得更加明显，有树街区的居民会感受到较少的压力和紧张，这意味着他们与邻居相处感觉更安全，不仅愿意交谈，而且更愿意帮助他人。

研究团队向生活在无树街区的居民展示了绿色邻里的电脑图像，然后让他们评价对这些图像的感受，被调查的居民都对图像中的绿色区域大加称赞，认为这样的区域会让他们感到更为安全。研究团队也询问了社区警察对有树街区的看法，他们的反应却很谨慎，并预言说树木会增加人们的恐惧（抢劫者可能藏身的地方？），但是居民并不赞成这种说法。在重点强调了调查得到的积极结果后，研究人员向开发商和规划设计团队传递了一个重要的信息，即生活在保障性住房的人们希望拥有树木，但却不得不生活在混凝土中，如果能够与绿色为邻，那么每个人都将受益。

我们城镇绿化设计的效果不仅仅是让这个地方看起来更美观，尽管这是一个很好的理由。更为合理的答案是它提高了人们的生活质量、减少犯罪并提高了社区凝聚力。如果有政治家读到这些内容，那么就可能会节省治安和社会工作的投入。芝加哥市就是一个很好的例子，作为上述研究项目的一个成果，芝加哥政府投入了一千万美元在该社区周围种植了两万株树。

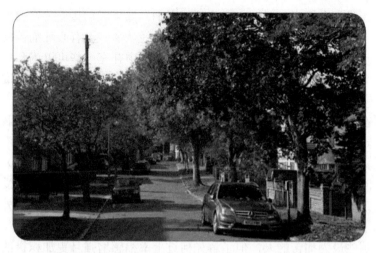

绿树成荫的街道改善了居民的福祉和邻里间的凝聚力

　　该团队的另一项研究发现，如果有树的话，儿童在户外玩耍的次数会增加一倍，他们会更多地开展创造性的游戏并更多地与成年人交往。这个团队现在正在开展有关绿化学校环境对儿童学习方面影响的更为详细的研究（Prow，1999）。

　　上述研究及许多其他的相关研究均表明，为了我们的健康和福祉，我们都需要生活在更为绿色的环境中。城镇规划是一个关乎居民心理健康的问题，不仅仅意味着鼓励经历过精神痛苦的人们参与生态疗法那么简单，它强化了基于社区的心理服务工作，即积极吸引社区成员参与城镇的绿化工作。当地方政府有足够的资源来绿化我们的街道时，可以预见用于心理健康服务和社会服务的财政开支将大大减少。

　　我们面临的挑战是如何将大多数人如今生活的城市与自然融为一体。对我们所有人包括政治家、城市规划者和建筑师来说，忽略上述这些结论会导致更严重的健康问题、压力和社会疏远，而应对这些都需要付出很高的经济成本。在我们专门研究对经历精神痛苦的人的影响之前，我希望有一个结论是清楚的，即自然环境对我们所有人的福祉、情绪、思维能力、自尊和压力水平无疑有着积极的影响。

7.4　大自然有益于心理健康的证据

像柳枝一样

让内心的所有爱恨情仇

随微风飘散

Basho，译自 Blyth（1942）

现在让我们来探究自然对心理痛苦的影响。如果我们接受待在自然世界中对我们所有人都有好处的说法，那就是说我们已经从那些没有心理痛苦感受的人那里获得了足够的证据。我同意这种说法并在本节中补充一些可以为那些更需要帮助的人带来更大好处的证据，从而进一步强调了生态疗法应被纳入标准治疗中的观点。

虽然在英国对遭受严重心理痛苦的人的态度和偏见正在改变，但我们仍有很长的路要走（Mind n.d.）。将民众分为"正常的"和"患有心理疾病的"两大类是对被贴上标签人的严重伤害。一般认为约四分之一的人（可能被低估）在其生命中的某一时刻会患上某种心理疾病，我们中的 15% 在某一时间正在接受心理疾病的药物治疗或其他治疗。除去所有曾经感到沮丧、焦虑或压力的人之外，我们这个国家剩下的"正常人"就不多了（Mental Health Foundation n.d.）。尽管最大的需求来自那些最为痛苦的人，但了解如何过上幸福感增强且更加积极的生活对我们所有人都大有裨益。

7.4.1 研究上的挑战

目前有很多的研究成果证实了自然对心理健康和福祉的益处。NICE 已经批准将正念和身体锻炼作为治疗心理疾病可接受的方法（NICE，2008），据此我相信有足够的理由带人们到户外散步并参与本书中提供的各种活动。然而生态疗法尚未得到 NICE 的批准，而且大多数卫生服务管理人员都处在这类政府咨询机构的领导之下。同样的情况是，NHS 也正承受着各种组织变革的压力，尽管资金逐步削减，但最开明的健康管理者仍然会坚持他们的法定职责。对于心理疾病患者来说，这是一种非常不幸的情况，对纳税人来说也同样如此。心理健康问题的支出对英国经济的影响是每年 700 亿～1000 亿欧元（Centre for Mental Health，2011；Chief Medical Officer，2013）。经济危机前的预测是到 2026 年有心理健康问题的人数将提高 14%，也就是说将有 1000 万人会出现各种各样的心理健康问题。Mind 给出的经济案例表明，通过鼓励生态疗法可以从国民健康保险预算中削减数百万元（Vardakoulias，2013）。

通常认为 NICE 尚未批准生态疗法的主要原因是大多数已有研究不符合随机对照试验（randomised control trial，RCT）这一医学研究的黄金标准。RCT 也是药物试验需遵循的最高标准，尽管制药公司并不总是坚持达到这一标准。将最严格的 RCT 标准应用于生态疗法的评估是一个很大的挑战，因为生态疗法的组成部分不能像药物试验一样很容易地从其他因素分离出来。不是每个人都喜欢在户外活动，将每一个人随机分配到生态疗法计划中是很困难的。如果研究者只接受那些喜欢户外活动的志愿者，他们可能会被指控没有使用随机选择的方法。通过找到与上述志愿者的重要特征（如心理痛苦经历、性别、社会经济地位、年龄等）非常相似的人组成一个匹配的团队，在一定程度上可以解决这个问题，这些人不会去户外而是做一些其他的事情。一份等待治疗的患者名单也可以用来比较做过和未做过生态疗法的类似群体。同样地，在生态疗法前后对参与者进行评估也是一种可供选择的方法。

如果我们接受了上述方法学上的挑战，还是能够发现一些可以证明生态疗法对心理健康和福祉有效性的高质量研究成果。

7.4.2 针对心理疾患的研究工作

在 Ecominds 框架下，Mind 在 2009～2013 年间，利用大乐透彩票筹集的 7500 万英镑资金在英格兰全境资助了 130 个生态疗法项目，其中包括委托埃塞克斯大学开展的一项为期 5 年的独立评估项目（Bragg *et al.*，2013），以及委托新经济基金会（New Economics Foundation，NEF）对生态疗法的经济成本进行效益分析的项目（Vardakoulias，2013）。埃塞克斯大学绿色锻炼研究团队可以说是英国研究生态疗法和绿色保健最重要的学术中心，这个团队已经发表了许多重要的研究论文，同时也撰写了一些当前研究的评估概要（参见 Pretty，Hine 和 Barton 作为共同作者的所有相关文献）。Mind 委托给埃塞克斯大学研究团队的任务是十分重要的，主要是对许多生态疗法项目及其参与者的体验进行调查，共有 800 多人参加了 Ecominds 框架下的研究。在 Ecominds 框架下有关生态疗法效果研究的主要发现可概括如下（Bragg *et al.*，2013）：

- **幸福感**：使用国际公认的幸福感衡量标准，研究者发现大多数参与者的幸福感和自尊显著增加，分别提高了 17% 和 11%，这一变化将参与者的幸福感从低于总人口的平均水平提升到了平均水平。仅参加一次 Ecominds 课程后，76% 参与者的情绪就有所改善，在参与生态疗法项目后，其心境障碍如愤怒、困惑、沮丧和紧张等都显著降低。
- **社会融入感**：由于参与了 Ecominds 项目，人们的社会参与度有显著提高，整个项目测定到的改善平均为 10%，最高可达 89%。在参与项目前，许多人说他们觉得自己不属于当地社区，在结束时大多数人会觉得他们已经变成当地社区的一员。由于 Ecominds 项目的影响，参与者的实际行为也发生了变化，81% 的人参与社区活动的次数有所增加。这是生态疗法有助于改善社会荣辱感的确凿证据。
- **连接自然**：在整个项目期内，人们参加与自然相关活动的次数有显著提高（61%）。对个人的评估表明人们认为这是项目最重要的一部分，老年人比年轻人表现得更为积极。与自然的联系表现在人们会花更多时间待在绿地上，更多地通过欣赏自然来寻求一种与自然的精神连接。

- **健康的生活方式**：参与者被询问他们在项目期间自我感知的健康状况，59%的参与者认为他们的健康等级平均有31%的改善。
- **环境友好的行为**：虽然大多数人在项目开始时就养成环境友好的行为，但在项目结束时，60%的参与者在环境友好的实践方面呈现出统计学上的显著提高。

从研究者所做的调查问卷中可以得出一项重要的结论：生态疗法的所有 3 个方面，即与自然相处、与人相处，以及参与一项活动或锻炼是同等重要且具有同等价值的。这与我对参与者深入访谈得到的结果相呼应，这一结论来自于项目结束时和仅参与一次课程后的问卷调查。这项研究进一步肯定了这本书所采用的方法，即鼓励人们积极参与那些充分利用自然的团体。

另一项重要的发现是生态疗法会对人们产生积极的影响，这种影响与项目的类型、参与者性别、年龄及是否接受正规治疗等无关。不管采用什么类型，生态疗法作为一种强有力的干预措施，均能显著改善人们的福祉、健康的生活方式、社会融入感，以及积极的环境行为。

2008 年，英国政府委托 NEF 开发了一套基于证据的福祉标准（NEF，2008，2013），在概念上与一天 5 次水果和蔬菜的健康饮食建议相似。该标准建议的 5 种方法是：积极主动、沟通、关注、不断学习和给予。

Ecominds 项目的研究者分析了他们收到的数据和评述，并展示了如何通过生态疗法来鼓励人们实现上述 5 种福祉。在生态疗法过程中，参与者通过户外散步和锻炼而变得更加**积极主动**；通过与团队和当地社区的人**沟通**来克服社会排斥；**关注**他们周围的自然并据此获得心理健康收益；**不断学习**获得新的技能并了解自然及自身；通过参与自然恢复和相互支持实现**给予**。

Mind 多年来一直在争取并推动生态疗法获得更高层的官方认可。在 Ecominds 大乐透彩票项目及上面提到的 2013 年报告之前，他们已经对外展示了一份对自我恢复和弹性有重要帮助的报告——*Ecotherapy: The Green Agenda for Mental Health*（Mind，2007）。Ecominds 项目的研究再次证实了生态疗法对我们所有人都有效，特别是对患有心理疾病的人而言。

7.4.3　绿色锻炼、自尊和抑郁

我们不再建议轻度抑郁症患者服用药物，因为尚无一致的证据可以证明用药的效果（Moncrieff and Kirsch，2005）。此外，抗抑郁药物都是有副作用的，许多

人不喜欢服用，而且它也是健康预算的一项重要花费。另一方面，体育锻炼不仅没有副作用，而且花费很小。体育锻炼对抑郁症具有一定的积极作用（参见文献 Robertson *et al.*，2012），但其长期效果尚未被认可（Krogh *et al.*，2011）。NICE（2008）根据已有研究证据建议轻中度抑郁症患者要进行适度的体育锻炼。

　　绿色空间组织的一份报告中给出了为了民众健康在公园里加大投资的充分理由（Greenspace，2011），我强烈推荐那些认为可以通过绿化来节省医疗服务费用的管理者阅读这份报告。

　　虽然 NICE 现在建议轻至中度抑郁症患者要进行适度的体育锻炼，但不幸的是将绿色空间作为治疗首选方案的可能性仍然很低（Mental Health Foundation，2009）。只有 4% 的比例将绿色空间作为锻炼治疗的首选，且只有 21% 的比例将绿色空间列为选择的前 3 位。一种原因可能是当医生开具处方时，他们会收取相应的费用，但通常不会因为推荐锻炼而获得费用，因此就不会有积极性向患者推荐抗抑郁药和 CBT 的替代方法。如果来自绿色空间的专业支持和鼓励都很弱的话，那么经历痛苦的人定期锻炼的个人动机也会变得很弱，一切事情都是有条件的。生态疗法可以通过令人更加愉悦的户外活动帮助患者克服动机薄弱的问题。

　　有人认为虽然 NICE 并未向民众推荐生态疗法，但将会批准户外锻炼。"绿色锻炼"（由埃塞克斯大学研究团队提出）这一术语是指在真正的自然中进行的体育活动（Barton and Pretty，2010）。绿色锻炼与普通体育锻炼相比，在维护自尊和降低抑郁方面具有更积极的效果吗？最简洁的回答是"没错"。

　　当我们考虑生态疗法乃至具体到绿色锻炼时，我们会发现其具有许多可以降低抑郁并提高锻炼动机的积极方面。绿色锻炼具有体育锻炼、待在自然中及获取群体的社会包容等综合效应。与在健身房中锻炼同样的时间相比，户外散步并不会那么耗费体力，我们主要关注的是自然中令人愉悦的体验而非锻炼本身（Bragg，Wood and Barton，2013）。对于一些抑郁的人来说，绿色锻炼可能是比健身房锻炼更具吸引力的选择，至少是向更有活力运动的一个过渡过程。

　　低自尊与年轻人在学校里表现差、自杀、酗酒和心理疾病是相关的，而长期愤怒和恐惧的情绪状态与身体疾病如心脏病、中风、类风湿性关节炎和哮喘，以及免疫系统的脆弱性也是相互关联的。显然，我们需要为那些自卑且情绪低落的人们找到一些方法，让他们在生活中使用这些方法来创造更多积极的体验。

　　许多研究结果显示了待在大自然中对人们的自尊和情绪有积极的影响。一项针对 10 项英国绿色锻炼的荟萃研究对包含的 1252 名参与者进行了分析（Barton and Pretty，2010）。研究结果表明，在较短时间内参与者的情绪和自尊都有很大的提高，随后会持续递减，但长期来看效果仍然是正向的。

　　所有的自然环境都可以改善人的自尊和情绪，但近水环境的影响是最大的。在自尊的改善上男女是平等的。试验前后，男性的情绪改善水平相对较低，虽然男女的情绪都随时间有所改善。年轻人自尊心的改善是最大的，并随年龄增加逐渐降低；在情绪改善上中年人获利最大，而不是年轻人或老人。有趣的是，在那些经历心理疾病的人身上，我们看到了最大的收益。

另一项对散步和抑郁的随机化控制实验数据的荟萃分析结果表明，散步对抑郁水平的影响具有显著的统计学意义（Robertson *et al.*，2012），然而作者对提出具体的建议持谨慎态度，因为数据中各种干预措施存在着异质性的特点。

一种看法是绿色锻炼的好处可能很大程度上是来自运动本身，而不是户外活动，然而我们已经得到了身处自然中会对人产生积极影响的证据，自然与锻炼的结合会创造更大的效益（Barton *et al.*，2009），二者对人类都会有一定的好处。一项研究对经历心理健康问题的 3 组人进行了比较（Barton *et al.*，2011）：第 1 组参加一个社交俱乐部的活动，第 2 组参加一项游泳锻炼运动，第 3 组则参加一个绿色锻炼活动（每周在乡间和城市公园散步）。社交组被用作比较基线，同时对社会化的积极影响加以控制，结果表明自尊和情绪仅在一次活动后就有所改善，并在 6 周的观测期内持续改善。绿色锻炼组中自尊的改善明显是最高的。情绪的改善在游泳组是最大的，随后是绿色锻炼组。一个重要因子是绿色锻炼组仅为研究项目而设置，且有许多人仅参加过一次活动（不像其他的两组多年来一直参与活动）。一些研究也对室内和户外锻炼进行了比较，结果发现在户外特别是待在自然中减少了消极的情绪，产生了一种更为积极的效果，即不同形式的快乐感觉（例如 Ryan *et al.*，2010）。

在苏格兰开展的一项研究，比较了在城市和乡间环境中散步对参与者情绪和认知能力的影响（Roe and Aspinall，2011），同时也对健康人群与有心理健康问题的人群进行了比较，结果表明与在城市环境中散步相比，在乡间环境中散步的人表现出了较为积极的恢复效果，和前面提到的荟萃研究结果一样，那些有心理健康问题的参与者的改善是最大的。

从这项研究及许多其他相关研究可以得出如下结论，即如果我们想改善自我感觉、提升心情并理清思路，那么在大自然中散步会有很大的帮助。当我们感到特别紧张或沮丧时，在大自然中散步的好处将变得更加明显。

我想告诉一年四季都在从事生态疗法工作的所有人最后一点是，即使在寒风凛冽或热汗淋漓的天气下，我们不能从散步中得到享受，但同样也能获得益处。Marc Berman 的研究显示，即使在非常寒冷和炎热的天气下，待在户外也能对人们的创造力、短期记忆力和专注力有显著改善。这项研究是在加拿大夏季和冬季的极端天气下进行的，参与者说他们更喜欢春季和秋季，但是不管天气如何，心理结果都是一样的。换言之，就是想要获得自然所提供的认知效益，你也许并不必一定要喜欢上大自然（Berman *et al.*，2008）。

7.4.4　所有人的福祉及更多

在本章结束时，我想把心理健康的讨论放在更广泛的背景下，因为我们谈论心理健康时，通常只关注心理疾病或痛苦，换言之，我们有时把福祉视为要达到的目标而不是常态的东西。我们的社会在个人和人际层面上存在着许多病态现象，我们中的许多人都在努力摆脱压力而不去想太多，我们只要做得比"普通人"好就行。毫无疑问，生态疗法可以帮助我们减轻压力、焦虑和抑郁，也可以增强我们抵御未来潜在压力的能力，同时它还能让我们进入更好的心理状态。这样的心理状态是指敬畏、惊讶、崇敬、爱和存在的感觉，这种感觉可以在大自然中度过一段时间后，尤其是远离人类活动时出现，有些人会称这些体验是精神上的，就像前面所讨论的那样。但我更喜欢用"超越个人的"这个词，即超越自我。在这种情况下所发生的事不一定是宗教的精神过程而是自我分离或"稀释"，我更认同这是一个描述心理状态的术语，而非具有某种宗教意义。在这最后一点上，其他人可能不同意我的看法。

有趣的是，宗教经常会用来自自然的图像传达某种精神意义，如美丽的花朵、日落、树木和海景等，这并不足为奇。世界上大部分宗教都将其基础建立在对大自然的敬畏与奇迹的体验上，犹太教的中东亚伯拉罕信仰，伊斯兰教和基督教都从沙漠或山脉中找到了人与神的联系，印度教、道教和新罗教强调人类与自然的联系，佛祖则是在一株树下顿悟。

7.5　一些让孩子与自然相处的相关文献资源

Berger, R. and Lahad, M. (2013) *The Healing Forest Post-Crisis Work with Children.* London: Jessica Kingsley Publishers.

Cornell, J. (1998) *Sharing Nature with Children*, 2nd edition. Nevada City, CA: Dawn Publications.

Cornell, J. (2015) *Sharing Nature: Nature Awareness Activities for All ages*. Nevada City, CA: Crystal Clarity.

Earth Education: 带孩子走进自然 *www.eartheducation.org.uk*

Love Outdoor Play: *http: //loveoutdoorplay.net/category/nature-play*

Mindbodygreen: 教孩子学习正念 *www.mindbodygreen.com*

National Trust: *www.nationaltrust.org.uk*

Project Wild Thing: *http: //projectwildthing.com*

RSPB: *www.rspb.org.uk*

Sharing Nature: Joseph Cornell 的网站 *www.sharingnature.com*

Schofield, J. and Danks, F. (2005) *Nature's Playground*. London: Frances Collin.

Schofield, J. and Danks, F. (2012) *The Stick Book*. London: Frances Lincoln.

The Wild Network: 鼓励孩子们走到户外自然中去 *www.thewildnetwork.com*

Thomas, B. (2014) *How to Get Kids Offline, Outdoors, and Connecting with Nature*. London: Jessica Kingsley Publishers.

Wildlife Trusts: *www.wildlifetrusts.org/kids/kids-clubs*

Woodland Trust: *www.woodlandtrust.org.uk/learn/children-and-families*

Woodland Trust Nature Detectives: *www.naturedetectives.org.uk*

7.6　一些与生态疗法和痴呆症相关的文献资源

老年人走近自然的网站: *www.accesstonature.org/prod04.html*

Chalfont, G. (2005) *Architecture, Nature and Care: The Importance of Connection to Nature with Reference to Older People and Dementia*. Sheffield: University of Sheffield. 这是一本可以提供该领域询证文献资源的书。

Chalfont, G. (2008) *Design for Nature in Dementia Care*. London: Jessica Kingsley Publishers. 对那些关爱痴呆症患者的读者来说，这是一本非常精彩的书，书中探讨了家庭护理和提高与自然之间联系的所有内容，在研究证据支持下的实践和道德问题在书中都得到了足够的重视。

痴呆症患者的历险网站: 英国痴呆症患者及其看护者的活动历程 *www.dementiaadventure.co.uk*

看护花园: 为痴呆症患者规划户外环境(2010)。澳大利亚阿尔茨海默病股份公司，可以从 http: //dbmas.org.au/uploads/resources/101796_ALZA_Garden32pp_LR.pdf 下载。该文献就如何为阿尔茨海默病创建花园给出了明确的建议。

Mapes, N.(2010) 'It's a walk in the park: exploring the benefits of green exercise and open spaces for people living with dementia.' *Working With Older People 14*, 4, 25-31.

Mapes, N.(2011) *Living with Dementia and Connecting with Nature: Looking Back and Stepping Forwards*. Colchester: University of Essex.

第 3 部分

活　　动

引　言

这是大自然的力量和精髓，简而言之，一切美好的事物都是狂野而自由的。

Henry David Thoreau

> 本章包含了 100 多项生态疗法活动，这些活动使人们能够获得与自然更深层次的联系。它们基于正念、感官意识、想象和信息共享。

所有的活动都是从哪里来的？

这些活动来源广泛。大多数情况是，当在户外漫步时，我注意到自己对自然世界的反应，便创造了它们。有时候，我意识到自己有一次有趣的经历，就想着如何把它变成一项活动。在我带领团队出去的时候，每当产生一个想法，就会当即实施，一旦活动成功，就把它记在笔记本上。与我一起工作过的人或者他人的书籍都会给我灵感，特别是 Joseph Cornell 和 Joanna Macy。当我能回忆起是从谁那里学到的这项活动，我已经表示了感谢。如果我没有意识到我的想法来自于其他人的贡献，在此表示歉意，并将在后续的版本中进行确认。有一些活动已经存在了很长时间，并且已经收录进了野生动植物保护和教育工作者的传统记忆里。某些人在某一时期一定是该项活动的发明者，但是他们的名字已经被遗忘了。

适应和更新活动

调整和改变活动以适应在某一时刻的需求是非常有益的，这一点再怎么强调也不为过。将这些陈述性的说明（如四大元素土、气、火和水）个性化是尤为重要的，只有这样，他们才能成为一个真正的解说者。创建你自己，并让我知道，然后我会让其他人知道。可以在我的网站（www.andymcgeeney.com）中留言，我将在网站中更新一些本书中没有包含的活动。如果任何人想在网站上分享自己的活动，这是求之不得的，我将致以最诚挚的谢意。

活动格式

　　每一个活动用统一的格式（目的、条件和说明）进行描述。重要的是记住活动的**目的**，并贯穿到活动中。至少要问自己"我为什么要针对这一人群，在一天中的这个时候，在这个地方开展这项活动？"**条件**部分说明了开展活动所必需的装备或材料（如果需要的话），还推荐了开展这项活动的最佳地点。**说明**足够详细，以确保能够执行该活动。对后续版本来说，关于说明清晰程度的反馈是非常有用的。

活动代码

　　每个活动都进行了编码，以便更容易快速确定某项活动是否符合某个特定团队的需要：

创造性表达。鼓励创造性和艺术性思维。

生态自我意识。鼓励一种关于我们及我们在生态系统中地位的扩展感受，使人们了解自然世界是如何运转的。

互动/破冰。鼓励人与人之间的互动。

正念

身体锻炼，通常作为放松的一种辅助手段。

感观

可视化，一个富有想象力的叙述，可以激发想象力和思考。

活 动 列 表

续表

续表

活动列表	编码符号	页码
只是坐着参看"意识和冥想"活动		129
Kawa 模型		200
树叶毯子，参看"创造性活动"		161
手中树叶，参看"与树相伴"活动		138
倚靠在树上或一个人身上		202
生命圈		204
聆听宁静		204
记忆棒		205
瓶中信息，参看"海边活动"		221
一只小动物的生活		205
镜子活动		206
成对倾诉，参看"意识和冥想"活动		130
观察流动的水		247
我与自然的联系		207
自然中的特殊地方		208
自然石堆，参看"创造性活动"		161
自然呈现		209
生命之网，参看"生态网络"活动		178
Nicky 的记忆球果		209
打破常规		210
我们的进化故事，参看"可视化"活动		240
物候曼陀罗，参看"自然中的变化"活动		152

续表

活动列表	编码符号	页码
身体和放松热身	🏃（热身）	211
身体放松练习	🏃（热身）	213
一个地方、一个词、一首诗	💡（灯泡）	214
思考诗歌	🕸（蛛网）	215
一个关于自然的问题	💡（灯泡）	216
思考四大元素，参看"四大元素"活动	🕸（蛛网）🌲（冥想）✋（手）	186
拾荒者搜索	💡（灯泡）✋（手）	217
海洋韵律，参看"海边活动"	✋（手）🌲（冥想）	222
海边活动		
海滩曼陀罗	💡（灯泡）✋（手）	219
海滩拾荒者搜索	💡（灯泡）✋（手）	220
鸟的羽毛	💡（灯泡）✋（手）	220
不断变化的潮汐	🕸（蛛网）	220
当地地质学	🕸（蛛网）	221
瓶中信息	💡（灯泡）👥（两人）	221
海洋韵律	✋（手）🌲（冥想）	222
石塔	✋（手）👥（两人）	222
季节循环，参看"创造性活动"	✋（手）💡（灯泡）	162
有意识看，然后无意识看	✋（手）🌲（冥想）	223
无声行走	✋（手）🌲（冥想）	224
像狐狸一样闻	✋（手）	224
社交热身	👥（两人）✋（手）	225
太阳轨迹，参看"自然中的变化"活动	✋（手）🕸（蛛网）	152

续表

活动列表	编码符号	页码
每月都要庆祝的事情，参看"自然中的变化"活动		153
声音地图		227
像音乐一样的声音，参看"意识和冥想"活动		130
站在河边/随波逐流，参看"观察水"活动		248
走出思想的河流，参看"观察水"活动		249
静止的树木、游荡的心灵，参看"意识和冥想"活动		131
观察静止的水，参看"观察水"活动		250
我心中的石头		228
石塔，参看"海边活动"		222
今天在自然中的一个故事		229
拉伸远、近的视野，参看"意识和冥想"活动		131
生存一天		231
纹理样本匹配		232
生命之网，参看"可视化"活动		243
现实性		232
今天的颜色是……参看"意识和冥想"活动		132
树木的生物学过程，参看"与树相伴"活动		139
树叶设计，参看"与树相伴"活动		141
树叶摹拓，参看"与树相伴"活动		142
树木生活史，参看"与树相伴"活动		142
树木的经济价值，参看"与树相伴"活动		143
使用本地地图，参看"课程之外的生态疗法"活动		180

可视化

续表

活动列表	编码符号	页码
纪念我们的祖先	👁	235
野生继承	👁	238
我们的进化故事	👁	240
生命之网	👁	243
穿行四大元素，参看"四大元素"活动	🕸 🌲 ✋	186
观察水		
观察流动的水	✋ 🌲 🕸	247
站在河边/随波逐流	✋ 🌲 🕸	248
走出思想的河流	✋ 🌲 🕸	249
观察静止的水	✋ 🌲 🕸	250
河流教会了生活什么？	✋ 🌲 🕸	250
关于天气，你喜欢与否	✋ 🌲 🕸	251
生命之网，参看"可视化"活动	👁	243
生活游戏网，参看"生态网络"活动	🏃 🕸 🚶	179
独自在自然中可以做什么，参看"课程之外的生态疗法"活动	✋ 🌲 🕸 💡	181
在冬天做什么？	🕸 ✋	252
用于生态疗法的野生食品	✋ 🕸	254
观察野生动物	✋ 🌲 🕸	257
杨柳里的风	✋	259
见证	🌲	260
林地风铃，参看"创造性活动"	✋ 💡	162

活　动

深度体验

　　这些活动对人们的经历和信仰来说是一个挑战，它可能不容易被马上领悟。由于它要求更高的感觉意识和开放的思维方式，所以不容易被理解。我认为即使参与者不能立马领悟，这些经历本身也是一种意识活动的感官享受。

目的： 减弱个体自身的差异性，鼓励体验生态自我。进入一名体验见证者的状态。

条件： 无。

说明： 让人们站成一个圆圈，保持坚挺站立的姿态，闭上眼睛。下一步是帮助人们逐渐意识到自己的身体。通过这样的剧本与人们进行交谈，按照你的节奏展开相关细节：

　　"我希望你注意到自己身体的内部。你能感受到你的内脏、肺部的呼吸吗？也可能是心跳、温暖的肌肉等等……现在注意到包裹你身体的皮肤，它作为一个边界，里面是你，外面是你周围的环境。"

　　当你认为人们已经适应将注意力放在自己的身体上面时，开始下一步。

　　"我希望你现在将注意力转移到对外部世界的体验上。继续闭着眼睛，接受周围的一切。你能听到什么？……当空气在周边流动时，你是否感觉微风在你的皮肤表面拂过？……皮肤在晒太阳吗？……你能感觉到脚下坚实的地面吗？"

　　给人们时间依次去领悟不同的感受。

　　将注意力再次回到身体内部，然后用自己的话重复第一阶段的剧本。在进行下个步骤之前，提醒人们让体验充满整个身体。

　　"我想知道你是否有可能意识到对身体内部的体验和对外部世界的体验，共同存在于你经历的世界中，因为那是你的身体告诉你的，它们都是不同类型的体验。

你能从体验外部环境转移到感受身体内部，并且再转移回去吗？你的身体是这个世界的一部分，就像脚下的土地一样，难道不是吗？成为你经历的见证者。

你只通过身体的感觉来了解皮肤的内部和外部。在你的身体里，你体验风和太阳接触皮肤的感觉；在你的身体里，你的耳朵感受鸟鸣的空气震动；在你的眼睛和大脑里，你形成了一个周边景色的画面。

身体内部和周边世界都集中在你的体验中，它们之间没有什么本质的差别。将你的意识在身体的内部和外部来回移动，让它们都成为你的体验。"

参看：生态身体、内/外的我

苹果成为你的一部分

目的： 通过吃一个苹果，展示我们自己和自然其他部分之间的生态联系。

条件： 一个苹果、一把锋利的刀和一个案板。

说明： 参与者站成一个圆圈，并举起这个苹果。告诉参与者，这个苹果象征着我们吃的所有食物。

土、气、火和水一起形成了这个苹果，正如这些元素构成了我们的身体。花一些时间来讨论苹果的成分：芳香的糖分，就像苹果的其他部分一样，通过光合作用在光能的作用下由水分和二氧化碳混合而成，还有一些来源于土壤的矿质元素和降雨中的水分。

"这个苹果来自一棵苹果树，里面包含了许多可以生长发育成苹果树的种子。苹果树最初种植在哈萨克斯坦和中国的边界，在人类的大力帮助下，目前已经遍及全球。苹果的芳香诱使我们广泛地种植苹果树。"

讨论完苹果与我们的生态联系后，拿出刀和案板，将苹果切成小块，块数与人数相同，包括你自己。在参与者中相互传递，让每人拿到一块。鼓励每个人去闻和感受这块苹果，慢慢地吃，并注意到它的气味、味道和质感。让人们想象着这是第一次吃苹果。注意你的嘴是如何通过分泌唾液自主对汁液做出反应的。建议人们尽可能细嚼慢咽地吃完这块苹果。

当他们已经吃完这块苹果后，说：

"苹果现在在哪里？没有任何东西失去或得到，只有改变。苹果的精华正成为我们不可分割的一部分。这如同我们吃的所有食物，它来自于环境，一旦我们把食物从身内清除掉，它又将会回归到自然。这是一个物质和能量的连续循环过程。"

参看：闭着眼睛吃东西

注意呼吸

目的： 创造一种冥想和放松的状态。

条件： 无。

说明： 在身体放松之后，建议人们松散地站着，要么闭上眼睛，要么轻轻地盯着几米外地面上的一个物体。引导人们随着腹部的起伏，注意呼吸。当发现自己分神时，应该重新转向呼吸。

这项活动的持续时间取决于团队，但你可以从几分钟做起，观察活动的开展情况。

在适当的时候，可以在散步中重复这个活动，以便让每个人都回到更加专注的状态。

我强烈建议，无论是谁在引导这项活动，都要参与其中。这样做的人不仅是在为活动建模，而且使自己也变得更加符合每个人的精神状态。与团队一起冥想后，我可以更轻松地随着心态的变化讲话，并鼓励大家在步行时保持一致。

参看：如何冥想

意识和冥想

"意识和冥想"活动的介绍

本书中有大量的活动旨在鼓励意识和冥想。我决定将这些特定的活动组合在一起，因为如果领队想要把重点放在意识和冥想的主题上，它们可以被简要地解释，并且可以被一起使用。但是一定要考虑其他的可能性。

蓝色的天空、蓝色的思想

目的： 这是我在阅读 Ram Dass 的著作时学到的一种古老的藏族活动。这项活动是关于"心灵如蓝天、思想如浮云"的一种隐喻。

条件： 垃圾袋，每人一个，用于躺在潮湿的地面上（见说明）。

说明： 选择一个晴天的日子，有白云飘过的蓝色天空。

让大家躺在地面上向上看，另一种做法是站在山顶上远眺。

让每个人尽量舒服地躺着或者站着，远眺蓝天白云。如果太阳在你们身后，所有人将面对天空最蓝的方向。确保没有人会不经意地看到太阳。

解释这样做的目的是将注意力集中在蓝天的一个点上，并让云朵飘过你的视线而不去关注它们。最终你的心灵变成蓝色，任由白云飘过。让云朵出现，当你关注蓝天的时候，可以看到白云，但不要被它们分散注意力。

接下来，你可以探讨正念隐喻。心灵如蓝天，思想如浮云。在冥想中，当我们心无杂念地沉浸在这片蓝色中的时候，允许白云出现，注意到它们，让它们飘过。

闭着眼睛吃东西

目的： 提高感观意识，尤其是味觉和嗅觉。

条件： 带一些葡萄或者蜜橘一类的水果，或者寻找一些黑莓类的野果。

说明： 你可以在午饭开始的时候做这个活动，我本人更喜欢带一些像葡萄之类的水果出去散步。如果是在秋季，你可以邀请人们在活动开始之前，收集一些黑莓。你可以重复这些活动，并且比较不同黑莓的味道。

不要着急做这个活动，尽可能慢地展开。可以这样说：

"我希望你闭上眼睛，把黑莓放进嘴里。不要着急吃下它，先用舌头感受它的形状。现在慢慢地吃掉它。注意牙齿是如何活动并嚼碎水果的。你能感受到果汁喷出，嘴里分泌的唾液在消化它吗？你的舌头和嘴巴告诉你，水果是什么质地？味道怎样？是甜的、酸的，还是其他味道？"

对食物的思考：

"你可能认为吃野果是在掠夺植物，是在不劳而获地得到它们的果实。恰恰相反，经过几千年的进化，蓝莓吸引鸟类和哺乳动物（也包括我们人类）取食它们果实的途径已经非常完善。它们增加了糖分含量，糖分可以为我们提供能量，而且味道很好。与绿色的叶子相比，植物通过鲜艳的颜色使我们很容易发现它们的果实。植物提供诱人的水果，这样消费者更有可能把它们的种子散播得到处都是。一些水果，如无花果，甚至含有一些泻药成分，这样我们就不能把它们的种子带得太远，同时又为幼苗提供了大量的养分。"

参看：苹果成为你的一部分

只是坐着

目的：练习允许事情发生，接受这个世界。

条件：可以坐在上面的大包，每人一个。

说明：集体去一片林地或者户外的某个地方。让人们按宽松的圆形散开，面向圈外。这样，每个人都不会看彼此。

让人们坐在地上、倚靠在树上或者坐在塑料袋上。鼓励人们花一些时间安定下来，感受身体上的舒适和放松。

让人们闭着眼睛，进行一个 10 分钟的短暂冥想。趁大家还闭着眼睛，给出下一步的做法。可以这样说：

"一会儿，我要请你们睁开眼睛。记住这里是安全的，我在旁边照看着你们。当你毫不费力地睁开眼睛时，感受周边的光、物体及色彩。我相信，当我们花时间去看、去寻找之后，现在的我们是与众不同的。睁开你的眼睛，不需要去做或者想任何事情，仅仅是成为正在发生的世界的见证者。世界就是如此。"

"只是坐着"活动的另一种方式是在进行一个 10 分钟的冥想之后，让大家进行一段短距离的漫步。引导词是这样的：

"一会儿，我要请你们睁开眼睛，然后进行一个短距离的漫步。慢慢地走，看看你周边的事物，但是不要寻找任何东西。让整个世界向你走来。如果有什么吸引了你的注意力，坐下来，花一些时间去了解你关注的东西。用你新生一样的眼睛，像第一次发现这个东西一样，带着孩子般的好奇去观察它。想想是什么吸引了你，然后继续走。"

随后，你可以让人们画出或者写下他们的经历，从而进一步开发这个活动。

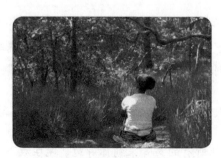

只是坐着观察风景

成对倾诉

改编自一个从 Ronen Berger 工作室学到的活动。

目的：诉说和聆听发自内心的想法和体验。一个人说，一个人听，不要交流。

条件：无。

说明：每人选择一个他们感觉舒适的伙伴，然后结伴出去走一走，在规定好的时间，或者当吹哨子时回来。

说明如下：

"先是以默默地散步开始，在时机合适的时候，一个人开始说话，另一个人则专心倾听，但是不要有任何的评论和提问。几分钟之后，两人交换角色。只要你愿意，就继续这么做，或者直到听到我的哨子为止。这不是交谈。人们说的内容是他们脑海中浮现的第一件事，需要忍受其他人所说的与你毫无关系的事情。"

一旦人们回到你身边，就让他们谈论刚才的体验：说话被听到却没有得到口头反馈是什么感觉？

像音乐一样的声音

目的：练习听一些未知的声音。

条件：无。如果这项活动在春天的林地里开展，效果会特别好，因为那时有许多鸟叫声。

说明：这项活动分为两部分。首先让人们闭着眼睛坐着或者躺着，放松，并注意他们周边的所有声音。你可以以一个短暂的冥想开始。

问：

"你能听到什么，在你的旁边还是远处？当你听到一个新声音的时候，给它一个名字，并且想象一下是什么发出了这个声音，比如是汽车喇叭，还是鸟叫。审视这个声音环境，直到把听到的所有声音都进行了标记。"

一段时间后，让人们改变模式，用另一种方式聆听。建议这样说：

"不用努力去听，让所有的声音来到你身边。现在放下所有的标签，仅仅是听声音，不要区分或给它一个名字，就像它是音乐一样，只是听这些响声的音质。当你听音乐时，你可能会辨别出一种特定的乐器，但是通常来说，我猜想你听的仅是音乐本身所拥有的美好和能量。现在就做。关注这些响声的音质和它所唤起的你内心的东西。经过沉淀，这种特殊的'音乐'会久久回荡在你的耳畔。"

参看：猫的耳朵、黎明合唱漫步、聆听宁静、声音地图、杨柳里的风

静止的树木、游荡的心灵

目的： 真正地关注自然中的某一事物，并意识到思想是多么频繁地游荡，需要被带回。

条件： 一棵树。

说明： 让人们在离树木有一定距离的地方站立或者坐下，这个距离需要满足人们可以完整地看到整棵树。如果这是一棵大树，则可能需要 50 米的距离。请人们只关注这棵树，忽视其他事物。让他们从讨论这棵树的特质（形状、太小、颜色及静止）开始。一段时间后，可以着眼于这棵树的某一部分，如它的树干，然后就能意识到整棵树。每当人们的注意力游荡（这种事情会经常发生）时，可以短暂地举起手，然后重新关注这棵树。

你可以给这个活动增加一些其他的内容：

"坐下来，凝视这棵树，感受它的静止、它的'存在'。它是充满活力的，但是不会思考和评论。你可以像一棵树一样吗？只是坐着，不做任何事情。"

拉伸远、近的视野

目的： 把大和小联系起来。

条件： 一个高的地方，比如一座有风景的小山。

说明： 把人们带到一个制高点上，让所有人分散开，这样他们可以清晰地看到风景。慢慢开始每个步骤，可以这样引导每个人：

"将视野放在你前面最远的地平线上，慢慢地在原地转圈，直到回到原来的地方，在这个过程中保持视野在最远的地平线处。现在仰望天空，看看你头顶上这个巨大的圆屋顶、云的高度和深深的蓝色。天空是多么巨大，相比之下，你是多么的渺小。你自己正被包含在这片浩瀚天空的中心。"

现在我要你把注意力转移到周边的事物上，可能是在地面上的东西或者是可以捡起来的物体。观察一片叶子或者一根羽毛的纹理，它的构造是怎样的，以及它的颜色、形状和脉络。花一些时间在这个物体上，并且了解它。你正在观察宇宙中一个极微小物体的所有复杂性。

将视线转向周边的风景，试想周围的一切是多么的精细和复杂。"

今天的颜色是······

目的： 提高对颜色的意识。

条件： 无。

说明： 让每一个人为他们自己选择一个颜色，在之后的漫步中，花更多的时间去关注这个颜色。这个想法是，每当人们看到他们的颜色时，自己默默地记下它。"一种特殊的红色"或者"啊，那个红色在那里"。你可以建议人们以一种原色开始，如红色或者黄色。在另一个场合，你可以提醒人们去选择更精细的颜色，如棕褐色、橘红色或者蓝绿色。另一种方式是，让所有人去观察同一种颜色。

"球、名字"游戏

目的： 这是一个极好的开始会话的方式。它可以在多个层面上起作用，并且做起来非常简单。这又是一个破冰活动，帮助人们熟悉彼此的名字和放松身体。它增强了身体感觉，团队中的所有人在一起，并以一种扎根的方式提高触觉和意识。它让人们以一种有趣的方式进入状态。

条件： 一个球。我用的是一个大约半个足球大的球，手感柔软，很容易放进我的背包里。

说明： 把大家聚集成一个圈，彼此之间留出一些距离。说明要做什么：

"这是一个帮助我们了解彼此名字的游戏。指令很简单。把球抛给其他人，与此同时大声地喊出自己的名字。"

当你认为你们已经知道了每个人的名字时，解释下一步：

"当你向其他人传球时，喊出他的名字。如果投掷者把你的名字弄错了，在把球扔给别人之前，清楚地说出自己的名字。"

当你已经记住每个人的名字，同时其他人似乎也是如此时，那么停止游戏。

赤脚行走

目的： 增加我们的脚与地面的感观联系，提供一种全新的体验，这可能会把某人从自己熟悉的行为方式中推出去。

条件： 最好是像草地和林地这样的混合栖息地。一条旧毛巾或干净的布，以备有人想在事后擦拭自己光着的脚。

说明： 根据栖息地、天气、地面的状况，以及我认为可以推动人们尝试一些不同事情的程度。针对这个活动，我有多种不同的变化。

我想大多数人都会在某个时候享受到在海边脱掉袜子和鞋子沿着沙滩散步的经历。立即脱下鞋子，让我们与地面产生强烈的感官接触，在我们的皮肤上产生一种愉悦的感觉。有时我们会意识到脚是多么敏感，如何区分不同大小的沙子和砾石颗粒，或者当我们走路的时候，温度有多么细微的变化。在海水中，冷却双脚似乎可以使整个身体焕然一新。

当你与团队在海边或河边开展活动的时候，这种活动会很有趣，对团队来说也不是特别有挑战性。但是，如果在其他栖息地，如林地或草原尝试这样做，邀请脱掉鞋子和袜子会更令人兴奋。我总是会给出选择，有些人（非常少）拒绝脱鞋，有些人穿着袜子，但团队的一致性通常会潜移默化地促使每个人都去尝试。

如果你带着团队穿过不同的栖息地，这对人们来说，是一个比较不同感觉的机会。林地可以是脚下铺满的枝叶，也可以是松软的泥土，在草原上，令人惊讶的是，脚可以分辨出有多少种不同类型的草和其他植物，特别是蓟！

我最初的指示是这样的：

"我建议你们都脱掉袜子和鞋子，继续行走。请格外小心。我希望你们向前看，看看是否能克服盯着自己脚看的诱惑。相信你的触觉，慢慢来。享受这段经历吧。"

我带头脱下鞋子和袜子，眼睛盯着前方，观察潜在的危险物体，如动物粪便、锋利的石头，以及破碎的玻璃之类的东西，但如果你选择的是一个比较独立的场地，这些都是很少见的。

鼓励人们感受并花时间走他们的每一步。

当带着这群人走了 50 米左右的时候，我会找一个可以坐下来讨论经验的地方。我会问一些这样的问题：

"怎么样，你是怎么做到的？"

"你能不往下看，相信你的脚吗？"

"有意思吗？哪些地方是你最喜欢的，或不喜欢的？"

随后的讨论可以有各种各样的方向，从孩童时期的回忆到发誓多出去走走的誓言，以及让你们走出舒适区发现新体验的重要性。

当每个人都回来穿上鞋子和袜子后，问：

"当你穿上鞋子继续行走时，感觉如何？"

这种感觉类似于戴上橡胶手套深情地拥抱某人。你当然可以这么做，但某些东西丢失了。

在我的脑海中，这个活动可以与"埋在秋叶里"活动和"像狐狸一样闻"活动联系在一起，因为它们提升了对大自然的感观体验。当它挑战我们改变固有的方式时，又与"打破常规"活动有相似之处。

与树相伴

"与树相伴"活动的介绍

毫无疑问，在我的认知中，树木对人类的心灵具有积极的影响。调查显示，树木是自然界中具备积极体验的主要特征之一。在保护自然的运动中，树木通常是自然环境的象征。在世界各地的创世神话中，树木往往是故事的中心，也成为掌控所有事物的代表。

我最感兴趣的是如何能够从体验上提高我们对树木的欣赏，所以我归纳了一些旨在做到这一点的活动。我也很感兴趣的是，当我们与树相伴的时候，我们如何能够用思想和想法补充头脑，从而给人一种更全面的体验。当我介绍关于大自然的信息时，我不想让人们进入他们的固有思维模式，而是远离直接的经验。相反，我正在播散思想的种子，这些思想将占据思考的头脑，并在此刻成长为我们与周围树木之间的联系。我认为这种信息的传递最好是小剂量的，只要足够让人思考，知道这会让我更加欣赏树木，或者我是多么的依赖它们来维持生存，然后带着增强的意识，回到对树木的感官体验中去。

我建议你通读本节活动中给出的关于树木的一些信息，同时当你带着一群人走进树林或靠近一棵树时，用你自己的方式来补充它。为了让你开始，我描述了一些活动，你可以尝试使用树叶。当然，这些信息也可以在其他时间段内使用。

树的年龄

目的： 测量一棵树的年龄，并思考它迄今为止在一生中发生过的事情。

条件： 用于记录的纸和笔，用于测量的长卷尺或短卷尺，以及一个每米打结的长线团；复印并随身携带下面的表 A.1 和表 A.2，两个表分别显示树木的生长率和历史上的重要日期；一些大的古树。

说明： 下面的说明告诉你如何测量一棵树的高度和胸径，并根据后者计算出它的大致年龄。在一个小的团队中，这两种测量方法都非常简单。值得一看的是，你是否能在古老的林地或古老的灌木丛中找到一棵老橡树，因为需要它们是很老的。一些住宅区和公园存在古老的树木和古老的灌木篱笆墙遗迹，在房屋建成之前，它们曾经环绕着农田。

树木的高度

首先给出以下说明或演示：

"站在远离树木的地方，这样你就可以看到它的全部，从顶端到根部，而不用歪着脖子。找一根直的小树枝或铅笔，伸直手臂把它举在你面前（保持在那个距离），小树枝垂直向上。向后走，直到树枝看起来和树有一样的视觉高度。

然后将木棍旋转到水平方向（仍然保持伸直手臂），末端位于树干的基部。

让另一个人从树干的基部开始走，沿木棍的水平方向，站到木棍的另一端。你现在可以把胳膊放下来了。测量站着的人到树干的距离，这等同于树木的高度。"

来自胸径的树木年龄

"让几个人在胸部高度或树干的 1.5 米处，绕着树干使用卷尺或绳子精确测量，避开树枝和大的凸起。记录在一张纸上。将这个数字除以给定树木的年生长率，参见表 A.1。如果你只知道它是一棵常绿树或落叶树，则使用 3 厘米/年或者 2.5 厘米/年的年生长率。为了更准确，可以使用以下的树木生长率表（表 A.1）。"

现在来一点有趣的。也许你已经要求团队在测量开始之前猜测树的年龄。他们对结果有什么看法，比预期的要少，还是更多？谁的猜测最为接近？

你的简单计算会给出这棵树被播种的大致年份。在那一年，人类世界发生了什么？在这棵树的生命中，历史上（世界的、国家的和地方的）发生了什么？我已经创建了过去 400 年事件的时间轴或编年史（见表 A.2）。你可以通过引用当地事件，以及团队可能感兴趣的名人和事件来不断完善它。互联网是这类信息的有效来源。

表 A.1　树木生长率

树种	树木周长的生长率/（厘米/年）
美国梧桐	2.5
英国橡树	1.5
黎巴嫩雪松、英国梧桐、花旗松	7
欧洲赤松、七叶树、欧椴	1
紫杉	0.7

表 A.2　历史上的重要时期

距今年限	年份	事件
400	1570	弗朗西斯·德雷克（Francis Drake）开始航海，并为欧洲发现了西印度群岛
	1588	西班牙无敌舰队被击败
	1600	英国人口 400 万
	1605	Guy Fawkes 的火药阴谋未能炸毁议会
	1607	在弗吉尼亚建立第一个英国殖民地
	1616	莎士比亚（Shakespeare）去世
	1651	英国内战结束
	1666	伦敦大火
	1697	伦敦圣保罗大教堂由 Wren 建造完成
300	1701	英格兰出现第一份日报
	1704	艾萨克·牛顿（Isaac Newton）的《光学》（*Optics*）出版
	1705	哈雷（Halley）发现了第一颗彗星
	1707	英格兰和苏格兰合并成立联合王国
	1719	第一部英国小说《鲁滨逊漂流记》（*Robinson Crusoe*）（Daniel Defoe）出版
	1721	J. S.巴赫（J. S. Bach）的《勃兰登堡协奏曲》完成
	1746	卡洛登战役，邦尼王子查理（Bonnie Prince Charlie）被打败
250	1764	瓦特（Watt）改良蒸汽机，工业革命开始
	1770	库克船长（Cook）为欧洲人发现了澳大利亚植物学湾
	1777	《美国宪章》通过，在前一年美国宣布独立
	1786	莫扎特（Mozart）写成歌剧《费加罗的婚礼》（*The Marriage of Figaro*）
	1792	法国大革命
200	1805	特拉法尔加海战，J. M. W. 透纳（J. M. W. Turner）绘成《遇难船》（*Shipwreck*）
	1807	英国废除奴隶制度
	1808	英国第一次人口普查：800 万人口（相当于今天伦敦的人口）
	1813	简·奥斯汀（Jane Austin）写成《傲慢与偏见》（*Pride & Prejudice*）

距今年限	年份	事件
200	1815	滑铁卢战役，拿破仑（Napoleon）被囚禁
	1825	贝多芬（Beethoven）演奏《第九交响曲》，第一次出现公共铁路
	1840	毛利人屈服于英国势力
	1841	英国人口 1800 万
	1838	维多利亚女王时期开始
	1840	第一张邮票
150	1845	得克萨斯州成立
	1859	第一个油井，查尔斯·达尔文（Charles Darwin）写成《物种起源》（*The Origin of Species*）
	1860	第一个公共抽水马桶
	1861	查尔斯·狄更斯（Charles Dickens）的《远大前程》（*Great Expectations*），L. 巴斯德（L. Pasteur）的细菌理论，威廉·莫里斯（William Morris）的壁纸
	1863	足球协会成立
	1876	亚历山大·贝尔（Alexander Bell）发明电话
	1878	发明话筒，电灯出现在伦敦
	1882	女性有权拥有自己的权利
	1885	戴姆勒（Daimler）和本茨（Benz）分别发明了摩托车和汽车
	1887	第一个留声机
	1889	伊士曼（Eastman）制出了电影胶卷，埃菲尔铁塔建立
	1890	第一个电子管在伦敦发明
	1899	发明磁性录音，第一次制出阿司匹林
100	1900	弗洛伊德（Freud）的《梦的解析》（*Interpretation of Dreams*）出版，布朗尼相机，英国工党成立
	1901	维多利亚女王（Queen Victoria）去世，速溶咖啡发明
	1902	在南非的布尔战争结束
	1906	英国人口 4000 万
	1908	福特 T 型车；第一条汽车装配线；电熨斗和纸杯发明；中东第一个商业油田
	1914	第一次世界大战
	1917	俄罗斯革命
	1919	第一次大西洋飞行；第一架直升机
	1922	英国广播公司第一次广播
	1930	英国林地面积是 2010 年时的两倍
	1939～1945	第二次世界大战
50	1960	甲壳虫乐队；任何 2010 年 50 岁的人现在出生；英国人口 5200 万
	1961	第一个进入太空的人：Yuri Gagarin
	1965	第一个家庭视频录像机
	1971	电子邮件和电脑出现
	2010	英国人口 6200 万

注：大部分内容来自 Mellersh，1995。表中的年份是按 2010 年计算的，选择整数为基准，随着时间的推移，这将需要修改。

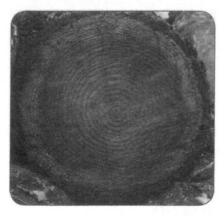

一个苏格兰松的横切面显示了每年生长的年轮

这张照片可以用来说明树木的生长过程

手中树叶

目的： 提供关于树木的信息，以便人们领悟自己的生命是多么有意义。让人们能够领悟一片叶子及其结构的感观特质。

条件： 在林地或者公园里挑选一些树木，或许是一本识别树木的书籍，哨子，每人一片叶子。

说明： 让每个人都走进林地或公园，从喜欢的树上摘下一片叶子。请他们花足够多的时间去了解自己选择的树。也许会注意到它的大小、高度、冠幅、颜色、年龄，以及其他突出的特征。他们为什么会选择这棵树？知道这是一棵什么类型的树吗？即使不知道这棵树的名字，也是没有关系的。当他们觉得已经认识了这棵树，或者当你吹哨子时，让每个人向大家展示自己的树叶，或许还会讨论它的特征，如形状、颜色等。也可以说说为什么选择了这棵特殊的树。如果有时间并且人数较少，你们可以四处走走，看看每个人选择的树。

选择一片作为自己道具的树叶，这对接下来的环节是有用的。当我带一个团队时，在不同的时间里，我会说不同的事情，并且这些事已经在我的脑海里。如果我建议的这些信息你还不熟悉，可以事先准备一个故事，与团队一起讨论，直到它印在你的脑海里。

在这个环节，当你跟他们谈话的时候，每个人拿着自己的叶子，并且看着它。可以这样说：

"看着你手里的叶子。它有一个很薄的叶片和一个与树枝连接的叶柄。它是哪种绿色色调？与其他树叶有什么差异？

看看这片叶子的形状和结构。你可以通过叶子的形状知道它来自什么类型的树吗？你是怎样描述这个形状的？当雨滴落到叶子上时，叶子会变重，大量湿的叶子对树体来说可能是一个相当大的重量。树木通过进化可以让水更容易下落，在太阳出来之前到达地面和根部。你认为叶子是怎样完成这个过程的？（提示蜡质表皮或者尖的顶端）

注意叶子两面的不同之处。感受叶子的质地。上表面感觉更坚硬和更具蜡质，这是有意义的，叶子必须保护自身不受雨滴和其他落在上面东西的影响。上表面的设计是为了吸收红光、反射绿光，这个就赋予了自身的颜色。

把叶子翻过来，看看下表面。注意颜色和质地方面的差异。叶子有一个网状的纹理，这样的结构可以像伞的辐条一样支撑整个叶子的结构，同时又作为往返运输水分和其他物质的通道。有趣的是，叶子整体的纹理结构看起来像是树木的分枝。这是因为它们拥有相同的支持结构和运输功能。需要考虑的其他事情是：我们肺部的 X 光影像看起来就像冬天里的一棵树。叶子和肺部的构造都是通过它们的表面输送气体。

如果你用显微镜观看叶子的下表面，你将会看到一些看起来像一对绿色嘴唇的孔洞。这些被称为气孔，它们控制着气体的进出。气孔允许二氧化碳进入，放出氧气。

你的叶子有气味吗？如果你是一只动物，你想吃它吗？或者它的气味中有什么东西让你反感吗？用手指碾碎部分叶片，再闻一下。有些植物含有苦味的毒素，我们认定它们是不能吃的。"

在谈论叶子本身之后，我可能会继续讲述树木的生活史，一直到成熟（如果有一个橡树果在口袋里，你可谈论一棵橡树，以此来增加兴趣）。在其他时候，我可能会从叶子的结构开始，再讨论它的生物学特征（参看下面的活动）。

树木的生物学过程　

目的：提高人们对一棵树生活方式的认识。

条件：一棵树，可能是一棵特别古老，或者令人印象深刻的树。

说明：与人们分享以下信息：

- 树木需要水分、光照、温度和土壤中的营养。
- 水分的蒸腾作用：通过植物提拉和蒸发水分。一棵成熟的橡树在夏天可以每小时提拉 70 升水分，或者每年 151 000 升（大约是一棵成熟桦树的三分之一）。

- 一棵活树水分的重量超过木材的重量（占全部重量的 80%～90%）。
- 空调：一棵成熟的橡树可以吸收 10 倍于 1 千瓦炉条释放的热量。森林减缓极端温度，它们吸收热量作为水分运动的动力。由于这样的原因，再加上树木的遮阴，夏天在森林里更加凉快。
- 光合作用：混合水分和二氧化碳，用阳光制造糖分的神奇过程。6 H_2O + 6 CO_2 = 糖分（$C_6H_{12}O_6$）和剩余 6 O_2。一棵成熟的橡树每年可以生产 230 千克木材，大部分来源于阳光、水分和新鲜空气。
- 树木从土壤里吸收矿物质，生成更复杂的物质，这个过程通常会在菌类的帮助下完成。
- 木材可以使树木变得强壮。木材本质上是由木质素和纤维素构成的，而木质素和纤维素由糖分通过反应链生成，这是木材最坚硬的部分。
- 树木吸收我们和其他动物呼出的二氧化碳；反过来，通过光合作用释放出氧气。一棵橡树可以为 2 个人提供呼吸所需的氧气。我们的呼吸与树木之间存在一个气体交换的平衡体系。二者都使用金属作为捕获重要气体的关键物质的一部分。我们使用的是铁元素，赋予我们红色的血液；而树木在叶绿素中使用锰元素，使它们变成绿色。
- 清洁空气：一块 1 公顷（100 米×100 米）的山毛榉林地每年可以吸收 5 吨的灰尘。
- 通过根系控制洪水：在森林中，85%的洪水可以被固定在土壤中。在城市中，百分之百的雨水都在排水沟中流失。栽植树木通常被用来控制洪水。一棵橡树的根系总共可以达到 5 英里长。
- 树木是整个生态系统中能量流动的一个重要环节。2 种成熟的橡树可以供应 423 种昆虫的生活。当你考虑到这些信息时，你可以了解到所有生命形式存在的重要性，在此之前，它可能仅是我们在 5 月的清晨听到的鸟叫声。在一个以橡树为主的森林中，丰富的飞蛾幼虫为鸟的生存和繁殖提供了大量的食物。鸟鸣是森林唱歌的声音。
- 树木是最大和最老的生命形式。比蓝鲸更大的是"谢尔曼将军"（General Sherman），一棵健康生长在加利福尼亚的巨杉（*Sequoiadendron giganteum*）。它保持着最古老树木的记录，拥有最大的体积（1487 立方米），树高 83.8 米。据估计，它有 2200～2700 年的历史，但其他的树可能更老更大。在我们人类的历史中，2500 年前，人类正在建造吉萨金字塔，古希腊人正在创造他们的文明，而在英国，人类正生活在青铜器时代的早期。

树叶设计

树叶是了解树木和开展创造性活动的现成材料。

目的： 探索树叶的感观特点，了解我们的共性。

条件： 拥有各种各样本地树种的林地或公园。每人一个用于收集树叶的纸袋（可以重复利用超市蔬菜区的纸袋子）。一本树木指南（*Usborne Spotters Guides* 是一本口袋书，没有包含欧洲的所有树木，避免混淆初学者）。林地信托基金会（The Woodland Trust）提供了一个很好的树叶讲义，你可以下载或者保存在智能手机上。你还可以浏览我们的网站，查询更多关于树木的其他活动[①]。

说明： 这个活动可以在一年中的任何时候进行，但在深秋落叶的时节最为合适，在那时，人们可以体验到落叶。

你可以在散步开始的时候分发纸袋，建议每个人在行走的过程中，尝试能发现有多少种不同的树叶形状和类型。你可以从捡起一片你知道名字的树叶开始活动，也可以和团队一起在书中查找。依次传递，指出叶子在视觉特征方面的不同特征：形状（表 A.3）、尺寸、边缘、颜色、质地、气味。它可能是附近的母树上的吗？

在散步结束时，大家可以聚集在一起谈论他们的发现。他们喜欢的叶子是什么质地、颜色和形状？最后询问为什么不同的叶子会有不同的形状，这一形状的优点是什么？例如，松针的表面积很小，且非常坚韧，这意味着它们可以在非常寒冷和非常炎热的气候中更好地存活下来。叶片的尖端可以加速水分从叶片表面滴落。

表 A.3　叶形

叶形	树叶
传统叶形/椭圆形	山毛榉、鹅耳枥、黑刺李、黄华柳、赤杨、榆树
圆形	榛子
黑桃 A	青柠、桦木
浅裂状	橡树、山楂树
细长形	柳树
掌状	栓皮槭、美国梧桐、七叶树*、常春藤
羽状	白蜡*、花椒*、接骨木*
针状	欧洲赤松、落叶松、红豆杉

*复叶：由一组叶构成，而不是叶柄上的一个单独叶子。

树叶标本

我曾经与 Nicky Tann 带领一个团队漫步，这是一群正在经历失忆的人。我们

[①] 参看 www.naturedetectives.org.uk/download/hunt_leaves。

事先决定在每周中关注 3 种树。漫步时，偶遇公园里的一棵橡树，问是否有人认识这棵树，有些人认出了。在我们传递树叶并指出先前提及的感观特征之后，继续前进，当遇到另一棵橡树的时候，将其与之前发现的树叶进行比较。在漫步结束时，整理这次活动，尤其是收集到的树叶。

在接下来的一周，我们再次见面，并决定从修改上一周的发现开始。我没有预想到的是 Nicky 做了树叶标本，这是一个绝妙的想法。她用标有名字的纸袋密封，并用两片塑料固定（在她的办公室里有一个压制标本的机器）。这些树叶标本意味着我们可以保护树叶原来的形状和颜色而不会破坏它们，并利于在团队中传递。我们每周都会收集一种树叶。

参看：树叶摹拓、树叶的颜色马赛克

树叶摹拓

目的： 创造性地加工树叶形状。

条件： 一盒蜡笔、一打干净的 A4 纸和带夹子的写字板。在林地或者公园里捡拾的一些树叶。

说明： 让每个人收集一些不同形状的树叶，在散步结束时，找个地方坐下。在谈论完不同树叶的形状和其他特性之后，你可以演示树叶摹拓是如何完成的。选取一片叶子，翻过来使背面的静脉纹理向上，将其夹在写字板上。用一张空白纸将其盖上。将叶子放在你希望它在白纸中呈现的位置。用手指紧紧地按住叶子的旁边，用蜡笔在叶子上轻轻地摩擦，注意不要移动下面的叶子。如果这个过程完成得非常顺利，你将会拥有叶子的形状，叶子的叶脉呈现为蜡笔影像。这个过程可以用不同的叶子和颜色多次重复。

参看：树叶的颜色马赛克、树叶设计

树木生活史

目的： 提醒人们一棵树的生命故事。

条件： 林地或有不同年龄树木的地方。

说明： 与人们分享以下信息。

- 一棵树从一粒种子开始，这粒种子里面富含生长成一棵树所需的营养物质和所有的遗传物质。种子需满足合适的条件才能萌发并继续生长。主要条件是肥沃的土壤、水和阳光。

- 幼苗成长为一棵树，每年生长一圈年轮。它可能需要很多人的一生才能成熟，甚至是几个世纪。树木不能移动，而且必须生长在适合的地方。有些橡树的树龄可以达到 800 年，紫杉超过 1000 年。
- 芽在冬天孕育，然后作为对阳光的回应，在春天开放。一棵成熟的橡树有 70 万片叶子，相当于两个网球场的面积。它们就像太阳能电池板一样，为光合作用提供能量，并像散热片一样促进蒸腾作用。
- 一片叶子可能会被毛毛虫吃掉，然后这只毛毛虫如果被一只成鸟发现，并喂给它的一个宝宝，那么叶子的精华可能会成为幼鸟的一部分。反过来，幼鸟又可能会被一只雀鹰捕捉到。当老鹰死后，它的身体回到地面，并在那里分解回土壤。最终，土壤又会把养分供给正在生长的树木。
- 在秋天，如果是一棵阔叶树，树木会从叶子中取走大部分的精华，然后从底部切断对叶子的生命供应，以便自身在冬天存活下来。寒冷的夜晚和晴朗的白天给予了树木最明亮的颜色。

树木的经济价值

目的： 让人们意识到我们的生活是如此地依赖树木。

条件： 一个有树的地方，没必要一定是一片林地。

说明： 如果你是在室内阅读这本书，我猜你与一棵树做成的东西不会超过一臂的距离。考虑这样的可能性：

- 你拿着的书是用树木制成的。
- 墨水是用树木的化石制成的。
- 你坐的椅子、睡觉的床和站立的地板可能都是用树木做成的。
- 摇篮和棺材是用树木做成的。
- 钱不是在树上长出来的，但是由树木制成的。
- 树木供给我们大量的氧气。
- 树木吸收二氧化碳，并帮助减轻气候变化。
- 在炎热的国家，树木提供荫凉。
- 树木给我们供应木材，用来制造房屋的横梁和地板，以及燃料、书籍和杂志中的纸张、勺子及家具等。
- 树木提供给我们咖啡、茶、酒、橄榄油、人造奶油、巧克力、水果、坚果、香草、肉桂、奎宁、松脂、枫糖浆、橡胶、煤炭、琥珀和阿司匹林。

与团队分享上面的一些想法。然后沿着下面的线索说一些话：

"树木一直引导着我们的进化。它们影响了我们的身体和思想的运作方式。没有树木，我们就不可能成为人类。人类是在林地里进化而来的，四肢在早期适应了爬树。握紧的双手和具有立体视觉的、向前看的眼睛都确保了我们没有从树冠上掉下来。树木为后来手眼协调的进化创造了条件。我们之所以如此聪明，并能制造出精细的工具，一个主要原因就是手和眼睛的结合。为了进一步适应树木，我们拥有了色觉。我们倾向于被红色和黄色吸引，这是远古灵长类动物在寻找成熟果实的过程中逐渐进化而来的。"

在"与树相伴"的活动结束时，每个人都有一片已经非常熟悉的叶子。他们是想把它带回家，还是把它留在这里的树林里？

如果人们想把叶子带回家，他们可以把它放在窗台的某个地方，注意每天都会发生什么。一旦从树上脱落下来，它是如何变化的；或者可以把树叶放在两张纸巾之间，然后在一堆厚重的书下面压几个月；或者把它浸在融化的石蜡中，这样可以更长时间地保存叶子的形状和颜色。

然而，有些人可能想把树叶留在森林里，被生态系统中一个重要的、隐藏的生命群体（分解者：细菌、真菌、蠕虫和爬虫）回收利用。它们执行的基本任务是将树叶分解成更简单的物质，这些物质可以被提取出来，并重新用于构建复杂的东西，如树木和动物。

参看：埋在秋叶里、倚靠在树上或一个人身上、采访自然、杨柳里的风、树叶的颜色马赛克、树叶设计、树的年龄

鸟鸣

背景

鸟鸣是我们与自然最强大的联系之一，甚至非自然主义者也表示他们从倾听中获得了很多乐趣。诗人从"歌唱家"那里得到启发，这些"歌唱家"包括夜莺、画眉和云雀等。乌鸦和麻雀等鸟类的叫声则可能提供有较少的灵感，它们的叫声不被认为那么具有音乐性。这就引发了一个问题：音乐是起源于聆听和模仿更有旋律的鸟鸣吗？有些人认为音乐最早是用口哨来模仿鸟儿的曲调发展起来的，节奏是从舞蹈和心跳中衍生出来的。无论音乐的起源如何，人类的耳朵都会发现许

多鸟鸣的优美之处，并激发人们去聆听。

　　许多西方古典作曲家都借鉴了鸟儿的音符和节奏。如果我们听一下贝多芬（Beethoven）的音乐，就可以听出其中的联系。我指的不仅是明显模仿的"田园"交响乐——"小溪边的景色"（夜莺——长笛、杜鹃——双簧管、鹌鹑——单簧管）。你可以在他的小提琴协奏曲的开场回旋曲中听到一只画眉的节奏："塔　塔　塔塔滴"。在他的《第二交响曲》中有一个宽尾树莺的鸣声，还有许多其他的例子。其中一些可能是巧合，美国白胸林鹬的鸣声听起来像是《第五交响曲》的主题节奏。但从鸟鸣中得到一些灵感肯定是有意为之的。在 19 世纪，大多数作曲家都不会远离乡村，我们知道贝多芬每天都会在维也纳的森林里散步。

　　为什么鸟儿会唱歌呢？随着春天的到来，太阳的强度增加，带来了更多的温暖和光线，促使绿树发芽，毛毛虫孵化并吃掉新叶。丰富的昆虫也就造就了鸟儿吸引配偶和繁衍下一代的最佳时间。

　　雄鸟用歌声向雌性展示自己，雌鸟会被能唱得好且时间长的雄鸟所吸引。森林鸟类往往是有领地的，在茂密的树叶中，通过歌唱而不是用鲜艳的颜色让别人知道你在附近，更容易也更安全。除了吸引配偶，"歌手"可以让它的雄性邻居知道它的领土被占据，它们应该保持距离。

目的：提高对鸟鸣的认识和享受。

条件：冬末和夏末之间的灌木丛、公园或林地，那里是鸟类最有可能歌唱的地方。

说明：新的研究表明，鸟鸣可能对人有治疗作用，见本书 90～96 页。鼓励团队成　　　员静静地站着，听听鸟鸣，也许是在一次冥想训练之后。人们可以讨论对　　　鸟鸣的反应，以及是否认为具有治疗效果，也可能仅仅是从中获得享受。

　　参看：猫的耳朵、黎明合唱漫步、声音地图、像音乐一样的声音

闭眼行走

目的：提高视觉以外的其他感官，特别是触觉，并鼓励信任。

条件：一片开阔的区域，有各种各样树木、灌木丛的栖息地，地面不应太粗糙或　　　不平坦；眼罩（每人一副），你可以用旧材料制成，也可以用彩色围巾替代。　　　有些人不喜欢戴眼罩，他们只需闭上眼睛就可以了。

说明：建议人们如下操作。

　　"选择一个你觉得舒服的人，然后结伴。一个人戴着眼罩，另一个人则是他的向导。相互交换，各走一半的路程。

　　引导你的伙伴在这个区域里行走，带他们去体验有趣的触摸和质感。这是一

个给人愉悦和嬉戏的机会。慢慢来，小心点。

有视力的人必须是他们伙伴的眼睛，并确保地面是安全的。当路面发生变化（如地面有凹坑）时，提醒对方。检查是否有悬垂的树枝和多刺的植物。"

当每个人都回来后，在团队中讨论：被别人引导是什么样的感觉？关于大自然、关于你自己，有什么发现？带领一个蒙上眼睛的人是什么感觉？

参看：照相机

自然进家

目的： 许多人不便离开自己的家到大自然中。本活动是为他们及其照顾者准备的。
通过问两个问题来考虑这些选择：怎样才能让大自然更接近我居住的地方，这样我才能从室内看到它？怎样才能把大自然带进家呢？

条件： 你需要的资源在下面文本中进行了描述。

说明： 阅读下面每一节提供的建议。

怎样才能让自然更接近我居住的地方？

从起居室窗户里看到的景色是什么样子的？或者当你洗碗时，从厨房看到的风景又是什么样子？或者在室内任何你可以舒服地坐着的地方，看到的景色是什么样子的？想象一下，你是正在你家外面游玩的一只鸟。屋子里看上去很诱人吗？有食物吗？有躲避的地方吗？

我住在一个公寓里，在我办公室的窗户外面有一个装满葵花籽的小鸟喂食器。它被悬挂在屋檐下面的一根绳子上。如果你住在一楼，可以在窗户上放一个支架。只要我不做任何迅速地移动，鸟儿便来来去去。威尔金森出售廉价的供料器，并且他们葵花籽的价格也很好。你也可以买到透明的塑料喂料器，并将其通过吸力粘在玻璃窗的外面，但它们从来没能长时间粘在上面。

一个鸟儿的平台可以用旧的木制抽屉做成。抽屉的两旁可以给鸟儿提供栖息的地方，还可以阻止食物被风吹落到地上、被老鼠吃掉。确保这个平台的底部有一个洞，以便让水排出。鸟儿喜欢浅浮槽里的淡水，它们可以饮用，还可以洗澡。

鸟窝放置在猫接触不到的地方，大量的直射阳光会给你带来数个小时的快乐。一对鸟儿将经历从求偶表演到筑巢、喂养幼鸟和雏鸟的繁殖阶段。因为鸟儿配对发生在年初，可以在初冬设置鸟窝，鸟儿可能会把这个鸟窝作为寒冷天气中的栖息之所。

Usborne Books 出版了一本价格非常合理的鸟类指南，可以帮助你识别不同种类的鸟类。

种植一些灌木，这些灌木在冬天结满浆果会吸引许多鸟类，如黑鸟、槲鸫、画眉，以及田鸫和红翼鸫等候鸟。

一本好的园艺书籍会给你关于如何栽种一个花园的建议。这样一来，树木和草本植物一年到头看起来都很有吸引力。想想你的花园吸引蝴蝶、飞蛾和蜜蜂等昆虫的样子，它们又会被食虫鸟类取食（请参阅下面的参考资料，以获得更多信息）。

怎样才能把大自然带进家呢？

也许你不可能轻易地走出家门，或者你想在家中亲近自然世界，以下是一些将大自然带到室内、增加幸福感的建议。尝试一下，看看什么最适合你。

一个想法可能会勾勒出一幅鼓舞人心的画面。研究表明，如果住院的患者能看到窗外的一棵树，或者墙上有一幅大自然的照片，他们的病情会康复得更快。

你可以去宜家这类的商店买一张装裱好的照片。如果你负担不起这样的费用，也可以在像 *BBC Wildlife* 这样的杂志上找一些照片，把照片剪下来，贴在你能经常看到的地方。

也可以从搜索引擎和摄影网站下载不受版权保护的免费图片。把这些图片打印出来，并放置在经常会看到的地方。

你同样也可以使用彩色钢笔/铅笔/油料来创建自己的图片。

窗台花槽

窗台花槽被牢固地绑在窗户外面，种上鲜花，这是一个有吸引力的景象，形成了家庭和花园之间的过渡地带。

另一个选择是从漫步中捡一些东西，如有趣的松果、鹅卵石、小块木头、五颜六色的叶子，创建一张天然桌子。在窗台上留出一小块区域，定期更换你在散步中发现的东西，会让你想起在大自然中的积极体验。

在两张薄纸之间压一些树叶或鲜花，然后将它们压在两片木头之间，或压在一本厚厚的书/旧目录/电话簿下面。放置大约一个月左右使其干燥。

摘一束野花，放在窗前的果酱罐里。在夏末，再放一些干草。

Woodland Trust 网站上有一张表，用于识别常见的树叶形状，见下文。

找一个植物插条，然后把它种在一个装满泥土的花盆里，确保浇水充分，直到长出新芽；或买一盆植物，观察它随时间的变化。

如何制作一个喂鸟器

你需要一个小的塑料饮料瓶和瓶盖，一个大约 20 厘米长的小树枝，线团，尖头剪刀。

用剪刀在瓶盖上打两个小孔。把丝线（50~60 厘米）穿过小孔，连接起来绑成一个圈。用树枝或钩子通过这根线把瓶子吊起来。

在瓶子底部附近再做一对相对的小孔，把树枝横穿过去（瓶子两端露出的树枝）形成一个供鸟儿站立的地方。

在每个瓶子上部（距离底部大约 4 厘米）做一个方形的洞，这样鸟儿就可以吃到种子。这个孔应该很小（小于 1 厘米），当你切瓶子的时候，留下正方形的底部，然后把它推到瓶子里，这样可以防止种子流出来。

用葵花籽仁填满喂食器，然后挂起来。定期补充和保持清洁。

资源

Royal Horticultural Society：吸引野生动物进入花园的想法 *www.rhs.ork.uk*

BBC Earth：一个拥有丰富信息和想法的资源，可以反映英国的季节，定期更新关于在自然界可以做的事情 *www.bbc.com/earth/uk*

RSPB：野生动物友好型花园的建议 *www.rspb.org*

Woodland Trust：英国领先的林地保护慈善机构。他们保护林地、种植树木，鼓励人们走出去享受当地的自然环境 *www.woodlandtrust.org.uk*

埋在秋叶里

目的： 找点乐趣，体验别人的照顾，放松一下。

条件： 秋天有很多枯叶的林地。山毛榉林地是很好的选择。

说明： 你可以单独开展这些练习，也可以把第一个练习作为第二个练习的热身。
我不记得是从哪里学到的这项活动。这项活动对所有年龄段的人来说都是很有趣的事情。

感知树叶

在林地里，把树叶堆成长方形。每个人都被邀请脱下鞋子和袜子，赤脚感受树叶。过一段时间，让大家用脚散开树叶。

把一个人埋在秋叶里

让每个人选择一个他们觉得舒服的伙伴。每一对走进林地，轮流把另一个人埋在树叶里！如果有人犹豫，你可以提供一个塑料垃圾袋躺在上面。问被掩埋的人，他们希望自己的脸和眼睛被遮住，还是要睁着眼睛。在人被埋之后，埋葬者坐在附近，而被埋葬者则享受着这一体验。别太着急。在整个过程中不要交谈，当领队吹哨子时，两人互换。

照相机

这项活动受到 Joseph Cornell 主持的一个研讨会的启发，并且在 Cornell（2015）中描述过，这是他最好的发明之一。对任何在自然界的人，特别是儿童，Joseph Cornell 都给出了极大的鼓舞。我非常赞同他与自然界接触的方式。参考他的开创性工作的结果，我借用、改编和发明了许多活动。

目的： 这一活动存在着信任因素，可以给另一个人带来积极的体验，除了视觉提升之外，还有其他的感觉体验。这是一项非常受欢迎的活动，在活动中，无论你是给予者还是接受者都是愉快的。

条件： 一个很容易用脚探索的区域，一个不颠簸、无规律、看起来多变的区域。

说明： 首先将参与者之一作为"照相机"来演示这活动。你可以对大家这样说：

"我会解释其中涉及的内容，可以选择一个你觉得舒服的人来参与这个活动。

一个人是'摄影师'，另一个人是'照相机'。当互换的时候，你们都可以扮演每一个角色。'照相机'闭上眼睛，用手臂与'摄影师'联系在一起，由后者带领慢慢探索周围的环境，寻找有趣的东西来拍照。

当'摄影师'发现一些有趣的东西时，可能是一幅风景或特写镜头，他们会把对方放在正确的位置，如果需要，甚至会倾斜自己的头。然后，他们把手放在'照相机'的肩膀上。这是向'照相机'发出睁开眼睛的信号，让'照相机'看一看。当'摄影师'把手从他们的肩膀拿走时，'照相机'必须立即闭上眼睛。

'摄影师'可以变换不同的曝光速率，从一个长时间的凝视到一个非常简短的两秒镜头。第一次，'摄影师'只给了一个很短的曝光，通常让'照相机'在下一次拍摄时观察得很认真以防失去它！

给'摄影师'的一个重要提示是：你是"盲人"伙伴的眼睛，需要走得慢一些，注意头顶上的障碍物，以及不平坦的地面或掉下来的树枝。当出现任何障碍物的时候，告诉你的伙伴。

当你们完成之后，互换角色。"

随后，可以讨论刚才的经历：信任的问题和看到不经常出现的事情。

"照相机"活动的声明

Cornell 在他的 *Sharing Nature with Children*（1998）一书中提出了"照相机"活动的一种变化：当"照相机"睁开眼睛时，"摄影师"给他们读了一句关于自然的名言。你可以选 10 句左右的名言，从诗歌到鼓舞人心的文本均可，但是这些名言对你来说一定得是有意义的。这本书中来自章节标题的名言可能是一个很好的尝试。打印足够的材料，人手一份。

参看：闭眼行走

猫的耳朵

这项活动，我记得是在阅读了 Bernie Krauss 的 *The Great Animal Orchestra*（2012）之后发明的。Krauss 是一位野生动物录音专家，他在苏门答腊岛观察一只云豹。这只豹子正用它活动的耳朵搜索着周围的环境。Krauss 对此很感兴趣，想要体验一下豹子的听觉。他返回营地，用纸做了一双大猫的耳朵，在每个纸耳郭（耳朵外面的部分）上放了一个小麦克风，然后把这些纸耳郭夹到他的眼镜上。之后，他用耳机听，惊讶地发现他能用这些大纸耳朵听到更多的声音。

目的：提高听力，并想象成为一种听觉更敏锐的动物是什么样子。

条件：无，除非你想使用纸（见下文）。

说明：有一个 Krauss 做的低技术含量的猫耳朵，当我使用时，我敏锐地听到一个安静的声音，例如，林地中有一段距离的一只鸟，或者踩在干燥叶子上发出瑟瑟声响的一种动物。这是我的手！如果把双手都放在耳朵后面，你可以改变手的形状，把你的耳朵指向微弱的声音。弯曲的耳郭似乎是最关键的事情，它确实会产生不同的效果。如果你和一个团队一起出去，你可以和每个人分享这个技巧。如果鸟儿很难找到或者有一段距离，这是特别有用的。

这个技能，以及这本书中提到的其他几个技能，都与我们祖先熟悉的狩猎技能有关。

自然中的变化

"自然中的变化"活动的介绍

自然中的变化每时每刻都在发生。天气、日变化或者季节的流逝就是例子。大自然中的很多乐趣都来自于观察这些变化。这里有 3 项活动,鼓励人们提高对变化的意识。

变化是永恒的

目的: 更多地意识到自然界中的变化。

条件: 无。

说明: 对于那些感到生活陷入困境的人来说,让他们意识到正生活在一个不断变化的世界中,这可能是一种个人挑战。我利用一切可能的机会提醒人们,自然中的变化是永恒的。对于每周都在同一时间见面的团队,我可能会指出,与前一周相比,光的质量发生了变化,或者在步行的开始和结束时提到太阳在树上方的高度。我做的另一件让人们注意到自然变化的事情是让他们记住几个月前在同一个地方是什么样子的:"还记得 3 周前光秃秃的树吗?现在我们已经无法透过叶子看到枝条了";或者在 2 月,我指着嫩芽说:"看,绿色是如何准备好再次出现的。1 个月后,我们还会再来这里,我会提醒你们再次查看,看看发生了什么变化。"

在我住的地方,新叶在 3 月底开始萌发,并且一直持续到 5 月底。在英国,4 月是世界变为绿色的时节。观察不同物种芽的变化,逐渐成长为叶子。所有的嫩芽都去哪了?它们没有去任何地方,只是变得跟其他事物一样了。峨参在春季像泡沫一样沿着小巷和树篱开花,然后迅速地凋谢。你注意到了吗?日本人比我们更多地认识到大自然的变化,他们拥有丰富的文化,每年都要庆祝樱花的短暂开放。

意识到大自然变化的可能性是无穷无尽的。

在树林里站立 5 分钟,闭上眼睛,倾听世界变化的声音。

- 你静静地坐着,将目光放在阴影上,注意它穿越地面的过程。
- 注意春分/秋分,以及冬至/夏至的转折点。
- 注意月亮由黑暗变为"D"形、变为"O"形,再到"C"形的变化。
- 伴随着太阳在云层里钻进钻出,或者通过季节的变化,注意温度的变化。

我们所有的生命都是由大自然的变化创造和塑造的，有足够的理由庆祝。

参看：自然进家，色卡匹配，黎明合唱漫步，冬季的死亡和生命，用于生态
疗法的野生食品

物候曼陀罗

目的：通过观察事件第一次发生的时间来提高对自然季节变化的认识。

条件：A3 大小的纸、铅笔、签字笔。

说明：物候是自然的历法，是自然界中反复出现事件的发生时间，通常与气候有
关。例如，最早下雪的时间或春天第一声布谷鸟叫声的时间。英国的第一
位物候学家是 Robert Marsham，他从 1736 年到去世的 1798 年间写下了
Indications of Spring。近年来，科学家们通过分析相关记录证实了气候变化
对物候的影响。花朵开放和鸟儿筑巢的时间比 30 年前提早了 11 天。

如果你有一个固定的团队，你可以制作自己的物候图，提醒全年的自然变化。
你可以在一张 A3 纸上画一个大圆圈，然后画出辐射线，划分出 12 个月。在每一
次活动结束时，人们可以填写他们注意到的与前一个月不同的内容和一些特殊的
现象，比如"那天我们看到两只隼"。你也可以在智能手机上记录这些活动。

春天到来的时间取决于很多因素：你所处的纬度、海拔、土壤类型、气候和
地势，但平均而言，紫罗兰和报春花的开花期每天向北移动约 3 公里。

查看自然日历[①]，了解更多信息及科学家是如何使用当地的物候数据的。

太阳轨迹

目的：与变化同步。了解太阳的运动和光线的变化。

条件：一个能很好地观察到东、西地平线和看到太阳升起、落下的地方。事先研
究一张地图，找一座可能合适的山。如果想更精确地知道太阳的运行轨迹，
你可以使用指南针和量角器。有一些应用程序可以在任何给定的地方显示
出日出和日落的方向。在这项活动中，你最基本的需求是免费的。

说明：在冬天找个地方，在那里可以在同一天看到日出和日落，也许可以从山顶
上俯瞰大海或遥远的陆地。在我居住的伦敦东部，12 月 21 日是一年中最
短的一天，太阳在 08:03 升起，然后在 15:51 落下。在一天的活动中，每当
阳光照射在身上时，环顾四周，观察一天中的光线质量，直到日落。

---

① 参看 www.naturescalendar.org.uk。

如果你有量角器、指南针和网站 Build It Solar[①]，你可以计算出太阳在任何一天中的运行轨迹。例如，在我附近的一个城镇，结果是：

12 月 21 日，太阳将在正南偏东 58°升起，在正南偏西 58°落下。

3 月 21 日和 9 月 21 日，太阳将在正南偏东 91°升起，正南偏西 91°落下。

6 月 21 日，太阳将从正南偏东 126°升起，在正南偏西 126°落下。

诀窍是查看天气预报，选择晴朗的一天，确保在一天中可以观察到日出和日落。

每月都要庆祝的事情

目的：确认和庆祝大自然每月的变化。

条件：一张表，这个表中包含一年中的 12 个月及用于填写事件的空白处（表 A.4）。

说明：随着季节的变化，有一些自然事件会提醒我们自然界正在发生变化。这里给出的例子是根据我在伦敦东部工作时的观察创建的。如果你生活在不同的纬度或气候地带，这些事件和时间就不一样了。我鼓励你与团队讨论在你们的地区，哪些自然事件是值得庆祝的。也许可以找到一些方法来创造性地表达每月的这些变化。

表 A.4　每月都要庆祝的事情

月份	寻找
1 月	雪、冰和霜；雪中的脚印；搭建鸟巢；观察星星；看黎明和黄昏；生火；寻找死亡和新生命的迹象；雪花莲、榛子花絮
2 月	春天到来的迹象：褪色柳、蓝铃芽、鸟儿的鸣叫和求偶、大椋鸟栖息、青蛙和蟾蜍集会、紫杉烟雾（来自散出的花粉）。种一棵树（11 月至 3 月）。喂野鸭
3 月	森林植物开始开花：黑刺李、木海葵、白屈菜 冬眠的蝴蝶醒来：钩粉蝶、翠凤蝶、蛱蝶 鸟儿迁徙：前往斯堪的纳维亚半岛，或者从非洲赶来。蛇在冬眠后出来晒太阳，脱皮。植物发芽，长出一些新叶
4 月	夜莺来了，布谷鸟叫了，筑巢的鸟，蓝铃林，紫罗兰，橙色翅尖的蝴蝶。我们可以轻咬新鲜的嫩枝
5 月	鲜花繁茂，白色的山楂花和峨参漫山遍野。树木清新，满眼绿色。黎明合唱团和黄昏鸟鸣。第一只蜻蜓
6 月	更多的花：犬蔷薇、金银花。蓝色和棕色的蝴蝶、云雀。在一天中看潮涨潮落
7 月	更多的花，如矢车菊。萤火虫、褐飞蛾、蜻蜓，雨燕在月底离开
8 月	开花的千屈菜，黑莓。蚱蜢和灌丛蟋蟀
9 月	浆果丰富：山楂、板栗。燕子离开

---

① 参看 www.builditsolar.com。

续表

月份	寻找
10 月	真菌、鹿茸、蜘蛛网；红翼鸫和田鸫到来；森林变色
11 月	黑刺李和山楂果；来自北极和欧洲北部的鹅、天鹅和鸭子；落叶
12 月	黄昏的猫头鹰。寻找冬季的访客：湖泊上的田鸫、红翼鸫、鹅和鸭，沼泽地和海岸上成群的涉禽。在同一天中看日出和日落

色卡匹配　

这个想法最初来自于我对秋天颜色的思考，想知道是否可以制作一个色卡，就像是从颜料店买到的材料，但是使用的是真实的叶子。我的想法是，把五颜六色的叶子切成正方形，并把它们贴在纸上，然后给每种颜色取一个假想的名字。后来，我稍微改变了这个活动，使它更容易做，也就是目前呈现的这个。

目的：感观意识。提高对自然界中不同颜色和色调的认识。一个小团体的活动。

条件：每个小组或 3～4 个人都需要一套下面的物品：

- 两张 A4 灰色硬卡片。文具垫的硬背面是很好的材料。一只大夹子，可以把纸固定在卡片上。
- 一套从 DIY 商店收集的颜料图表/颜色版，如 B&Q，Wickes 或 Homebase 等商店。确保拥有与团队人数相同数量的颜色。这些将被用来制作自己的色板卡。
- 一包可以一面打开的 A4 防水透明卡套，这些是为了保护 A4 卡片。
- 一张 A4 记录单（见下文）。
- 一支胶水。
- 一支签字笔或铅笔。

事先准备的说明：你需要为每个小组制作一张 A4 的色板卡。把你从 DIY 商店收集到的画图样本剪切成单独的矩形。将所选内容按行粘贴到 A4 卡上。确保每个 A4 卡片都有相同的颜色选择。

建议你从选择彩虹的基本颜色开始，然后添加几种非自然的颜色，比如日光粉或者高亮绿。可能会找不到这种颜色，但会引发探讨。然后有两排由两种不同的微妙色调变化组成的颜色，例如，从深翡翠绿到浅绿，或从粉红色到猩红色、深红色和褐红色。

给每种颜色一个数字。用 A4 透明塑料纸覆盖每种颜色的卡片，以保持干燥和无标记。

A4 收集卡：将第二张 A4 卡片放入塑料封面中以保护和平整任何收集到的物品。再次确保塑料覆盖卡的数量与团队的数量相匹配。

A4 记录表应在左侧下方有一个编号列表，与色样卡上的颜色数量相匹配。在数字之间留出足够的空间，以便书写和粘贴内容。记录单可以打印出来，也可以在当天用铅笔在纸上书写，可以夹在一张塑料覆盖的卡片上。

当天的说明：让人们加入团队。需要拥有与团队相同数量的色样卡片。

给每个团队分发一套色样卡片、胶水、签字笔等。

解释活动的目的是在自然界中寻找尽可能与色样相匹配的颜色。

当有人找到匹配的颜色时，团队中的每个人都必须同意这个匹配。他们可以把物体粘在记录单上，也可以写上它的名字。

在活动刚开始时，可以增加挑战难度，让他们尽可能精确地指出一些看起来非常相近的颜色。可能所有绿叶与绿色样本都不能匹配得很好。他们能在卡片上找到大自然中精确的绿色吗？这就是为什么会用非常不同和一些非常相似的色调作为一项挑战内容。

请每个人在完成活动后回到你身边。人们可以慢慢享受这个过程，如果长时间没有回来，你可以呼唤他们。

集合成一个大团体，比较结果。人们会发现什么？人们有分歧吗？准确地说，是容易还是困难？人们最喜欢的颜色是什么？某些颜色会让你想起什么吗？

一个反馈是：在自然界中精确匹配颜色是多么的困难，自然中的颜色太多了。时装设计师、摄影记者和电影制作人使用潘通色卡图表来搭配颜色[①]。习惯于仔细观察颜色的人，如摄影师、艺术家或裁缝，很可能对颜色有更强烈的敏感性。

色盲并不少见，也可以开展关于我们如何以不同的方式看待世界的有趣讨论。

参看：树叶的颜色马赛克、纹理样本匹配

树叶的颜色马赛克

在深秋穿越林地，欣赏我们周围树木的黄色、橘色和红色。这是一个机会，可以利用一种活动来鼓励我们去真实地观察：看看色调的微妙之处，接受我们周围发生的变化。

Andy Goldsworthy 制作了一些美丽的艺术作品，这些作品是由在地面上排列

---

① 参看 www.e-paint.co.uk/pantone_colour_chart.asp。

的彩色树叶制成的。我发现他的书是大自然中活动灵感的源泉。

目的：提高人们对秋天色彩的认识。

条件：在 10 月中旬至 11 月初，有阔叶树的地区（也可以在 5 月至 8 月，见下文）。

说明：向团队解释，我们要用树林或公园里找到的叶子的自然颜色来创造一些
东西。

人们可以单独地、成对地或集体地开展这项活动，停下来欣赏树木。在散步
时，讨论某一种颜色的不同色调。有多少种红色？你能找到纯黑色或白色吗？检
查一下，你有没有得到彩虹的每一种颜色？

当每个人都收集到了心仪的树叶，找到一个平坦的开阔区域，团队可以开始
工作。我第一次这样做的时候，我们是在实木长凳上开展的，但是你也可以在
一片河沙或裸地上开展。小路上的泥巴也是一个很好的底板。这是你的画布，
你可以在上面用收集到的颜色创造性地工作。可能性是无限的，但首先制作一
张色卡表：一张彩色圆盘，最亮的色调在中间，越靠近边缘色调越暗，颜色在
圆周的边缘微妙地变化。你也可以制作图案，如蛇图案、曼陀罗。也可以看看
Andy Goldsworthy 做了什么。在拍照后，你可以把这个"艺术品"留给别人欣赏。

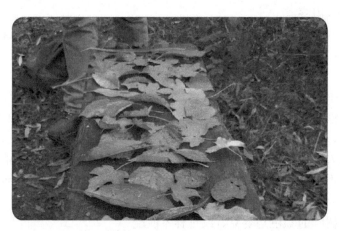

长凳上的彩色叶子线，从黄色逐渐过渡到红色、紫色和黑色

夏季马赛克

在德比郡的峰区，5 月至 8 月间，最常见的是在降灵节期间，60 多个社区会
使用天然材料来装饰当地的水井。井口周围建造了一块大的框架木板，上面铺了
一层厚厚的黏土。彩色材料（花瓣、浆果、树叶等）被压在黏土上，形成一个马
赛克，从远处看起来就像是一幅画[①]。

---

① 参看 www.peakdistrictinformation.com/features/welldress.php。

你可以尝试用花、树叶和浆果在泥坑周围做一个夏天的马赛克。显然，只有使用在你所在地区非常常见的植物才有意义。兰花马赛克，无论多么美丽都无法也不可能与野花本身相媲美！山楂树开的白色花是一种很好的对比介质，可以用在池塘周围的泥土上。

参看：色卡匹配、树叶设计

创造一个地方的记忆

怀着感激之情，改编 Sophie Jeffery 的工作。

使用意象在放松录音中是很常见的。目的是通过唤起一个很可能与平静相关的环境，让听者处于放松的状态。声音让人们通过想象进入自然。有大量的研究证据表明，这个过程是一种有效的放松手段。

在这个练习中，我要求人们选择自己在大自然中感觉放松的特殊位置，并为将来的再次到访创造一个记忆。这些指示鼓励人们真正关注他们所选择的环境，并利用所有的感官来创造积极的记忆。

目的： 大自然是一个在有压力的时候可以进入的地方。作为辅助放松的手段，创造一种来自大自然的积极记忆。

条件： 一片混合生境的区域，最好有一些林地、开阔的草地，以及水体，如溪流或池塘；每人一套说明书、一个哨子。

说明： 这个过程开始于带着团队去自然界中一个有吸引力的安静地方，选择栖息地，如林地、草地、溪流，或者开阔水面。在解释这个说明和分发纸张之前，团队进行身心放松活动。

你可以说这样的话：

"一分钟后，我会让你去找一个感觉很有吸引力的地方，一个让你感到舒适，也许还可以放松的地方。在这片地区，我们有一系列的栖息地可供选择：河流、草地、树林等等。在你选择的地方，我希望你创造一个美好的记忆，以便在其他时候，你可以回忆起这段记忆和随之而来的积极情感。这有点像另一种方式，当看自己在一个愉快假期中的照片时，你会产生积极的感觉。当试着放松的时候，你可以利用这种体验。闭上眼睛，想想那个地方，你有多享受，或你在那里得到的安全感。

这个过程很容易做到。我将分发说明书来帮助你。首先，我想让你在这里散散步，找到一个让你感到舒适或放松的地方，然后花大约20分钟的时间创造你的记忆。我会吹哨子把你叫回来。

一个为自己创造记忆的好方法就是专注于所有不同的感官。这样你以后就可以回忆起你看到的、听到的、闻到的、品尝到的和触摸到的，以及伴随着这段经历的感觉。

我这里有一张表格，它会提示你把注意力集中在所有这些事情上。如果你想有助于以后提醒自己，你可以在纸上写字或画画；或者在自己头脑中创造一个记忆。

利用你的时间，发挥你的创造力，也许从站着或坐着开始，做一些我们刚才做的放松呼吸。如果你不想这样做，也许只需找个好地方坐下来放松一下。当你完成后，回到这里。我会在时间到的时候吹哨子。"

创造一个地方的记忆

花些时间做这个活动，带着对一个地方的感觉行走。持续探索直到找到一个让你感到安逸和安全的地方。

你要为自己创造一段记忆。如果将来想放松的时候，可以使用这段记忆。需要一个丰富的记忆，只有这样，你才能闭上眼睛，想象自己回到这里。

为自己创造记忆的最好方法之一就是专注于所有不同的感官。这样你就可以回忆起你所看到的、听到的、闻到的、尝到的、触摸到的，以及伴随着这段经历的感觉。

以后你可以用这张纸来提醒自己回忆所有的感官体验。你可以在纸上写或画，提醒自己所有的这些事情。或者在自己的头脑中创造一个记忆。

你可以花几分钟在这个地方放松一下。专注于你的呼吸，让任何思绪飘散。

你能看到什么？

在整个画面中，你有什么看法？什么东西构成了这个景观？近距离能看到什么？你能看到什么形状和颜色？生活在这里的植物和动物是什么？你能看到你喜欢的东西吗？

你能听到什么？

闭上眼睛，探索你周围的声音。你认为声音来自哪个方向，距离有多远或多近？你知道每一种声音是由什么发出的吗？你喜欢哪个声音？

你可以触摸到什么？

你的手可以触碰到什么？花时间探索不同的质地和形状：粗糙的或光滑的，柔软的或坚固的，湿的或干的。你的身体感受是什么？感受脚或脚底贴在地面上。你能意识到你的全身吗？你能感觉到身体周围的空气吗？

你能闻到什么？

把手伸向自己，探索你所在地方的不同气味。试着闻一下空气、植物和树木、地面和自己。

你能尝到什么味道？

这是一个棘手的问题！有限度地冒险！

在这里的感觉如何？

你有什么情感？当你在这里的时候，你有什么想法？有什么想试着记住的吗？你有什么智慧的话吗？

大约 20 分钟后回到团队，或者当我用哨子召唤你们的时候。

以后（当你想唤起回忆的时候）

让我们假设你在其他地方，也许在家里，在头脑中回到自己在大自然中的特殊位置。确保你是一个人，不会被打扰。坐下来，让自己进行一次身体放松运动，比如收紧/放松肌肉，然后看看是否能较好地唤起自己对自然界中特殊位置的记忆。通过所有的感官回忆：它看起来是什么样子的，它的声音、触感、气味、味道，你的身体感觉如何，以及什么情感与这个地方有关？

创造性活动

"创造性活动"的介绍

我发现在一节课结束的时候，特别适合开展绘画、诗歌和雕塑等创造性活动。它让你有机会思考一天的经历，同时整合各种想法和感受。

当你带一个团队到野外时,这里描述的活动仅仅是一个可能用到的小样本。下面的许多活动都使用如树叶和石头等天然材料。对一些人来说,这是一个创造性表达的新发现,但对另一些人来说,这可能看起来很奇怪,他们可能需要时间适应。

在第 3 章"自然中的正念模型"(本书 44 页)中有关于生态疗法创造性表达的深入讨论。

装饰路径

目的: 用自然材料制作装饰品。

条件: 天然材料、线和剪刀。

说明: 这是"季节循环"活动的一种变化。利用自然发现的物品,如鲜花、树叶、浆果或树枝,以个人或小团体为单位创作,装饰一条小路。小路上的泥巴有利于把树叶和浆果压在地上。可以用绳、草或梗等物品将道路两旁的树枝绑在地面上。

框一个风景

这是受研讨会上某人的启发而产生的观点。这个想法是找到一个有趣的风景,并与其他人分享。这项活动在林地里最容易完成,框架可以悬挂在树枝上。

目的: 一种有趣的观察景观的方式。

条件: 绳子和剪刀;非常直的细枝和树杈;一块林地。

说明: 告诉人们:

"我想让你去找到一些感兴趣的东西或风景,然后把它框起来。框架可以由细枝和树杈制成,在拐角处用绳子绑在一起,然后悬挂在树上,绑在一根立桩的顶端,或者被制作它的人举在正确的位置上。当制作完成了你的镜框,或者当我的哨声响起时,请回到这里。"

每个人都去树林里寻找一个有趣的视角来框景。20 分钟后,让人们回来。然后,这群人在树林里走走,看看每个人的相框,倾听他们可能想要表达的任何感受。

参看:树叶的颜色马赛克、生命圈

树叶毯子

灵感来自 Andy Goldsworthy（'Sycamore Leads' in *Parkland*，1988）。

目的： 创造性地使用天然材料。

条件： 许多大而平坦的、五颜六色的树叶，从山楂灌木上脱落的刺，以及一株大树的横枝。

说明： 这种活动在秋季开展效果最好，在这个时节，色彩斑斓的树叶供应充足。大而坚韧的树叶效果最好，如枫树、扁桃或悬铃木。树叶毯子松散地铺设在地面上，叶柄指向上方。用刺连接在一起，就像你用一个大的别针把材料的两个边缘连接起来一样。一旦毛毯完成，就可以将其悬挂在一棵树的横枝上。秋天的树叶在阳光下显得格外鲜艳，创造了一种染了色的玻璃窗效果。

自然石堆

目的： 对自然材料的创造性探索。

条件： 需要大量的材料来制作石堆。使用什么取决于所处的环境，以及能找到什么东西。在海边和河边经常有大量的巨石、鹅卵石和浮木。在林地中，你可以找到倒下的树杈和细枝。

说明： 像 Andy Goldsworthy 和 Chris Drury 这样的艺术家将天然材料作为工作的媒介。如果你可以从图书馆借书或者在网上查看它们的图片，你会获得很多灵感。我将在这里专注于他们工作的一个主题——塔楼。Chris Drury 用巨石、石板、骨头和木头建造了塔楼，其中一些里面有火。它们让我想起在山峰或向上走的路标上看到的石堆。有些是以宽广的底座为基础，建造了一座狭窄的塔楼，而另一些则是通过在另一块石头上的垂直平衡巨石来精心建造的。每个人都用沙滩上的鹅卵石制作迷你塔楼。我们开始一场比赛，看谁能使用最多的石头，谁的石堆最高或最有艺术气息。

你也可以用木头，如圆木或短枝制作方形或三角形底座的塔楼。

给予灵感的环境艺术家

利用网站和书籍查找以下艺术家，获取更多资料：

Chris Drury

Andy Goldsworthy

Nils Udo
Richard Shilling

季节循环

目的： 庆祝变化的季节。

条件： 各种各样的栖息地。

说明： 在一年中的任何时候，都有关于季节和正在发生变化的某些自然指示。与8月不同，在5月有不同的花，10月下旬有不同的树叶颜色，以及2月的灰色调。认识和承认这些变化的一种方法就是展示一些象征着当时季节的东西。在仲冬，我们用一棵冷杉、冬青、常春藤和槲寄生装扮圣诞树庆祝圣诞节。在冬末，有些人把风信子或番红花球茎带到屋里，迎接春天的到来。

这项活动的建议是，每个人都去寻找那些能让我们想起目前所处季节的东西，并且把它们一起带回来。一个平坦的空地是最有用的，这样，团队可以聚集在一起。但可能会看到其他的方式，比如在树桩上放置装饰物。我经常使用圆形图案，从中间开始，邀请人们添加自己的物品，直到一个宽的圆盘被填满为止。有些人可能需要鼓励才能参与，以一种艺术的方式使用天然材料的想法对有些人来说是陌生的。

任何材料都可以使用：树枝可以很好地划定空间，花朵和浆果是五颜六色的，真菌也是与众不同的。同样颜色和大小的叶子组成的圆圈看起来很好。

在创建了季节循环之后，可以花时间讨论人们对季节变化的感觉，以及其他的任何东西。

林地风铃

改编自 Danks 和 Shofield（2005）。

目的： 一项创造性的活动。

条件： 棉线和剪刀；直的树枝和其他天然材料。

说明： 这项活动可以由个人或结伴合作完成。一旦东西绑在横杆上，需要进行一些试验和调整才能使横杆/树枝保持平衡。

可以使用大约40厘米的现有横枝，或者可以从较大的树杈上悬挂类似大小的树枝。从第一根小枝开始，其他的小枝或物品可以用棉线悬挂起来。如果物品松散地绑在上面树枝上，它们可以沿着上面的树枝滑动，直到找到平衡点。几乎任何东西都可以挂在小树枝上作为装饰，这取决于你所处的地方。在林地中，羽毛、骨头和花朵看起来很好。在海滩上，海藻、浮木和发现的垃圾都可以被使用。

黎明合唱漫步

为什么是黎明合唱？清晨，天太黑了，不能进食，因此鸟儿有时间唱歌。同样重要的一件事是要提醒邻居，你仍然占据领地，因为未占领的领地很快就会被他人接管。歌声也会刺激雌性在早晨产卵。

生活在地球温带区域的一个特殊之处是季节变化，尤其是鸟类在春季的性兴奋。最终的体验是林鸟在黎明合唱中集体鸟鸣。在太阳升起之前，雄鸟向它们的邻居宣告它们的存在，并试图吸引经过的雌性。这是鸟鸣发生的实际原因，但我们体验的是另一回事。

我真的不喜欢一大早起床，但是确保每年至少一次把闹钟设置在凌晨3点，在黑暗中蹒跚前行，沐浴在树林苏醒的声音中里，随着太阳的升起，新的一天开始了。

一种代替早起的方法是体验黄昏鸟鸣。鸟类会在栖息前唱歌，同样，它们在早上的第一件事也这么做。但对于我们来说，体验是不同的。鸟鸣声没有那么强烈，并逐渐消失在黑暗中。在黎明前的黑暗中，当太阳升起时，听鸟鸣的心理效果是无与伦比的。然而，出于实际原因，在晚上组织一次集体活动可能更容易一些。同样的实用技巧也适用，参看下文。

目的： 从清晨鸟鸣中获得最大的体验。

条件： 有鸟的林区。带一些东西：

- 食物和饮料：可以留在车里，但是在行走时，应该放一些在背包里。
- 防寒服：厚外套，以及手套、帽子等，穿得就像在冬天里的某一天（说真的，5月的黎明前，气温可能接近零度，而且人们会在附近一直站着）。
- 火把，仅为了紧急情况。在黑暗中20分钟之后，人类的眼睛会适应夜视。
- 可以坐在上面的折叠椅或睡袋。一个手提袋是最低要求。
- 防蚊液。
- 手机，参与的人每人一部。
- 如果你想随后识别鸟鸣的话，可以携带播放鸟鸣声的MP3播放器。

地点：

清晨鸟鸣的最好地方可以通过一周前的一次黄昏鸟鸣来确定。理想情况下，你需要一个有开阔空间的成熟林地，有着安全清晰的通道，方便公众进入，光污染最小。郊野公园或自然保护区是一个很好的选择。地方野生动物信托基金会也许可以给你提供建议去哪个地方听夜莺或云雀的声音。

时间：

不要在雨天，对你和鸟鸣都不好。当很少的鸟儿开始唱歌的时候，你需要到达树林里，并计划在正式日出前至少待一个半小时。你不会在音乐会的中途到达吧？为计算出日出时间，请参阅网站，如地球系统研究实验室[①]。这个网站可以方便和自动地为你提供世界上任何位置的日出和日落的时间。5月上旬是最佳时间。英国国家清晨鸟鸣日通常在5月的第一个星期天。5月4日，英国南部的日出时间是凌晨4时27分。如果在这个月的晚些时候开展，你将不得不起得更早，并且一旦它们有了配偶，鸟鸣声会更少。提前几周则意味着你可能会错过一些晚到的候鸟。

说明： 长时间的黑暗户外经历对很多人来说很可能是一种新奇的体验，这意味着这项活动可以成为一个特殊的事件。

在研究确定了关于倾听黎明合唱的最佳地点之后，你们需要商定一个很容易找到的见面地点。最好是在安全的公共场所见面，然后步行到树林里，而不是在黑暗中的林地边缘见面。带一张如何到达那里的地图，提出一些关于穿什么和带什么的建议，这些都是不错的做法。提醒人们要准时，因为一旦团队离开了会合地点，将很难被找到。人们需要自己带零食和热饮，你可能会在户外待上三四个小时。之后去吃早餐也可以成为体验的一部分。

一旦人们到达，并且你已经确认每个人都有合适的装备，你可以就如何从这次经历中获得最好的体验给出建议，这可能包括以下几点：

- 待在一起。
- 关闭手电筒，只在紧急情况下使用；10～20分钟后，你的眼睛将会适应。
- 保温。
- 放慢速度，悄悄地移动，不要着急。
- 避免聊天的诱惑。如果你必须提到一些事情，悄悄地说或用手指出。
- 注重体验并使用你的非视觉感官，特别是倾听。

当我带一群人出去进行黎明合唱漫步时，我鼓励人们放慢速度，敞开心扉，享受感官体验，就像是去欣赏音乐会一样。当合唱团完全释放的时候，我不会花时间给每只鸟命名。但是如果有疑问的话，我可能会在回去的路上，识别某些鸟

[①] 参看 www.esrl.noaa.gov/gmd/grad/solcalc。

类。你需要知道管弦乐队演奏的是哪种乐器，才能享受音乐吗？不，但如果你这样做会增加兴趣。我认为学习和沉浸在感官体验中应该在两个不同的时间里发生。如果有一个固定的团队，你可以在白天的会议中谈论不同的鸟鸣。我把 CD 上的鸟鸣复制到 iPod 上帮助我学习，你也可以在各种网站上听鸟鸣，比如 RSPB。鸟鸣一般又高又快，人类很难模仿，所以观鸟者想出了一些难忘的短语和提示，以便更容易区分不同类型的鸟鸣。我已经创建了一些提示，当与录音结合时，可以帮助在户外学习鸟鸣。

你怎么知道什么鸟在唱歌？

这里有一些关于最常见的本地鸟类的笔记，你可能会在春天听到这些鸟类唱歌，紧随其后的是一些夏季迁徙来的候鸟。

鸫类

乌鸫：多变短语之间有一个停顿；柔和、深沉、圆润和放松；短语通常以纯正的口哨开头，以更刺耳的咯咯声结尾。悠闲，清爽，通体黑色，栖在高处。

画眉：清晰而响亮的方式重复 3～5 遍 "words"。有些声音是音乐性的，另一些则是刺耳的；不像乌鸫那样流畅。

槲鸫：重复整首歌，而不是几个词。叫声像乌鸫那样，但没有那么流畅，更加急促，歌中带着一丝渴望，清晰、响亮同时伴有停顿。站在高高树梢上唱歌，时间常常是在深夜。它的另一个名字是田鸫。

知更鸟：微弱而缓慢的短句，每一句都是不同的、甜蜜的爵士乐演奏。在秋天，它会唱一首悲哀的歌，让我们听了特别忧郁。

鹪鹩（jiāo liáo）：以巨大的能量和急促的颤音演唱，通常没有变奏。中间是咯咯声，最后是更具音乐性的颤音。通常在灌木丛中低声歌唱，在 8.25 秒中就有 103 个音符。

篱雀：刺颤的暗哑声，短而快，但是不像鹪鹩那样高音调。缺乏鹪鹩的狂野热情。

灰斑鸠：3 个音符，节奏为 "Will *ow* tree"。

林鸽：咕哝着 "buffing the silver" 的节奏。

八哥：哨声和金属声，可以模仿人的声音，像电话的拨号音。

山雀类

大山雀：两个音符，"tee-cha"，有力、尖锐、不重、欢快的。即使是一只鸟也有很多变化。模仿脚踏泵。

煤山雀： 两个音符，"weechoo"、"peechi"，更甜、更软、更快、更高的音调。模仿自行车打气筒，吱吱作响。又叫"小山雀"。

蓝山雀： 复杂而长的颤音。一首高音调的歌曲，有时被描述为"tsee-tsee-tsee-chuu-chuu-chuu"的声音。

戴菊鸟： 很细、高音的歌，"sisey，sisely，sisely"，抑扬顿挫。与针叶树有关，叫声是一系列高调的、激烈而短促的"see-see-see-ssee-see"声。

雀类

苍头燕雀： 在休息时间重复的一首歌，由加速的"Chip-chip"嘎嘎声组成，结尾的节奏迅速，更富音乐性。在 William Allingham 的一首叫作"The Lover and the Birds"的诗中，他把这首歌写成："Sweet, sweet, sweet. Pretty Lovely, come and meet me here"，这是对节奏的合理模仿，而不是真实的声音。它在树上唱歌。

绿金翅雀： 喘息的、颤抖的歌，中间部分用更刺耳的"zzzz"组成。

金翅雀： 听起来像远处叮当的铃铛，颤动和涟漪的音符、美妙的弱拍，歌声从树上传来。

夏季迁徙的候鸟

布谷鸟： 什么都不需要说！但你能看到这只鸟吗？

柳莺： 一种流动的、滑下来的鸣声，中间部分更迫切响亮，然后在接近尾声时逐渐消失。当它在树枝上穿行时，会有伴随着停顿的重复。

棕柳莺： 听起来有点像它的名字，更像"silp-salp"声。当它取食时，在树枝间歌唱。

黑头莺： 一种美丽流畅的鸣叫，似乎需要时间才能开始，但在接近尾声时变得更加流畅。常隐藏在灌木丛中歌唱。

在黎明的合唱中漫步，你可能还会遇到蝙蝠、其他哺乳动物及飞蛾，并有机会观察星星和月亮。

更多资源

你和你的客户可能会想要尝试在室内使用鸟鸣录音，看看它们是否对情绪和放松水平有积极的影响。它们可以用作另一项活动的安静背景，最好的录音是使用那些栖息地的声音，如林地或海岸。这些类型的录音也往往更长。一个例子是

Andrew Flintham（2008）的 *Brecklands Dawn Chorus* 录音。

冬季的死亡和生命

目的：意识到生和死是共存的过程，发现冬天里的生命。

条件：无。开阔的林地很适合这项活动。

说明：首先让团队探索树林，寻找死了的东西。如果是小物件，可以把它们带回来。大的东西仅是注意到就可以。还要告诉人们，你将留在现在的地方，大约 10 分钟的探索完成后回来。

作为一个团队，讨论发现了什么。有一次，我们发现了树叶、羽毛和木头，我们还谈论了像可口可乐罐和瓶子这样非有机的东西。通过这些观察，可以讨论生命和死亡在自然界中是如何不可分割地相互交织在一起的。以下几点可能有助于你们的讨论：

- 落叶枯死了，但树木却没有。这一点是显而易见的，如果你之前认为冬天的树林里没有生命，则认识到这一点很有意义。"冬眠"一词是对冬天树木的一个更好的描述。树木在转移走有用的营养物质后会脱落叶子，就像我们会脱落皮肤和头发一样，这是对生活的一种适应。落叶树在冬天不再需要宽阔的叶子，因为冬天光线较少，叶子的结构会更容易受到霜冻危害。
- 落叶很快就会在细菌和真菌的作用下重新活跃起来，并且可能比它们在树上时有更多的细胞。
- 在动物死亡时，作用于分解过程的细菌已经存活在动物体内了。微生物一直在分解和处理活体动物的死亡细胞，现在它们正在更大规模地继续这一过程。我们有数以百万计的细菌在自己的身体上做着同样的事情。
- 土壤是活的。一铲土壤中的活细胞比你体内的细胞还要多。当站在树林里环顾四周，我们不仅看到活着的树木，而且我们站立的土壤也是活的。在某些情况下，土壤比地上的树木具有更多的生命。
- 我们的身体通过不断更新细胞来保持活力。当一些死亡了，其他的细胞则取代它们的位置，这个过程被称为细胞凋亡。这是一个非常复杂的、持续的、有组织的死亡过程，并作为保持更大的身体存活的一部分。这与创伤造成的细胞死亡截然不同。简而言之，细胞凋亡（或程序性细胞死亡）一旦在内部或外部触发，就导致细胞发出刺激其死亡的信号。一旦细胞开始分裂，特定的细胞就会出现，并很快吃掉剩余的细胞。在昨天，你体内超过 500 亿个细胞死亡，今天也会发生同样的事情。通过这种方式，几乎所有的身体细胞都会在若干年后被替换掉。也有一些例外，但即使在这些细胞中，分子也在不停交换。
- 在自然界中绝对没有浪费。所有死去的东西都是另一个活着生命的食物。构成所有生物（包括你自己）的元素已经在生态系统中循环了无数年。
- 我们可以把英国说成是一个由数百万出生、生活和死亡的人组成的国家，120 年后，现在的人都不会活着，但文化仍然存在。当细胞出生和死亡时，一些类似的事情也正在你自己的身体里发生，而你却继续存在。

在对死亡中的生命沉思之后，团队可以一起进行另一次散步，任务是在树林中寻找生命的证据。解释树木可能看起来不像在夏天那么有活力，但是根据刚刚讨论过的内容，以及我们可能发现的东西，树木目前在本质上仍是非常有活力的。慢慢来，让每个人都指出周围的生命。例子可以是我们刚刚谈到的泥土、树木、荆棘和接骨木（冬天通常是绿色的）、鸟类及小动物。

所有活着的生物最终会发生什么？
它们死了。
所有死去的生物最终会发生什么？
它们又会活过来，作为生命过程的一部分为新生命提供食物。

你知道自己居住的地方吗？

改编自 Devall 和 Sessions（1985）。
你对自己居住的地方有多了解？Jennifer Owen 在 1980 年开始研究她能在自己的花园里找到的所有野生动物（2673 种），并没有越过她位于莱斯特的花园大门。她写了一本关于这方面的书 *Wildlife of Garden: A Thirty-Year Study*（Owen，2010）。
目的： 思考我们对自己居住地方的了解程度，特别是自然世界。
条件： 以下问题的一套印刷讲义；或者你可以向团队读出问题，并进行讨论。
说明： 讨论以下问题。你可能需要做一些准备工作，以确保你能回答所有的问题。

在你的隔壁住着多少人？你知道他们所有人的名字吗？
昨晚星星出来了吗？
今晚/昨晚的月亮是什么相位？
你住的地方一年中哪一天的阴影最短？
从你读这些材料时所处的位置，指向北方。
在你所在的地区，大部分下雨的天气是从哪个方向来的？
你的饮用水来自于哪里？你的自来水供应商从哪里取水？

离你家最近的那条河叫什么名字？它的源头和终点在哪里？它会流入大海，还是另一条河或一个湖？

造成你居住地方地形的主要地质事件或过程是什么？

你家附近是什么样的土壤类型？

你所在地区的主要植物群落是什么？

在 100 年前，你们地区的土地是用来做什么的？

在农耕之前，你们这个地区的人靠什么为生？

你的家庭垃圾（一般垃圾和花园垃圾）运到哪里了？

你家附近最大的野生或半野生区域是什么？

说出在你所在的区域里 5 种可食用植物的名字。

说出在你所在的区域里 5 种树的名字。它们都是本土物种吗？如果你不能说出它们的名字，请描述它们。

说出在你所在的地区里 5 种留鸟的名字。

说出在你所在的地区里 5 种候鸟的名字。

在你所在地区，有哪些动物、鸟类及植物已经灭绝了？

在你所在地区，在早春，最早盛开的野花是什么？

Common Ground 是一个促进地方意识的组织，它将自然、社区庆祝和创意艺术结合在一起[1]。如果你想和其他人一起庆祝你所在地区的独特性，Common Ground 中有很多关于如何实现该想法的建议。

大地行走

改编自 *The Box*（Terma，1992）。

目的： 提高对我们身体及行走过程的认识。

条件： 无。

说明： 这项活动可以赤脚进行。

走路是我们不需要思考就可以完成的事情，只有在脚伤等问题发生时，我们才会意识到这一过程。在这项活动中，把走路带入我们的意识之中，以便了解我们经历中每一刻的变化。因为我们的身体是在不断变化的，它们会做出很好的感觉，并从思想上引起关注。

这里有一个适应你团队的剧本。或许，在你进行了一次站立冥想之后，再使用它：

---

① 参看 www.commonground.org.uk。

"我们将带着对步行的意识行走。重点不是去任何地方，而是我们的身体在做什么。你需要走得非常慢，以便将全部的注意力放在走路的过程中。从头至尾，我都会给你提示。我们将朝着这个方向前进（指出一个没有大障碍的方向，比如原木、荆棘、陡峭的地面等等）。

你的身体必须克服试图把你拉下来的重力，并将自己抬起来。当我们行走时，必须把重心从一条腿转移到另一条腿上。开始行走，向前看，而不是往下看；相信你的脚会告诉你关于地面的信息。

你能感觉到你的脚在鞋子里面吗？注意你的鞋子踩在地上，以及你的足弓如何适应地面。不要有意识地改变任何事情，只需要感受到。注意鞋子是如何接触到地面的？以脚底结束，鞋子是脚下地面的延伸，从哪里开始和结束？（以通过他们的鞋子或者脚直接接触地面开始，给人们时间去感受每一个阶段）

现在感觉脚踝就像你的四肢，仿佛你的小腿末端是你的尽头，触碰着大地。当继续行走的时候，感受脚对地面的适应。

现在要意识到膝关节，你是如何通过大腿骨骼和肌肉适应地面的。注意髋骨，感觉骨盆像一个篮子，通过下面的腿轻轻地碾过地面。这个篮子里面装着什么？这是你为下一代生产精子或卵子的地方。在这里，吸收食物中养分，排出不必要的物质。

现在转换意识到你的脊柱，从下面尾骨向上到肩膀和脖子。当你行走的时候，感觉它的弯曲和伸展，就像一棵树苗一样。

当手臂有节律地摆动到脊柱和胸部，并且向前移动时，增加对手臂的意识。注意被保护在肋骨里的心脏和肺部，它们不断适应你行走时的步伐，或快或慢。

最后感觉到你脊柱上方的头部，随着你身体的其他部分移动。感受你的下巴从你的头骨上垂下来。感觉头部就像一根棒棒糖，轻轻地坐在上面。现在感觉它就像一个气球，把身体的其他部分从地面轻轻举起来。

你现在能感觉到你的身体从脚到头都在一起，像一个整体在地面上移动吗？

在不同的地形（粗糙的、平坦的、多细枝的、草地、硬土等等）上慢步行走、体验。通过脚，你能对地面了解多少？

如果你喜欢，脱掉鞋子和袜子，继续光着脚在草地上行走。现在你感觉到有联系了吗？！

如果有帮助的话，你可以在行走中增加话语。直到20世纪初，几乎每个人都是通过步行到达任何地方的。如果人们走很远的路，他们会唱歌来保持精神。今天，我们中的许多人需要将能量水平降低一点，我们有足够的能量让我们保持活力。当你在大地上行走时，你可以尝试重复一个你认为可以鼓励自己意识的单词或短语，比如慢慢地说'放松'或每一步都'慢一点'。当你带着意识行走时，也许会有一个词会出现在你的脑海中。"

参看：赤脚行走、无声行走、狐狸行走

生态身体

目的： 提高对身体是如何为我们的福祉起作用，以及我们身体内部与外部世界联系的认识。

条件： 下面的剧本。

说明： 你可以使用下面的词语作为开始，然后调整它们来满足自己的需要。我的意图是引起人们对自己身体及其功能的关注，在我们与自然之间建立联系，并提醒人们欣赏自己的身体，以及它们为我们所做的事情。

我经常在做了一次正念后，开展这类活动，人们仍然闭着眼睛。你可以在一次活动中考虑身体的一个部分，或者在一个较长的活动中参考这些内容，在一天中的不同时间里描述所有的部分。

肺

"深呼吸。首先从胸部底部将空气通过肺部排出，然后放松，让空气自动返回。再做两次，感觉如何？

回到正常的呼吸，成为自己呼吸的无声见证人。感觉空气进入你的鼻子、喉咙和肺部。你不需要做任何事情来交换空气，你可以信任自己身体的吸气和呼出，并在你的余生中不停地反复呼吸。

我们与进化家族树上的许多其他生物一样都拥有肺部，从肺鱼到所有4条腿的生物和鸟类。不要忘记几乎所有的生命都需要氧气才能生存。

没有空气，我们就不能活过4分钟。同时考虑目前活着是多么地简单。

当你看到正常的呼吸时，考虑一下这些信息。我们有两个肺拥抱着心脏的两边，保护它免受冲击。肺部直接连接到心脏。氧气被两个肺的内表面吸收，两个肺的总表面积相当于半个网球场。新鲜的、鲜红的、富含氧气的血液从心脏泵向全身。然后，（颜色）更深的血液返回肺部释放二氧化碳，之后再回到心脏。

我们吸入的空气被我们的鼻子和两个细支气管加热，并输送到每个肺里。X

光下的肺部看起来像一棵白色的、上下颠倒的双头树。

血红蛋白中的红色铁载着我们红细胞中的氧气。血红蛋白通过每一次呼吸将氧气输送到我们体内的每一个细胞。在植物中发现了一种与我们血红蛋白中的铁有关的镜像物质，金属锰使植物呈现绿色，它是从树叶中释放氧气的关键物质。从肺部排出的空气经过我们的声带，通过微妙的收缩，我们能够说话、喊叫和唱歌。

仍然保持注意你的呼吸，睁开眼睛，环顾四周。"

心脏

"我希望你现在注意自己的心脏。放松，把注意力放在胸口深处的中间位置。感觉或者想象心脏轻轻地跳动，就像它在你的一生中所做的那样。你意识到的第一个节奏是你母亲心跳带给你的。你现在可以收听自己的心跳了。这是大自然最原始的节奏之一。心跳是秒的度量，就像太阳的路径是一天的尺度、季节标记出了一年。

你可以想象体内的动脉进入肺部获得新鲜空气，然后回到心脏，心脏再将血液输送到全身。鲜红的血液为你的身体中的每一个细胞输送提供能量的氧气和食物。

你的血液流经你的肝脏，清除掉所有的毒素，然后再回到心脏。

血液也以其他方式净化身体，它把二氧化碳带回肺部。其他废物都被运至肠道排出，你的血液会把其他不想要的物质和水带到肾脏，从体内移除。现在花些时间来欣赏你的心脏，以及它是如何保持你的身体中万物流动和生机勃勃的……心被视为爱的源泉。现在，我想让你深入自己的内心，想象每一次跳动都会在你的心中集聚着爱……我想知道你是如何想象或感受到心中的爱的。它是一种温暖的感觉还是一种丰富的色彩？还是其他的什么？感受每呼吸一次，你的爱就会成长，扩展到你的心之外，充满胸膛及周围。也许它会到达脚趾和指尖，这样的话，你的全身将充满爱……这是一种放手和接受真实自己的感觉……就像一个母亲接受她年幼的孩子一样。保持这种感觉，它是对你作为一个人充满活力的认可。

现在你可以想象这种爱从你的心流到外面的世界。想象爱流向你所认识的人……如你感觉亲近的朋友和家人……它的一部分也可能会流向一个你认为现在需要一点额外爱的人……还有谁需要得到爱？现在就让它流向他们……

带着那份爱流淌的感觉，睁开你的眼睛。"

皮肤

"注意你的皮肤，也许从脸和手开始，它们暴露在空气中。你的皮肤会告诉你现在的周边世界是什么？

你周围的空气在流动吗？风力有多大？主要吹来的方向是什么？今天的气温是多少？热还是冷？

你能意识到衣服下的皮肤吗？它被盖住后有什么不同吗？在我们的文化中，我们根据不同的习俗来暴露或隐蔽自己的皮肤。人类在非洲早期进化的大部分时间中都是赤身裸体的，生活在开阔的环境中。那是什么样的景象？你能想象吗？

当皮肤（我们的一部分）让我们意识到周围的世界（不是我们）时，我们最清楚这一点，如温度的变化、尖锐的刺、抚摸。我们的皮肤告诉我们外面的世界，并使它更接近我们。皮肤是我们身体的边界，把我们包裹在里面。就像海岸线是海洋和陆地之间的交汇点一样，我们的皮肤就是我们和外界事物之间的连接。

通过我们的触觉，我们感受到了这个世界。在我们的意识中，皮肤是我们本身，同时也是我们的环境。通过这种方式，分离的错觉就在我们的头脑中被创造出来了。

最后一个沉思的想法：构成我们皮肤的细胞只能存活一周，我们的身体在不断地以一种有组织的方式生长新的皮肤，同时也在不停地脱落。它是通过细胞"选择性"死亡来做到这一点的。它们没有生病，但仅仅 7 天后就走完了它们的时间。事实上，我们数十亿的身体细胞每天都在默默地、不被我们发现地死去，以使得我们作为整体存活下去。这是一个完美的过程，展示了生命和死亡的同一性。"

参看：野生继承

生态网络

"生态网络"活动的介绍

灵感和改编来源于 Joanna Macy 及其他未知人的工作。

所有这些活动的目的都是使参与者能够思考生态网络，以及我们是如何成为它们的一部分的。

这些活动受我在不同时期接触过的他人作品的启发而改编，可以依次或者单独使用。

生态系统转圈

灵感来自于一个参加的研讨会，改编自 Macy（1983）。

目的： 一个好的破冰活动，因为它有许多元素，设定为一天的讲习班。它让人们在没有语言交流的情况下四处走动和互动；如果人们乐意的话，它可以增加童趣元素及真实的情感。

条件： 一片没有杂物的开阔空间，人们可以在那里自由移动，比如一片林地中的空地，或者在野外用枯枝铺成的一个圆圈。人们在转圈时需要靠近。如果需要缩小圆圈空间，你可以通过进一步移动边界枯枝、外套和袋子来完成。

说明： 在学习创建自己的版本之前，使用这个剧本开展活动，让团队了解活动的各个部分。缓慢地讲述这个剧本，特别是动手部分。与一个相对陌生人的亲密接触会产生情绪反应，他们还需要处理自己的反应。说的尽量慢一些。这一活动的总体结构是交替转圈，然后与另一个人互动。

转圈

鼓励团队开始在指定的区域内行走，在不同的方向上来回穿梭，交叉穿越圆圈，通过角色模型，阻止每个人以同样的方式穿越圆圈。用你的直觉来判断每一阶段持续多长时间，但要保持能量充沛，让人们有时间去处理体验。不允许说话。

剧本：

"在我们的空间里开始活动，注意不要碰到其他任何人。继续移动，不要说话。你的身体今天感觉如何？放松，放下所有的顾虑。感受脚下的地面。你在呼吸吗？当行走时，感觉自己横膈膜的上下起伏。继续走动。"我加入到其中，扮演一个角色。

人群

"不说话，继续移动，像电影片场里的临时演员一样循环经过每一个人，像是在伦敦一条非常拥挤的街道上迂回行进（领队示范）。感到烦恼，好像每个人都在挡你的路一样。想象你在匆忙地完成圣诞购物，而其他人都是讨厌的。保持沉默，避免眼神接触。"

注意对方

"放慢一点，放松点。向上看。当你路过时，注意彼此，并迅速地与每个人进行眼神交流。当你看着另一个人时，要注意到他们和你一样在 20xx 年还活着。继续前进，转圈。"

世界

"现在我想让你在某个你不认识的人面前停下来。面向他们，掌心相对，并像击掌一样握住。保持眼神接触。想象一下这个人对世界正在发生的事情（自然界的破坏、人口爆炸、战争和干旱）会有什么感觉。不用语言说再见，然后继续……转圈……握住另一个人的手（如果你愿意，可以重复前面的指令两三次；慢慢来）。重新开始行走，转圈。"（允许进行一些处理）

手

"和一个你觉得舒服的人结伴，面对面……你们两个都有机会做这个活动。一个人闭上眼睛，把右手伸给另一个人握住。放松，释放，享受别人牵着你的手。这就是你需要做的。如果对方放开你的手，你的手就会掉下来。尽你所能放松。

持有者可以听我的如下指示……活动中你可能想闭上眼睛。轻轻抬起并握住别人的手。摇晃它，感受它的重量……慢慢地弯曲手腕关节，注意它是多么地灵活。想象一下，在你的生命中，你从来没有见过或感觉到人类的手……对发现大自然中的新事物持开放态度……把注意力移到手掌和手指，查看骨骼、肌肉和皮肤都以如此复杂的方式结合在一起。这只手在全世界范围内都是独一无二的。

感受这只手的能量、温暖和智慧，并考虑一下它的能力……用于拾取东西的拇指和其他指头……注意与世界、他人联系的敏感指尖……提醒自己它能做什么，它能抓住工具……一支笔……一把枪……打开你对它的历史的幻想，重温它几千年来的进化，从鱼鳍到爬行动物的前脚，再到猴子的手……它是如何在母体中像鱼鳍一样发展成人类的手的……出生后，它是如何伸出手去探索世界和做事情的……这只手学会了握住手指……握住叉子……系鞋带……写下名字，以及扔球……这只手学会了如何安慰他人并给予快乐……带着感谢，放开那只手。你们两个都可以睁开眼睛。

不用说话，交换一下，继续听我的指示。

轻轻地把你伙伴的手握在自己的手中……你手中的这只手在宇宙中是独一无二的。感受它的温暖和活力，手指的关节是多么灵活，以及皮肤有多柔软……指尖是超灵敏的，每个人都有独特的图案……你知道它的脆弱性和敏感性吗？作为了解世界的一种方式，它可以伸展和触摸……它没有保护性的盔甲，而且非常脆弱，很容易被压碎或烧毁……要意识到你对它的渴望是健康和完整的，这样它才能尽其所能……它在未来有很多任务要做，而你的合作伙伴却不知道……它可能是创造新事物的手……也可能是修补破碎东西的手……它可以是帮助和支持其他人，在危机、困惑和痛苦的时候伸出援助的手……它可能是在你临终前的最后一刻握着你的手，传达安慰、抚平眉头的手。

怀着感恩之心放开手，睁开你的眼睛。

找到一种方式向你的伙伴说谢谢，然后继续前进。返回转圈。"（在这一点上，人们肯定需要时间来处理。你会从他们的眼睛中看到这一点，放慢脚步，花时间进入转圈）

标记

"跟之前一样四处转圈。现在把你的左手放在背后，当你经过一个人时，试着用你的右手触摸他们的右手，不要用力（你通过轻触某人的手来演示）。现在就做！"

同样的人

"好了，现在停止标记，慢下来，开始只是在彼此之间循环，转圈。当你路过一个人的时候，现在花点时间直接面对他。把你们举起的手放在一起，掌心相对，与肩等高，看着对方的眼睛……

就像你做的那样，要意识到这个人是多么有活力……他的心脏和你一样跳动。他和你呼吸着一样的空气，且拥有鲜活的生命。他和你感受着同样的太阳的温暖，喝着同样的水源，吃着同样的食物。把你的手放下，回到转圈。往前走，继续前进……在周围转圈，然后找到另一个伙伴。"（重复一次指令）

让我们死去

"找一个伙伴，面对面，保持眼神交流。像以前一样把你们的手放在一起，掌心相对。你可能会在脑海中出现这样的一种可能性，那就是你面前的人总有一天会死……就像所有的生物一样……被重新吸收回泥土中……而且你知道你自己会有勇气放手……只是看，放飞思绪，不要说话……不用言语说再见，放开双手，继续前进。回到转圈。"

更好的地方

"面对另一个人，把你的手掌合拢放在肩上。让这种可能性出现在你的脑海中，这个人可能在让世界变得更美好的过程中扮演重要的角色。他们会发现自己的激情就在心中，并向这个世界表达他们的激情。把你的手放下，说再见。

现在继续前进。继续慢慢地转圈。当你走路的时候，注意到人体内部的感觉。通过脚底感受地面。向上，通过腿和躯干，加上手臂和头，现在感觉整个身体都在轻松地移动。你是多么地有活力和美丽。保持这种感觉。这是让你成为人类的一个方面。"

讨论一下经验

"现在停一下，3、4人分成一组，轮流讨论你的体验。"

我有时让大家安静地离开，走到另一个地方去。这可以让人们消化自己的体验。

参看：因陀罗网、生活游戏网、生命网络

因陀罗网

目的：在生命网络活动之后，用一个神话故事创造一个沉思的时刻。
条件：下面的故事文本。
说明：站成一个圆圈，阅读下面的故事。

"因陀罗网是由众神的首领在时空初始时创造的，他释放出水和光创造了宇宙。

想象最奇妙的、无限强大的丝线网络就像沾着露珠的蜘蛛网一样，一直延伸到四面八方。在每一个节点或线程上的交汇处，因陀罗留下了一颗璀璨的明珠。

你花时间挑选一颗非常漂亮的珍珠，仔细地看一看，你就会发现一些非常了不起的东西，你可以看到网中所有的珍珠都完美地反射在它闪闪发光的表面上。在每颗珍珠中，反射的东西都是你现在所看到的。"

因陀罗网的故事至少起源于 1500 年前的早期吠陀和佛教文学。它是用来理解我们彼此之间，以及同宇宙中其他部分的相互依存关系的一种方式。

这个故事的另一个版本是因陀罗将银铃系在由强大而敏感的线组成的无限网络上的每一个节点上。他这样做的目的是当任何一个生命被移动时，其他所有的银铃都会响起。

生命网络

目的： 模拟简单生态系统内的相互连接，同时也是一个有用的热身活动。

条件： 一个羊毛球或线球（绿色的园艺绳子也可以）。有足够的空间让团队在舒适的环境中转圈。

说明： 告诉人们站成一个圆圈，我们要创建自己的网络，让每个人都站成一个紧密的圆圈，肩膀接触。从一个羊毛球或线球中拿出线的一端，并将其传递给某人，紧紧地握住它，假设所有人的生命依赖于它。问一个生态网络问题（见下文），然后把球传给回答问题的人。他们必须紧紧抓住穿过圆圈的线，并将羊毛球或线球传递给下一个回答问题的人。作为一个团队，持续提问和回答问题的过程，直到每个人都至少握住一次线。最终，你会得到一个纵横交错的网络，每个人都通过一个线连接起来，并与其他每个人建立起生态联系。

生态网络问题： 将一个人/一种生活的一部分与另一个人/另一种生活的一部分联系起来。一种方法是让第一个拿着线的人回答这个简单的问题：植物生长在什么地方？回答：土壤。下一个问题是：你能说出一种生长在土壤中植物的名字吗？接下来：什么吃那种植物？接下来：什么吃了它们？是什么又吃了它们？或者它们还需要什么才能生活？或者相关的动物是什么？我希望你明白我的意思。经过几个回合，人们有了想法，并可能提供他们自己的创意。

当网络已经创建，每个人都持有线时，你可以尝试几个实验。如果有人拉着他们的线，会发生什么？其他人会有什么反应？

如果人们感觉到自己的一条线被拉走了，那么另一条线也会被拉动。就像刚才那样，扰动会怎样？

然后问，如果其中一个生物死亡（灭绝了）会发生什么。一个人"死亡"，慢慢地倒在地上，但仍然握着手中的线。人们将被拖拽，每个人都会受到影响。

生活游戏网

目的：作为一个热身，让人们的身体活动。鼓励人们了解生态网络的动态性。
条件：一片平坦的开阔区域，有足够的空间让人们自由走动。
说明：给每个人以下的指示：

"当我说开始时，希望你们所有人在我们拥有的这个空间里走动。当你四处走动的时候，我也希望你暗中选择另外两个人，在他们不知情的情况下，让自己和他们两个人保持等距。随着他们的移动，你必须调整你的位置，以确保你与他们的距离是相同的。每个人都明白了吗？好的，开始。"

如果这是一个很大的团体，人们必须不断地调整自己，以适应另外的两个人，每个人也适应其他人。一些人持续移动了一段时间，另一些人也达到了平衡，并且很快就放慢速度，陷入停滞状态。团队人数越大，整体运转得就越好。

过一段时间，让大家停下来，询问情况。他们是一个简单系统的一部分，在这个系统中，每个部分都有非常简单的等距规则，这使得整个群体保持活力和移动。你可以与其他生命系统进行比较，如文化、自然生态系统以及所有元素之间的相互联系和相互依赖。

你可以要求团队再次开始，选择一对新的跟踪对象。在开始走路之前，让每个人闭上眼睛，你触摸某一个人的肩膀。解释这个人是一个不遵守规则的参与者。当他们睁开眼睛玩这个游戏时，会发生什么？

停止游戏，讨论一下发生了什么。重复第 3 轮的游戏。当人们移动了一两分钟，解释说，你会触摸到某个人的肩膀，他们数到 10，那个人就像死了一样倒在地上。"消除"多少人取决于团队的人数以及你希望在团队中创建的效果，观察会发生什么？

课程之外的生态疗法

"课程之外的生态疗法"活动的介绍

本节旨在帮助你思考如何尽可能地在课程之外开展生态疗法。

使用本地地图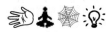

目的： 鼓励人们继续开展课程之外的活动。

条件： 为这次讨论准备一张本地地图，地图包含参与者居住的地方。Explorer 系列中的 OS 地图非常详细，并给出了一些街道的名称，它们展示了道路和绿地的边界①。当地的街道地图对人们来说更容易理解，但它可能不会突出显示绿地空间。多个地图的组合可能是最好的。当地的公共汽车和火车地图也很方便。笔记本电脑或平板电脑上的互联网地图可以使用，但在户外时，查看它们通常会比较困难。

说明： 在组织了几周的团队活动之后，人们也学会了各种活动，我会抽出时间讨论如何与他们一起开展生态疗法。我们首先要寻找适合开展生态疗法的场所。让我惊讶的是，有很多人不了解他们的周边环境。有些路线可能非常熟悉，但是当许多人开车或步行穿过一些地区时，并没有探索其他正在发生的事情。离你最近的林地、河流、池塘、山顶在哪里？

我发现有些人会探索当地的公园和开放空间，但很多人还没有，所以我们先看一张地图，看看有什么选择。在外面桌子上或咖啡馆里，我摊开一张当地的地图，让每个人告诉我他们住在哪里，然后我用铅笔标记他们的位置。之后我开启一个谈话，讨论可以在地图上看到的各种绿色空间，并尝试评估它们的适宜性。有些地方可能离家很近，另一些地方可能更有吸引力，人们在那里感到更安全，另一些地方拥有更加野生的环境，但是人们需要乘坐公共交通工具才能达到那里。

可能需要建立自信心。他们对去那里有什么担心？是找到那个地方？还是有谁在那里？或其他？鼓励他们克服挑战。当我们讨论为什么人们不经常自己去当地公园的原因时，我得到了各种各样的回答。最常见的回应是：你怎么知道你被允许去那里？还有谁在那里？安全吗？你在那里可以做什么？

鼓励人们先去做一个短暂的参观，看看这个地方，看看还有谁在那里。他们觉得安全吗？他们能做什么？也许他们可以先和朋友一起去公园探索。散步的目的总是为了与自然有更深的联系，而不是要达到一个目标，所以没有必要匆忙。事实上，应该更多的是漫无目的地散步，注意到任何能吸引你的眼睛和耳朵的东西。

令人惊讶的是，一个人仅需要这么小的面积就能感觉到他们处于自然之中。通常，一个安静的花园、有遮蔽的树木，就能让你感觉沉浸在自然界中。

消除所有一切人造的东西

---

① 参看 www.shop.ordnancesurveyleisure.co.uk。

在绿色的阴影中形成一个绿色的思想。

The Garden，Marvell（1621—1678）

独自在自然中可以做什么？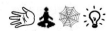

目的：将活动扩展到课程之外。

条件：建议你的客户在外出散步时多穿点衣服，或许可以带一个可以坐在地上或用于收集任何找到的东西的手提袋。可以带望远镜、笔记本，或者什么都不带。

说明：提供以下建议：

"只需走一走就可以了。不要去想其他的事情，敞开心扉，以一种接受的方式感受你周围的一切。出去转转。

只需坐在公园的长凳、圆木或地上。每个人都会沉浸在自己的世界里，即使他们注意到你，也不会感兴趣。做一些在这本书中描述的活动。

注意你的呼吸，做一个正念或思考单个事物，如一片树叶或一块石头。

观看野生动物行动。如果你一动不动地倚着一棵树足够长的时间，野生动物就会习惯你，会毫不畏惧地继续它们的事情。当我靠在一棵树上坐了20分钟之后，曾经有一群鹿在我面前的林地里移动。风从鹿群的方向吹向我，其中一个年长的一直在盯着我，以防我移动。最好是单独做这件事，因为当身边有其他人时，总会有一种交谈或评判的冲动。

拿一本素描本，画出你在自然界中看到的情景。拿起笔记本，写下能唤起你的感受和感觉的单词，把它们写成一首诗。"

自然体验

目的：这项活动鼓励人们与自然中强烈体验的记忆联系起来。它可以在让人们慢慢进入活动时使用，或者作为一个创造性活动的开端。

条件：成对坐下的空间；一些让人们坐在上面的东西，如垃圾袋。

说明：让人们与他们感到舒服的人结成搭档，然后坐在一起。你可以像这样说：

"我希望你们轮流说几分钟的话，告诉对方自己在大自然中的一个特殊时刻，一个强烈的自然体验，一些对你来说很突出的东西，直到今天还一直伴随着你。"

如果有需要，这个讨论可以扩展。例如，你可以说：

"作为对自然界中一个特殊体验思考的结果，你能确定是什么使它变得特别吗？有没有可能在别的地方找到这些条件或精神状态？如果这样的话，你已经知道在哪里了吗？"

这项活动可能是一项创造性活动的前奏，在其中，参与者可以写作、绘画或拍摄大自然中一个对他们来说特殊的地方。

如果由于恶劣天气而不得不改变课程时，活动可以在室内进行。

再次寻找你的树

这项活动受 Joseph Cornell 设计的一项名为"遇见一棵树"（Meet a Tree）活动的启发而改编。

目的： 鼓励以一种有趣的方式使用非视觉感官；相互信任。

条件： 眼罩（围巾也可以），两人一组。地点需要有树木的混交林地，以及一个很容易走动的森林地面，保证不被荆棘或倒下的树枝缠绕。

说明： 这项活动是成对开展的，其中一个人蒙住眼睛。让参与者选择一个伙伴，他们将轮流体验这项活动。给每对人一个眼罩或一条围巾，然后像这样说：

"在我解释完活动规则后，其中一个人戴上眼罩，是搜索者；有视力的伙伴是引导者。

引导者小心地带领蒙住眼睛的伙伴，穿过树林，找到一棵特殊的树。尽可能地绕道而行。在这个过程中，确保蒙着眼睛的伙伴是安全的，尤其是脚底和头顶。慢慢行走。

当到达被选中的树时，搜寻者就可以通过除视觉以外的所有感官来了解他们的树，包括触觉、听觉、嗅觉和味觉。慢慢来。当搜索者确信知道他们的树并准备好时，引导者就会带着搜索者回到我身边并移开眼罩。搜索者的任务是睁开眼睛，重新找到他们的树。引导者和他们一起去，如果搜索者完全迷失，或者没有方向时，引导者可以给出一些提示来帮助他们。"

提醒人们回到你身边时进行交换，过会再讨论。当每一对都完成活动后，你可以讨论是如何进行的，他们是怎么找到他们的树的？他们用了什么感官？什么起了作用？信任问题怎么样，起作用了吗？依靠别人的感觉如何？

折叠诗

我从 Joseph Cornell 的一个研讨会上学到并改编了这一活动，他从北卡罗来纳拓展学校获得了这一活动[也可以在 Cornell（2015）中发现]。如果你曾玩过"结果"游戏，你就会明白这个活动是如何进行的。

目的： 在大自然中度过一段时间后，创作一首诗。

条件： 带夹子的写字板、横格纸和笔，人手一份。

说明： 将团队分成每 3 人一组，给每一组发放一个带夹子的写字板、一张纸和一支笔。在开始写作之前，告诉他们将要写一首已商定好主题的集体诗。他们将有 10～15 分钟的时间，来写一首 6 行的诗。如果在规定的时间内提前完成了，他们可以继续写一首更长的诗。给他们看一张你先前准备好的纸，上面有具体的说明（见下文）。

1	第一个人	写一行关于商定主题的诗。
2	第二个人	读，并且写一行进行回应，折叠纸以掩盖前两行。
3	第二个人	写新的一行，然后传递纸。
4	第三个人	读第 3 行，然后用写一行来回应，并折叠纸覆盖。
5	第三个人	写新的一行，然后传递纸。
6	第一个人	读第 5 行，然后用写一行来回应。

每个小组中的第一个人写下诗的第一行，然后把它递给第二个人去读。这个人再写一行，以回应第一个作者写的那一行，然后再写另一行，折叠这首诗，这样第三人只能看到之前的人写的最后一行。第三个人写一行回应第二个人的最后一行，然后再写另一行；然后折叠这首诗，这样下一位只看到最后一行。第一个人写诗的最后一行，总共 6 行。

要求每个人把复合诗读给团队听。

四大元素

"四大元素"活动的介绍

四大元素活动开始于我在正念后的自然发言。我开始谈论我们自己与周围树木之间的相互联系、供我们呼吸的交换气体。后来我找到了一种用信息填充人们头脑的方法，这些信息将与我们在感官和情感层面上所做的事情保持一致，以保持"头脑"快乐，而不是离开到其他地方。这不是主要的思考练习，目的是整体的。我还想要一项将我们自己与更广阔的世界生态系统联系起来的活动，于是我找到了 *Thinking like A Mountain*（Seed *et al.*，1988）的复印本，其中有 John Seed 和 Joanna Macy 的盖亚冥想，一切都变得井然有序。像这本书中的许多活动一样，随着新思想的到来和新信息的出现，这四大元素在不断发展。也许你可以让它们更上一个台阶。

四大元素：土、气、水、火

目的： 让人们放慢脚步，在头脑里充满想法，弄清楚自己和自然之间的相互关系。如果在这个活动之后是一次无声的散步，可能会有一种非常深刻的体验。

条件： 一个有平坦地面的开放空间，一个小碗和一瓶水，一支蜡烛和打火机，一块沉重的石头，大羽毛。

说明： 这项活动具备仪式特征，有一个固定的结构和组内共享的重复过程。它是对组成自然的东西和我们在其中的地位进行庆祝。它鼓励以一种共享的方式看待世界。

我首先以开场白的方式解释活动背后蕴含的思想：

"在世界各地的所有文化和整个历史中，人们都提出了关于世界是由什么组成的解释。一个非常普遍的理解是，世界是由四大元素组成的：土、气、水和火。在现代科学思维中，我们谈论的是固体、气体、液体和能量。我们将重点关注这四个元素上，以及我们是如何由它们构成的。"

下一阶段是关注每个基本元素的特征，明确世界和我们之间相互联系的过程。最后，我描绘了元素与身体、心灵、情感和精神之间的四种隐喻及象征联系。

我在这里做一个简单的信息介绍。我鼓励每个人在这项活动中增加自己的知识。通过依次仔细审视每个元素来开始这个过程。为此，我提供一个对象来表示它，例如，用一个沉重的石头来代表地球。讨论元素的性质，然后慢慢地将对象在组内传递。当物体回到你身边时，把它放在人群的中心，作为一个焦点。

泥土，我们的身体是其中的一部分，象征着我们的物质性

在人群中传递一块石头或一小撮土壤。

如果你知道它是什么类型的岩石、它来自哪里，就可以谈论它的年龄和形成过程。创造一种惊讶的感觉。岩石已经存在了多长时间，随着时间的推移发生了什么样的变化？我使用了一块 3 亿年的火山岩，它形成于挪威，直到我发现它时，

冰川已经把它推到了苏格兰，并被海水打磨光滑。

　　提醒人们，我们是由泥土构成的。想想食物是如何穿过我们的，我们究竟是如何吃它们的。今天的早餐什么时候会变成身体的一部分？它成为你的一部分多久了？在7年的时间里，我们几乎改变了体内的所有分子，站在这里的身体已经不是10年前的你了。

　　一旦石头已经传阅一遍，把它放置在中间，我要求人们意识到自己的身体。我通过"身体放松练习"活动，让他们摆动四肢、伸展身体，或者指导它们拉紧肌肉，然后放松，逐步释放身体的紧张状态。

空气，与呼吸有关，象征着大脑的思维

　　传阅代表空气的一根羽毛，或者是一根点燃的火柴，注意空气和呼吸，世界上同样的空气在所有生物和绿色植物中被循环利用。数千年来，我们的每一次呼吸所吸入的空气都经历了无数的动植物及其他人。

　　提高人们对呼吸的认识。让他们深吸一口气，然后呼出，不断重复。让他们注意到我们通常会怎样在无意识或有意识的情况下呼吸，并意识到空气通过鼻子、胸部和腹部。像这样说：

　　"空气进入身体的每一个细胞。深呼吸，然后放松。把注意力集中在腹部的起落上。成为思想和感觉的见证者，让他们经过，然后反复呼吸。打开心灵，接受新的思维方式，以此来描述和解释我们之间的深层联系。"

　　如果我们附近有树，我会谈论我们和树之间的氧气及二氧化碳的交换，我们之间相互依存。然后我开始做一个正念活动，团队成员站成一个圈，专注于他们的呼吸。

水，与我们的体液相连，象征着情感

　　在人群中传递一小碗水。

　　你可以讲述它活泼的动态和纯洁的品质。我们身体的70%是水，地球表面的水也是如此。水是所有生命的源泉，没有它，我们仅能存活几天时间。现在地球上的水和地球起源时的水是一样的，喝一杯干净的水是没问题的，因为它经历了许多有机体和水体，而且每次都被微生物净化。

　　我鼓励每个人提高他们的情感意识。

火，与我们身体的热量有关，象征着人类的精神和激情

　　在人群中传递一只点燃的蜡烛。人们必须保护火焰以防止它被吹灭。

我们所有的能量最终都来自太阳。太阳给植物提供能量，植物可以饲喂动物。太阳通过热量驱动天气系统和洋流。我们燃烧自己的内在热量，关注自己的体温，强调我们与鲜活自然世界的亲密联系。

我提醒人们把他们的激情带到现在的时刻。作为一个自由的思想家，我没有提到形而上学的精神。我说的是我们内心的火焰，驱使我们表达生命的热情。

当目标物被传递一圈之后，把它放置在中间，我提醒每个人，这就是它。除了四种元素之外，大自然中没有任何东西。除了四种元素，你的身体里没有任何东西，所有的元素都在我们之间无息地流淌。沉思休息片刻，然后将团队分散出去进行一个探索性练习。

如果你有一个每周一次的团队，在谈话中，你可能只使用其中的一种元素。你可以在做一次正念活动之前或之后谈论空气，也可以当站在小溪或湖边时谈论水元素。

在一次研讨会之前，我通常会准备好所有的四个元素，它充当了通向一天中剩余时间的门户。我发现，在做完这件事后，人们会非常的平静和沉思。有许多内容可以作为后续活动使用，下面是后续活动中的两个。

思考四大元素

目的： 深化对四大元素的认识。
条件： 最好是一个有树木和水的栖息地，供人们坐下的手提袋或塑料袋。
说明： 在这个活动中，我要求每个人都带一个可以坐在上面的塑料袋，找一棵树靠着。确保他们不直接看到前面的另一个人。指导是做一个 5～10 分钟的正念呼吸活动，然后睁开眼睛坐着，让思想从四大元素活动中产生，并思考你在元素交换中的参与。你可以在适当的时间用哨子叫他们回来。

穿行四大元素

目的： 加深对四大元素的认识。
条件： 水与林地的混合栖息地。
说明： 这项活动是一次集体散步。这个想法是进行一次无声的散步，停顿下来思考，一次专注于一个元素。其意图应该是在提高感观的同时给大脑一些思考的东西。

已经解释说这是一个沉默的行走，依次去触及每个元素，你开始可以这样说：如果你把所有的水都取出来，那条河还是一条河吗？不是。我们也是一样，如果你把大自然从我们的生活中剔除，我们就不存在了。我们的身体和周围的一切都在动态的交换中。你能感觉到生命在你的每一步、每一次呼吸、每一次喝水、每一餐中流淌吗？

空气。你可以这样说：

"当静静地慢走时，注意自己的呼吸。不要改变任何东西，只需充分地注意清洁的新鲜空气进入和离开你的身体。我只是想在我们走路的时候提醒你一些事情。你呼吸的空气是有生命的。它们都来自植物和浮游生物，并还将回归到植物，就像它已经循环了数千万年一样。空气源源不断地、毫不费力地流过你。"

沿着这个脉络，继续。

土。拿着一铲林地土壤，说这样的话：

"土壤跟你我一样都有生命。事实上，在这一小把土壤中的活细胞比你全身的活细胞还多。微生物的数量超过地球上所有的其他生物。如果你想脱掉鞋子和袜子，直接在地面上行走，现在就可以这样做。"

水。去小溪边，做一个水上运动。说一些类似这样的话：

"注意水的运动。同样的水一直流过我们，并不断地流过其他生命形式。它在云中、雨中、植物中、河流中、动物中、人体中。"

火。说这样的话：

"所有的生命都从天空中的太阳获得能量。太阳温暖地球和我们，它也在光合作用中为植物提供光源。当我们吃东西的时候，我们获取这种能量并燃烧氧气，以保持我们的身体与我们在非洲大草原进化时有着相似的温度。感受你的内心之火，你内心燃烧的温暖就像火焰一样。现在感觉太阳照在你的身上。

向前移动，体验身体作为自然的一部分处于不断的交换之中。"

狐狸行走

目的： 提高人们对行走过程的认识。

条件： 无。

说明： 在打猎时，你有没有观察过狐狸或者猫是如何在雪地或草丛中行走的？每只爪子都是试探性地向前伸展，感觉地面，然后慎重地做出自己的决定。
重量被放在另一条腿上，直到动物认识到按下爪子是安全的。

我会和一群人谈论这些动作，并建议一种专注于行走的（练习）方法：放慢行走的速度，注意走路的每一个动作。我会说这样的话：

"我希望你去散步，并尽可能地意识到自己正在做什么。你需要非常缓慢和小心地做这件事，一路感受。它有助于把体重尽可能长时间地保持在后脚上，而不是向前转移重量，直到前面的脚牢牢地落在地面上。你能做到这一点，而不向下看，只是利用身体的感觉和脚的触摸吗？当前进时，你能让整个身体在你的意识中吗？"

人们意识到，即使穿着鞋子在树林中静静地移动，你也可以对脚下的东西非常敏感。可以感觉到不同厚度的细枝和树根，甚至不同类型的树叶。

参看：大地行走、无声行走

了解另一种生命形式

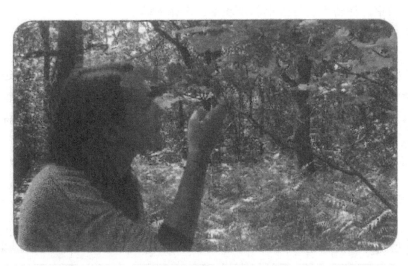

近距离观察一棵橡树

部分灵感来自 *The Box*（Terma，1992）。

目的： 两个目的：第一，观察大自然的本来面目，了解一种植物或动物，或许与另一种生物产生共鸣；第二，观察事物，不去判断它是什么。这个活动还具有把人从自己脑海里释放出来的效果。

条件： A5 文稿：每人一张。一个开放的区域，有足够的空间让人们分散开来，观察周围的不同事物。

说明： 我曾经在广播中听一位英国广播公司（BBC）的记者描述他在中东被扣为人质后被释放的感受。他喜欢做一些简单的事情，比如在街上自由自在地行走，选择做任何想做的事情。这些都是他在被捕前做过的事情，但现在它们有了不同的意义。这位记者改变了以前看待世俗世界的方式，我从中得到了启发。

这有可能改变我们对世界的看法：即使没有什么实质性的改变，但它改变了我们赋予事物的意义。你有没有可能看一些东西，而不做判断？这是一个尝试的机会。

带团队到一个开放的地方，那里有各种各样的动植物生命（包括昆虫）。解释活动并分发 A5 文稿（参见下面的和在线的可下载文稿）。

你可以给出类似于这样的口头指令：

"我希望你花一些时间观察自然的本来面目。找到一个活生生的植物或生物并开始了解它，花时间真正地探寻它。它是什么形状、颜色、大小？有什么味道吗？它是什么质地？它有多大了？探索它是如何成长并适应周围环境的。它得到了足够的阳光、温暖、营养和水吗？它周围的环境怎么样？它住在哪里？它和谁，或者和什么生活在一起？

阅读文稿的第一面，当了解了它的生活方式时，把纸翻过来，然后按照这些说明来做。我在这里等着，当你已经完成或听到哨子的时候就回来。"

让人们成对或者分小组，分享他们的经验。在下课之前，讨论一下每个人是如何回答纸背面的问题的，这可能是很有趣的。有没有可能对他们所观察到的生命形式不加评判呢？这是为什么？是否有可能以一种非判断的方式看待他人和自己呢？

相关的活动

我经常通过"我感激……"活动，跟进当前的这个活动，因为它把对自我的感知转化成为积极的东西。你也可以在对身体进行物理扫描后进行沉思活动，看看人们是如何接受自己此刻的状况的。

了解另一种生命形式

我想鼓励你密切观察大自然中的某些活着的生物。

请先阅读纸的这一面，当完成这面写的活动后再读另一面。

慢慢来，敞开心扉去体验你的经历。

找到另一个生物——植物或动物，并了解它。

花些时间真正地观察另一种生命形式，就像是你正在处理自己的生命历程一样。

它是什么颜色、质地、气味？

探索它的成长和模式。

它是如何生长或移动的？

你能弄清楚它是如何维持生命的吗？食物、水、温暖等等？

有迹象表明它是如何繁衍的吗？

它周围的环境是什么？它住在哪里，它和谁住在一起？

当你觉得你已经学习并了解了其他的生命形式时，翻过这张纸。

当你花了一些时间真正了解你独特的生命形式时，问自己下面一个主题：

它有什么问题？

它是丑陋的，还是美丽的？

它是一个坏的，还是好的植物/动物？

它的行为是坏的，还是好的？它做的事情正常吗？

你能看到它，仅是因为它本身吗？

感恩

改编自 *The Box*（Terma，1992）。

目的： 感恩我们生活中的一些事情。

条件： 条件取决于具体的活动。参考下面的想法。

说明： 你可以这样说：

"感恩就是对生活中的某件事心存感激。我们将停下来想一想我们感激的事情，然后我想让你找到一种对某一事物表达感激之情的方式，这种事物是真正触动你心灵的东西，并把它当作一个贡品。

我们不需要供奉上帝或任何超自然的力量，并祈求一些事情。这是一种发自内心的简单表达：欣赏、对某些事物的爱、自由地给予。

当你做出奉献时，感恩过程给予的真正力量是身体内的感觉。"

我喜欢下面来自 *The Box*（Terma，1992）的解释。你可能想要阅读所有的这些内容，或者选择几个例子来说明可以做什么。

贡品可以是说、唱、写，也可以是跳舞。

它们可以被制作、发现，或成长。

它们可以是简单的，也可以是复杂的、昂贵的、便宜的，或免费的。

它们可以是一个物体或一种行为。

贡品可以像岩石一样坚固，或者像烟雾一样短暂。

贡品可以是绑在绳子上的结，可以是墙上反射的回声。

香水、布料、彩旗、鲜花、熏香、蜡烛、水果、食物、水、糖果、微笑、音乐、舞蹈、歌曲、绘画、素描、雕塑。

贡品可以被形象化：太阳、月亮、星星、云彩、珠宝和石头、誓言或承诺、自己的身体、心灵、思想，以及所依附的事物。

贡品可以留在地上或挂在树上，埋在地下或隐藏在岩石下。

它们可以是传统的，可以是从别人那里学来的，也可以是原创的。

它们可以放在祭坛上、墙内、地板下、屋顶上。

落入河中，离开山顶，或被风吹走。

抛下悬崖或缝在某人的衣服上。

贡品表达了一种征询、感激、愉悦、感恩和喜爱的感受。

贡品可以是一种与一些你看不见、听不到但是知道它在那的某物（某人）交朋友的方式。

贡品是一种对生命的伟大奥秘怀着敬畏之情的礼物。

鹰和鹿

我记不起这项活动是从哪里来的。感谢 Katie Allan 提供的想法。

目的： 鼓励以不同的方式观察世界。效果可能是将个人带离他们的内心活动，更多地关注周围的世界。

条件: 一个开放的区域,如林地边缘,在那里人们可以分散开来,可以远眺。湖边也是一个好地方。一个抬高的位置(如一个能够俯瞰风景的台地)可以促进这个活动。

说明: 鼓励人们分散开来,但确保他们仍能听到你的声音。向外进入开阔区域。向他们说明我们将交替切换我们看世界的方式,在两种方式之间切换。

按照下面的思路说:

"首先我想让你用鹰的眼睛去看。扫视周围的环境,直到有东西吸引你的视线,专注于它。全神贯注地盯着一个小区域的每一个细节,看看它的颜色、色调、形状、运动、大小。从你的注意力中排除其他的一切。"

一分钟后切换到另一种模式:

"用鹿的眼睛观察。鹿是食草动物,需要警惕危险的捕食者,如猎人、狼等。它们不知道危险可能来自哪里,但它们需要继续生活。把你的注意力放在你的周边视野上,分散注意力。不要注意任何特定的细节,但要注意你前面和两侧广阔空间中的变化。对任何活动都要敏感。带着柔和的眼神观察,沉重而放松。让阳光落在你的身上。"

然后过了一分钟左右,又变回鹰的眼睛。稍微重复几次不同的指令。

为了有助于做鹿的环节,我补充了一些我听到的关于猎人是如何训练年轻人的事情。说明如下:

"我要你在肩膀的高度伸展手臂。现在,慢慢移动两只手,直到你刚刚看到这两只手时,同时拨动你的手指。不要正视双手,向前直视,在你的周边视觉中注意手的运动。"

讨论

我问人们,他们是如何进行这项活动的,他们学到了什么。然后我经常提到他们在控制注意力这一事实。他们都在向自己证明,可以控制所看到的东西。我指出,引导头脑只关注一件事情而排斥其他的事情是可能的。他们刚刚证明了这种能力。我问,我们怎样才能通过意识引导我们的头脑远离不愉快的思想和感情呢?我鼓励尝试这个建议。

这个练习之后,可以开展"有意识看,然后无意识看"活动。你也可以稍后做"猫的耳朵"活动，因为这是一项提高听觉的活动。

自然之家

改编自我参加的 Ronen Berger 研讨会上的一次练习。关于 Berger 如何与孩子一同使用这个活动的更多细节，请参阅 Berger 和 Lahad（2013）。

目的： 探索当一个人置身于大自然中是什么让其感到舒服。这个活动也可以用来探索一个人对自己家庭状况的思考。

条件： 一个开阔的自然区域，存在多种栖息地，如林地、开阔的草地、灌木丛和水（最好是有静止的和流动的水）。一个可以显示你所在位置地图的复印件（这不是必需的：这取决于人们是否会迷路）。

说明： 将团队带到复合栖息地，如果你正在使用地图，请在开始时给每个人一份复印件。讨论地图，并确认每个人都知道他们的位置。如果你没有使用地图，谈谈人们对该地区的了解程度，并向他们保证你将待在一个固定的地方。

可以这样说：

"我想让你自己出去散步20分钟，等你完成后回来。我在这里等你。20分钟后，如果有人还没回来，我会吹哨子。

你的任务是找到一个感觉像家的地方，不是在室内的家，而是一个让你感觉舒服的地方。你可以对这个地方做一些改变或增加一些东西。当你找到了特别的地方，我想让你在那里待一段时间，思考一下是什么让你感觉到了家的感觉。如果在搜索后，你还是找不到你的家，那就找一个比公园里其他地方更舒服的区域。如果你喜欢的话，可以想象自己是一个动物或鸟。如果可以的话，找一个它们想要的地方。等你完成后再来找我。"

当每个人都回来的时候，讨论人们是如何开展的。然后走到家里（检查每个人对此是否满意），继续讨论是什么让一个地方成为那个人的家。

如何冥想？

冥想是一种完全存在于当下的方式，这种对自己意识的关注有时被称为正念。冥想是自身作为一个感兴趣的冷静的见证者，通过放松和关注自己经历过的任何事情来完成。

定期冥想有很多好处：

- 更多的是现在的感觉，放下对过去和未来的忧虑；
- 冥想后感觉放松和平静；
- 一种扩展自我的感觉，成为更大世界的一部分，一种超凡脱俗的感觉。

我向任何想要在他们的生态疗法工作中使用冥想的人建议，在引导他人进行冥想之前，他们自己首先要有能力做到这一点。

当我在自然界中独自一人想要冥想时，我倾向于寻找一个不会被路人轻易看到的幽静地方。根据我的观察，估计超过 95% 的人去散步时，会坚持走在小路上。所以你只要从小路上下来，走几米就能找到某个僻静的地方。我喜欢坐在树根之间的一个塑料手提袋上（避免湿气），尽管我没有靠在树干上，但我能感觉到它就在我身后。我双腿交叉，双手放在大腿上。

目的：学习一种冥想方法。

条件：一个舒适的地方，你不会被打扰到。

说明：如果我带一个团队活动，我通常让团队成员站成一个圆圈，人们之间有一只手臂的距离，手放在两侧。我们选择一个远离人类干扰的隐蔽地方。我鼓励你站立，臀部、膝盖和脚踝轻微弯曲，重量均匀地分布在脚跟和脚掌之间。因为我们站立，意味着我们可以在任何季节或天气条件下舒适地做这件事，也意味着每个人可以随意离开去做一次无声漫步或步行冥想。

冥想的方法有很多种，这里有一种方法你可以尝试一下。这些说明可以改编为开展活动的剧本：

- 在设定的时间长度内每天进行冥想（初始时间为 10 周。从 10 分钟开始，然后当你感觉合适时，时间延长到 20 分钟、30 分钟、45 分钟或更多）。在我的固定团队中，每次冥想大约 10 分钟。在室内活动时，可能会花更长的时间。
- 找一个安静的地方，你不会被打扰、中断或分心。以舒适和警觉的方式坐下或站立，头部直立、水平或略微向下。让眼睛缓缓地停留在几米远的一个点上，或者闭上眼睛。
- 检查你的情绪状态，只是注意到正在发生的事情，不要卷入其中。成为自己的沉默证人。
- 如上所述，保持警觉的姿势。现在注意身体。你可以从遍历身体的每个部分开始，从脚开始注意每个部分：不去想它，而是直接体验它。我不断这样做，从脚向上移动，增加身体的每一个新的部分，最终到达头部。你可以把全身作为一个整体进行体验。当舒舒服服地意识到全身时，通过专注于计算十几次的呼气来关注呼吸。

- 培养一个完全体验的见证状态未见证当下正在发生的一切。观察所有的思想、情绪和感觉，而不是参与。把所有的判断、评估和兴趣放在一边。作为一个思考者，不会把它拒之于门外，只需注意它。当你承认它时，让它过去，回到呼吸。

- 心灵不想静止，所以当你意识到你已经从现在分心进入思想时，放开思想的内容（而不是自己的判断），回到呼吸。

- 只是坐在这里和有这样的意图，你就成功地做了冥想。没有最终目标，如果你有目标，就让它散去吧，这是一种不必要的分心（包括"想要更放松"）。

- 过了一段时间，经过一些练习后，你可能会体验到一种平静，缺乏对身体的认识，缺乏对内在和外部区别的意识，思绪减少，而对刚刚发生的事情提高认识。这是很好的。

- 对于所有冥想的人来说，感觉情绪有时会突然涌出，这是司空见惯的。接受它，停止使用诸如责备和内疚之类的策略，只是记下这种情绪，在摆脱这种情绪之前，保持这种感觉。你可能还会感到烦躁不安、困倦、无聊和想做其他事情，这时需要注意自己脑子里正在发生的事情，并保持呼吸。如果你是一个努力尝试的人，放松一些，放下期望，少做点事情。如果你很容易分心，回到跟随呼吸的训练。

- 在活动结束时，保持一段时间不动，环顾四周，在离开之前，先考虑下一步你想做什么。看看你是否能保持同样的意识，并注意你所做的事情。

有些人是为了放松而冥想，另一些人则希望通过一种超越个人的方式来进一步发展冥想，以获得对体验的洞察。有些人加入佛教团体，分享经验，提升他们的冥想，继续坐禅。John Kabat-Zinn 将冥想带入了心理健康领域，这是一个在团体中学习并练习冥想的好方法。一些人读书是为了给他们的经历赋予意义。另一些人则满足于继续冥想，并从体验本身中汲取益处。有一些好的 CD 可以引导进入冥想，但它们不是必需的，尤其当你身处大自然中的时候，更没有必要（参看本书 78 页关于正念的章节）。

多言多虑，
转不相应。
绝言绝虑，

无处不通。

僧璨鉴智禅师①（逝世于公元606年）

我感激……

目的： 鼓励积极地思考一个人的现状。

条件： 这种活动可以成对地坐着或走着完成；不需要特殊的空间。

说明： 可以这样说：

"在这个活动中，当我们走到下一个地方时，你们将结伴工作。我想让你们轮流来谈谈。

第一个人是沉默的见证者。你只需要聆听伙伴的讲话，而不要评论。你可以帮助和鼓励你的伙伴。遵守下面的规则。

第二个人是演讲者。演讲者讲述他们生活中进展顺利的事情。它们可以是你生命中的小事件，也可以是大事件，包括此刻正在经历的事情。

演讲者必须用'我感激……'这句话来结尾。

他们必需这样做至少10次。

不允许负面陈述或补充。

在活动完成之前，你们之间不应该有任何讨论。

现在就找一个你觉得舒服的人，一起走走。一个是倾听者，另一个是演讲者，之后，你们相互交换。"

当活动结束时，你可能想要讨论一下它是如何进行的。注意不要破坏积极的陈述。

我注意到……

目的： 提升意识。

条件： 我喜欢在稀疏的林地里开展这项活动，因为它可以提供不同的视角。每个人都可以坐在上面的塑料袋。

---

① 译者注：僧璨鉴智禅师，僧璨（？—606），唐玄宗追谥鉴智禅师，禅宗三祖，传有禅宗法典《信心铭》。

说明：这项活动可以在一个地方或散步中完成。我会鼓励从第一个变化开始，并留出足够的时间。对于某些人来说，这可能会是一次非常深刻的体验，特别是在其他深化活动之后，因为它为处理留出了时间。我们生活在一个行动和变化的时代，我们需要更多的时间，让体验"鹅卵石"在另一个被投入水中之前，沉到一个很深的位置。

可以这样说：

"我想让你走进树林，但不要太远，以防看不到我。在对大自然有清晰、多变视野但看不到团队中的其他人的地方，找一棵树坐下来。

放松，靠在树上，也许像我们之前做的那样，花几分钟冥想。环顾四周，当有什么东西吸引你的目光时，用真正的注意力去观察，就像这是你第一次看到这件事或事物一样。在你看的时候，注意你的感受，记得回到现实，不要被思想所干扰。

当你听到哨声时，请回到我身边。"

变化 1

"每次呼气后，对你自己说一句：'我注意到……'
例如：
我注意到小树枝在风中摆动。
我注意到云在漂移，我感觉慢了下来。
我注意到一只鸟在树上移动，忙于它自己的生活。
重复 5 分钟，然后坐下来观察。"

变化 2

你可以让人们和提供问题的伙伴成对地做这个活动，问："你注意到了什么？"，另一个人回答。确保发问者在观察者的视野之外。

内/外的我　

目的：练习控制意识和注意力。打破对内在声音和自言自语的过度关注。
条件：一个有视野的地方，例如，地面上有开阔空间、略微抬升的地方。
说明：要求人群散开并站立，这样其他人就不会在他们的视野中，效果会很好。

这个活动是交替关注远距离和近距离的事物。可以这样说：

"我想让你在远处找到一些可以看的东西：一棵树、一朵云、一栋建筑、一只鸟。真正地观察它，注意它的所有细节——颜色、色调、形状、大小，它是如何移动的。就像是警察稍后会让你描述它。"

在 10～15 秒后切换到内部：

"我希望你现在把注意力转移到自己身体内部。收听体内正在发生的事情，它可能是一种感受、思想或身体感觉。不要涉及思想、感受或感觉的内容，站在一个对正在发生的事情感兴趣的见证者的立场上。只需注意，不做评判，但带着感情。"

10～15 秒后，切换回外部，重复一些类似于第一个指令的内容，然后重复内部的关注。如果你愿意，你可以在这里停下来，或者第 3 次重复这个循环。

在总结时，询问人们是如何进行这项活动的。他们学到什么了吗？有转移注意力的可能吗？如果有可能的话，当有些事情似乎需要我们全神贯注的时候，我们生活中的其他部分也会给我们上一课。在内在和外在的自我之间建立注意力是有可能的。生态疗法的好处之一就是大自然邀请我们走出去的方式，在那里我们可能会暂时忘掉头脑中所有的担忧和想法。

一个变化：现在我意识到……

让人们和感到舒服的人结伴工作。指导他们轮流开展交替的回应。提醒人们注意他们的所有感官，并且是自发的，在说某事之前不要想太多。

在走路时，每个人都会轮流说出他们意识到的东西，并对以下 3 个方面做出回应。另一个人听而不作评论。完成以下陈述：

我意识到在我的身体之外……

我意识到在我的身体里面……

我意识到在我的脑海里……

在停顿后，另一个人用相同的语句进行回应。两个人在这个过程中交替进行。

采访自然

这个活动的灵感来自于我经历过的 Joseph Cornell 在一次研讨会上的类似活动。

目的： 以一种富有想象力的行为与自然界中的特定生物形成更紧密的联系。

条件： 每个参与者一张说明书（采访自然，参看下面和网上可下载的文件），A4
空白页，带夹子的笔记板和铅笔。也许需要一个也可以坐上面的塑料袋。

说明： 带他们到大自然中的不同地方，可能有树木、水和草地。建议他们通过采
访了解自然界中的另一种生物。下文中的说明解释了这一切。

　　人们回来后，你可以讨论一下刚才是如何进行的。大家学到了什么？

参看： 一只小动物的生活

采访自然

说明

　　对于一些人来说，这个练习可能有点不习惯。如果你觉得有些奇怪，建
议你把它当作一个富有想象力的实验或幻想。假设这是可能的，看看会发生
什么。我要你在公园里采访一些除了人类之外的东西！

　　在我们所处的地方进行一次短暂的探索性散步，选择一种自然景观，如
一种吸引你眼球的岩石、植物或动物。把你选择的物品当作是像你一样生活
在地球上的旅伴。在你的采访中，当写下问题的答案时，试着从这个新的角
度去看待世界。慢慢来。

　　你可以用你的想象力给出答案，如果愿意的话，你可以静静地倾听同伴
告诉你他的想法，关于他可能会做出什么反应。你可以随意调整和修正自己
的问题。把与问题相匹配的答案写在白纸上。

　　这是给你的，之后不会再让你读任何东西。

　　慢慢来，等你完成后再来找我。

　　我的采访主题是＿＿＿＿＿＿

建议的问题

　　针对自然物体、植物和岩石：

1. 你多大了？
2. 你一直都是现在这个尺寸吗？
3. 你是从哪里来的？

4. 住在这个特别的地方是什么感觉？

5. 谁来拜访过你？

6. 你一生中见过什么事？

7. 有什么特别的事要告诉我吗？

8. 你还有其他想问的问题吗？

针对动物：

1. 你要去哪儿？

2. 你想做什么？

3. 有没有需要提防的捕食者？

4. 你吃什么，你是怎么找到食物的？

5. 你住哪儿？独自一人还是和其他人在一起？

6. 你去过其他地方吗？

7. 你想告诉别人关于你自己的事吗？

8. 你还有其他想问的问题吗？

Kawa 模型

Kawa 模型是使用河流的隐喻，来检验一个人生活中的问题。它是由日本的专业疗养师开发的。对于西方人来说，这种模式可以增加专业人员的资源，并在与不同文化的客户合作时特别有用（Iwama，2006；Iwama *et al.*，2009）。

在日本，专业疗养师最初的讨论是出于对适合自己文化模式的认同，而不是基于西方文化的假设。

日本人不像我们那样个人主义，他们认为个人之间应该相互依赖。我们西方人通常有一种传统，认为自我和环境是完全独立的，即使它们可以被看成是因果相关的。此外，患者被视为有可诊断的病症，治疗的目的是解决病症，使人恢复健康。东亚人的观点更加系统，认为个人被嵌入了多个相互作用的因素。关注的焦点不仅是被诊断出的疾病，而是一个人的整个生命状况，所有这些都在疾病和康复中扮演着重要的角色。因为每个人的情况都是独一无二的，所以 Kawa 模型鼓励每个人被当作一个独特的个体对待，而不是被当作是一个通用标签的例子，比如 MS 患者或精神分裂症患者。

作为他们讨论的结果，日本的工作者认为河流是一个有用的、与文化相关的隐喻，可以用于描述一个人的生活。生命被看成是从源头开始，沿着生命的轨迹流动，当遇到大海时，到达死亡。河道不是固定的，而是不断变化的。这种流动是许多因素在健康和疾病之间动态变化的结果。专业疗养师的作用是帮助客户在隐喻性河流中增加生命流。

一个人被要求识别的隐喻元素如下：

- 水是人的生命能量或生命流，当一个人健康时，它是强大的，当某人生病时，它是虚弱的。当它遇到大海和人去世的时候，它就停止流动了。水的方向、流速、深度和清晰度非常重要。
- 河床等同于环境，无论是物质的还是社会的（家庭、朋友、同事）。
- 岩石是生活中的特定情形、生活中的问题。
- 漂流物是一个人拥有的资产和负债，下面有更详细的解释。
- 空间是水可以在障碍物之间流动、生活中可以被提升的地方。

岩石相当于是让生活变得困难的特定情形，有时很难改变，这也是可以理解的。在模型中对岩石的大小和重量进行了评估，它们可能已经在那里待了很长时间了。一些岩石带着"疾病"来到这里，如果侧壁阻碍了水的流动，则会更加难以转移。例如，如果身体残疾的人有改变身体状况的需求，或者朋友很少，他们发现生活会更困难。Kawa 模型中的每个因素在任何时候都与其他因素相关。要避免看到简单的因果关系。

漂流物是一个人属性和资源的隐喻，可以包括价值观、性格、个性、知识和经验、特殊技能、物质资产（如金钱）和非物质资产（如朋友和家人）。后两个在日本人的生活中都是非常重要的。一个人强烈的价值观和信念，加上应对逆境的决心，可能会帮助他们渡过难关。

各种因素可以相互结合。如果河流流速降低了，那么漂流物会更容易卡在岩石之间，而且随着流速进一步降低，情况会变得更糟。

在西方，我们可能会专注于岩石，以及如何将岩石转移到一边。日本人的意图是确保生活和环境中的所有元素之间保持相互和谐。在 Kawa 模型中，病理只是人的一部分。任务是更多地接受当前的状态，同时鼓励积极改变的机会。这意味着，个人的意义和幸福感比任何外部的评估标准更重要。

在考虑真实河流的行为时，当有足够的压力，水力可以侵蚀堤岸和转移堵塞。一旦客户使用 Kawa 模型绘制了他们的生活之河，重点就会转移到检查现有的河道和扩展它的方法上。岩石、河边和水流之间的空间被视为可以取得进展的地方。Kawa 模型最鼓舞人心的是将客户的天生健康能力作为改变阻碍的能量源泉。

　　作为一个相对较新的模型，目前似乎只有有限的科学证据来证明其有效性。然而，这个模型在日本得到了广泛的接受，对我来说，从直觉上来看，它是有用的。

目的： 使用河流的隐喻来理解一个人的生活。

条件： 大的纸张和各种颜色的笔，足够每个人使用。

说明： 下面的说明用于与客户一对一的工作。你如果觉得团队有能力并且有良好的主动倾听技巧，参与者可以两人一组，轮流讨论他们创造的个人河流。

- 这条河是由客户在一张纸上画的，作为一条从源头到大海的水道，沿着河流标出了重大的生活变化。
- 客户也画出了河流的横截面。
- 一个列表由人们的问题和资产清单组成，这些被画在横截面上，如岩石、浮木和河岸。
- 问题解决的方式是从系统的角度看，什么可以转移，哪里可以增加流量。

　　关于 Kawa 模型的描述可以在网上获得[①]。

倚靠在树上或一个人身上

　　这个想法是从研讨会上的练习中发展和改编而来的。另见 Tufnell 和 Crickmay （2004）。

目的： 在树林中富有想象力地探索，体验与另一个人的相互支持和互动。

条件： 密度较大的林地。（林地内的）树需要足够结实，以便人们把全部重量都可以靠在树上。根据我的经验，拥有胸径 20～30 厘米树木的区域是很好的。

说明： 到林地中，围成一个不规则的圆圈，在那里你可以解释说明，慢慢地讲完整个过程，这样人们就有时间接受你说的话了。要求他们运用自己的想象力，包括成为一棵树是什么感觉。

倚靠在树上

　　给出以下指示：

　　"我希望你选择附近的一棵树，你可以把所有的重量都靠在上面，并且感觉身体尽可能多的与这棵树接触。确保可以清楚地看到和听到我。"

---

① 参看 www.slideshare.net/KawaModel/introduction-to-the-kawa-model-beki-dellow#btnNext。

等待，直到每个人都找到一棵树并准备好，然后通过下面的对话与他们交谈，在每一句话之间，留出一段时间，让人们沉浸其中。

"我现在想让你靠在你选择的树上。确保你的脚牢牢地踩在地上，你的背舒服地靠在树皮上……你的背靠在树干上有多近？……让树承担你的重量……慢慢来，检查一下自己的呼吸……发出一声叹息，随着每一次呼气，放松到树上……让树充分支撑身体……放下（主动）支撑的需要……你舒服吗？移动你的身体直到感到舒服……身体的感觉如何？

现在你感到很舒适，并被你的树支撑着，你可以开始欣赏周围的环境了。你到底在哪里？……这里是什么样子？

我希望你现在就发挥想象力……并且考虑一下自己成为这棵树是什么感觉……你注意到什么了？……你可能已经在这里一百年甚至更久了，你可能已经几百岁了，但你仍然健康……看着四季的轮回……抬头看看你的邻居有多近……你们生长在这里已经很长时间了。

你们生活所需要的一切都在这里……上面的阳光和雨水，泥土围绕着你的根部，空气围绕着你……你不需要任何其他的东西……

在一个地方不能移动……成长，并且接受你所在的地方，是什么感觉？"

依靠在一个人身上

给人们时间沉浸在体验中，然后要求参与者从他们的树中解脱出来。让他们在团队中找一个觉得舒服、身高差不多的人。

继续这些指导：

"当你选择了你的伙伴，我想让你们背靠背站着。现在互相依靠，互相支持。你能找到一个对你们两个都舒服的平衡点吗？你能在支持别人的同时得到支持吗？……感觉怎么样？……支持他人或接受支持时，你是否感觉更舒适？……

你在这里是安全的……当你呼气时，尽量多一点……然后放松进入到不确定和不熟悉的体验中。

你能了解对方吗？……你们可以不说话就开始交流吗？……你们有权力游戏和探索……你们两个可以这样玩吗？……你们可以用不同的方式推别人吗？……给对方一个惊喜……一起慢下来……

现在看看你们能不能像螃蟹一样一起走动……双臂相连……保持在一起，你们如何决定去哪里，以及如何移动？"

当看起来合适的时候，请每个人停下来和他们的伙伴讨论他们与树及与其他人在一起的体验。

生命圈

灵感来自于大自然游乐场中的手工编织（Danks and Schofield，2005）。

目的： 一种庆祝季节或栖息地的创造性活动。

条件： 长而灵活的树枝，如柳条、细绳、线或羊毛，剪刀或锋利的刀。

说明： 在散步开始时，让每个人都做一个生命圈。这有点像一个捕梦网（一个纵横交错的圆圈，用线交叉，然后用天然材料装饰）。

如何做一个生命圈

找到一根柔软的小枝，比如柳条，形成一个 10～30 厘米宽的圆圈，用细绳或坚韧的植物材料（如椴树或金银花的青色树皮）将两端牢牢地绑在一起。这一点是自己一个人很难做到的：当你把两端放在一起的时候，让另一个人系绳子。用羊毛或更多的绳子将圆圈纵横交错，形成一个网。在每次穿过圆圈时，把细绳缠绕在树枝上，以便将其固定在适当的位置。

另一种选择是使用 Y 形树枝，用绳子在两个叉子间交错，将长端作为手柄。

每个人都完成了他们的生命圈后，你的提示是随着行走，找到有趣的物体，这些物体会提醒他们在大自然中度过的时光。这可能是每年重复几次的季节性主题，也可以是一次性活动。发现的物体可以绑在边缘，也可以夹在线网之间。

人们可以用草、草茎、种子、水果、羽毛、骨头、鲜花、叶子、球果或蜗牛壳作为装饰。

在步行结束时，人们可以在生命圈上系一段绳子，这样他们就可以把它挂在附近的树上或家里。

参看：记忆棒

聆听宁静

目的： 增加对声音的敏感度，向外引导注意力。

条件： 无。

说明： 这项活动可以在任何阶段进行，但是在做完冥想之后是一个很好的时机。

要求每个人都站着，闭着眼睛听周围所有的声音。鼓励人们，告诉他们随着时间的推移，他们的听觉会变得更加敏感。花时间听，让声音到达耳朵而不去寻找特定的声音。

你可以鼓励人们去听远处的声音，最远的声音是什么？远处的飞机？然后建议人们听中远距离的声音，也许是鸟鸣。建议人们接受来自四面八方的声音，逐渐将注意力拉得越来越近，直到挑战看看最近的声音是什么。声音之间是否有寂静？

另一项活动是要求团队看看他们能听到多少种声音，以及来自哪个方向。这可以引发能够听到多少种不同的鸟类和昆虫的讨论。

参看：猫的耳朵、声音地图、杨柳里的风

记忆棒

这个想法受林业委员会网站启发，说到底，来自于澳大利亚的土著居民，他们使用旅行棒记住曾经去过的地方。

目的： 提供一个辅助的物理记忆和行走的记录。对于经历记忆问题的人，这是一项效果显著的活动。

条件： 每个人一根大约 30 厘米长的棍子和大约 100 厘米长的毛线。

说明： 为了节省时间，我建议你在活动开始之前收集一组长度合适的粗直树枝。同时带上一团毛线，剪成 100 厘米长。让每个人把毛线绑在树枝的一端。当这些动作完成后，人们准备开始收集物品。

这个想法是让每个人在散步时收集有趣的物品，并将它们系在记忆棒上。这是通过将物体紧紧地贴在树枝上来完成的，从末端开始，在物体周围螺旋地缠绕上毛线，使其固定在适当的位置。一段时间后，按照它们被找到的顺序，在长度上，记忆棒将会有一个物品集合。物品可以包括树叶、草、羽毛、骨头或花。

在散步结束时，团队可以通过讨论他们发现了什么，以及在哪里找到的这些物品，来回忆他们的旅程。为什么人们会选择某些东西，人们的收藏之间有什么相似之处和不同之处？如果毛线的末端被绑在了树枝的末端，记忆棒可以带回家，保留这一天经历的记忆。

参看：Nicky 的记忆球果

一只小动物的生活

目的： 近距离观察在草地上发现的各种小动物，思考它们的生活方式。

条件： 捕虫网；一些有塞子的玻璃或塑料的盒子/瓶子，至少人手一个；放大镜。

说明：在 7 月或 8 月的一个温暖晴朗的日子里，去长满高草的草地。使用捕虫网（见下面的制作方法）捕捉生活在草地上的各种生物。在每个玻璃容器中放置一个生物，并将它们在团队中传递，以供观察。这时候，放大镜能帮上忙。还有一个识别指南，里面附有图片和文字，可以告诉你更多关于动物的信息。

当每个人仔细观察过所有的动物后，让人们选择一只小型动物，并将其放入玻璃管中。让人们与他们选择的小动物待一段时间，看看它的颜色、大小、身体构成等等。利用野生动物书籍了解更多的信息，但这并不是近距离观看这种生物的必要条件。让这种生物在观察者身体的阴影下被观察，防止它在明亮的阳光下温度过高。

当每个人都花了时间去欣赏生物的美丽和复杂性时，就是时候释放它了。每个人都要在草地上找到自己的空间，轻轻地释放自己的小动物。最好是让这个动物慢慢走，找一个一旦动物爬出玻璃容器，就可以很容易观察它的地方。鼓励人们观察他们选择的生物，看看它是如何生活的，它可能会消失在深深的草丛里。这就像是看看观察者能不能想象自己跟这种生物一样生活。

- 用旧枕套和衣架做一个捕虫网，具体做法是首先把一个衣架加工成一个近似的圆形，然后把枕套的开口缝在这个修改过的衣架上。使用衣架上的拉钩作为手柄。在高草丛上面拖动这个网。
- 用清洁小塑料桶或药瓶制成观察容器。
- 英国和北欧其他地区最好的识别指南是 Michael Chinery 的 *Insects of Britain and Western Europe*（2012）。Lars-Henrik Olsen、Jakob Sunesen 和 Bente Vita Pedersen 的 *Small Woodland Creatures*（2001）也很不错。

参看：采访自然

镜子活动

目的：让人们对自然环境有一个新的观察视角。以一种不同的方式看待熟悉的事物。
条件：每人一面小镜子。我已经收集到各式各样的镜子，如旧的带镜子的小盒和浴室的瓷砖镜面。它们必须有光滑的边缘，以避免任何人割伤自己。林地是尝试这种活动的最佳场所。
说明：具体做法是沿着林地的小路走，同时通过镜子观察。它是水平放置的，这样就有可能看到观察者上面的景物。你可以试着把镜子放在腰部的高度，或者把它放在鼻尖的位置。无论哪种方式，你都可以迅速、熟练地使用镜子观察，同时留出另一只眼睛，观察前进的方向。相信我，可以成功！注意别不小心看到太阳。

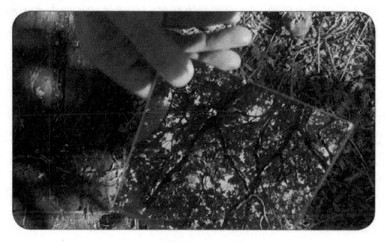

上面橡树的镜像视图

我与自然的联系

目的： 花时间创造性地表达你与自然的联系。

条件： 时间充裕，至少 45 分钟到一个半小时，这取决于团队的规模；一个哨子；一个可以找到各种各样自然物体的地方。

说明： 可以这样说：

"这是一个以创造性的方式应对当前状态的机会。我建议你去探索这个问题：我与大自然的其他部分是什么关系？

坐一会儿，放松一下，集中注意力。我建议进行一个短暂的正念。人们独自活动，始终保持在我的视线之内。寻找某个地方，在那里，你可以创造一些东西来回应问题。你可以使用周边可以找到的任何东西。不用着急。等你已经完成了，再回来告诉我，我会待在这里。如果过了很长一段时间你还没有回来，我会像这样吹哨子（演示），希望你马上回来。

当每个人都回来后，我们将开始一个观赏散步，参观人们所做的东西。如果你不想让我们看到你做了什么，那也是可以的，你不需要展示给我们。"

当每个人都回来了，解释下一步。

"我们将由展示自己作品的人带领，并遵循他们的指导：如何接近他们的工作及站在哪里。这些人可以只是展示自己的作品，或者可以谈论它，这取决于他们自己。其他人可以提出问题，以便更好地理解，或者他们可以发表声明，开头是'如果这是我的，我想知道……'，要避免对别人进行诠释或心理上的推究。"

最后一条指令是不要进行诠释或心理上的推究，这是有原因的。这些干预会使我们偏离演讲者/客户真实的表达，它们是从经验中抽象出来的。我感兴趣的是鼓励人们更多地意识到自己正在经历的东西，而不是依赖其他人来解释它们的意义。这既是一种哲学，也是一种与人合作的风格，我相信这对演讲者来说，也是一种尊重。

自然中的特殊地方

改编自我在 Joseph Cornell 研讨会上做的一项活动。

目的： 让每个人在自然中选择一个特殊的地方（一个让人迷恋和富有创造力的地方）。

条件： 每个人一张 A4 大小的纸板（由卡片制成）、一支铅笔、一个可以坐在上面的垃圾袋和下面的讲义复印本。

说明： 将讲义分发给每个人，并通过它与团队交谈。留出足够的时间，说你会待在一个地方，当每个人完成时，就回到你身边。如果时间用完，你将用哨子召集他们。

当每个人都回来的时候，你可以讨论事情是如何进行的，以及是什么使他们选择的地方变得特别。如果觉得合适的话，人们可以结伴，带着另一个人，给他们展示自己的特殊位置。

自然中的特殊地方

从这里走一小段路，四处逛逛，直到找到一个觉得舒服的地方。然后坐下来考虑这些问题。

关于这个特别的地方，你注意到的第一件事是什么？

你在这里的感觉如何？

为这个特别的地方画一个草图。

你能听到什么？你能听到至少 5 个声音吗？看看你能不能想出是谁或者

是什么事物在制造声音。

　　找到一些能让你微笑的东西。那是什么？

　　为什么花时间在大自然中对你来说很重要？你能用诗意或有说服力的方式表达吗？

自然呈现

目的： 鼓励一种带有放松心态的好奇心，允许停下来接受任何出现的情况。你可以成为这个过程的示范，尽管这很可能在团队中自行发生。

条件： 无。

说明： 当走路的时候，要警惕周围和前方的活动。使用任何理由让团队停下来，仅仅是看着。它可能是小路上的一只蝴蝶、一只盘旋的鹰，或者是一只正在进食的兔子。呈现的方式是一种开放的探索，不是认真的搜寻，花时间在没有目标的情况下行走。

　　如果团队走得太快，或者彼此交谈得太投入，那么可能需要停下来休息一下。你可以建议这群人停下来做个呼吸练习，或者闭着眼睛站着倾听周围的声音，然后按照这里描述的方式继续行走。

Nicky 的记忆球果

　　专业疗养师 Nicky Tann 在达格纳姆设立了一个定期的生态疗法团队，为存在记忆障碍的人服务。她提出了一个我非常喜欢的改进的记忆棒活动。

目的： 一种从散步中收集记忆的方法。

条件： 每人一个大松果。你需要在公园和观赏林地中寻找一棵已经脱落了所有棕色球果的松树。对于这项活动来说，蒙特利松和海岸松松果是我的最爱，但大多数的松树也都可以。

说明： 给每个人一个松果。你可以在开始的时候花时间讨论松果的结构：鳞片是如何绕着松果旋转的，并且越往上越大。松树的果实都会从树的高处脱落，每个鳞片下有两颗种子。

　　这个想法是为了在散步中找到一些有趣的东西，像枯叶、草籽头、花和鸟羽毛等，并用鳞片把这些东西固定在松果上。

　　在散步结束时，邀请团队中的每一位成员谈论他们的装饰球果。完成的球果可以用来回忆每一件物品是在哪里找到的，以及为什么要选择它。如果人们愿意的话，可以将它们作为散步的纪念品带回家。

参看：记忆棒

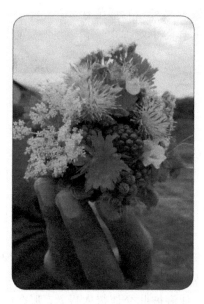

一个被九月的花和果实装饰的球果

打破常规

Susan Laut 告诉我这个活动，我把它从想象变成了文字形式。

目的： 体验如何通过做一些与过去不同的事情来提高你的意识，将一条路比喻成一种习惯的存在方式。

条件： 一片草地或森林的开阔区域，有一条小路从中穿过。

说明： 去一片长满草的区域，沿着一条穿过草地的现有小路往返行走，最好是一条平的或裸露的小路。谈论一下，这条路最初可能是通过人们的重复行走，被反复踩踏而形成的。如果沿着一条熟悉的路走，我们通常不会刻意去想我们要走到哪里去。它变成了一种习惯。

现在做出改变，让团队成员想象这条路是一种负面的感觉，例如童年时我们对自己的生活控制和意识不足。谈谈过去事件的重复感是如何使我们陷入一种特殊的感觉、思维和行为方式的。我们通过穿越同样的场景，去强化同样的感觉，就像这条道路被创造出来一样。

建议人们离开小路走到草地上，个人自主选择，不要沿着这条路走。从所处的位置开始，带人们进入这片草地或森林。有些人可能需要鼓励才能跟随你。让每个人进入野外环境。不要进入任何令人不快的地方，而是在长草或茂密的灌木丛中漫步。

问：

"感觉怎么样？不熟悉，更艰难，还是更有感觉？"

你可以这样说：

"然而，我们并没有在路上有过同样的感觉，我们更清楚自己和周围的环境。如果我们远离引发这种感觉的情景，就可以选择不去感受这种特殊的感觉，比如愤怒或悲伤。我们可能还会发现，一旦我们打破常规，我们就会对自己和我们所处的环境有更深的认识。"

走了一段"脱离轨道"的道路后，让大家聚在一起，讨论走在小路上和离开小路的感觉。你可以讨论这么一种观念，即我们的感觉不是我们自己，而是我们所经历的东西，几乎留在身边所有的感觉都是我们可以摆脱的旧记忆。那么，到底是什么让我们在情感中陷入困境的呢？

你可以讨论离开这条路所涉及的风险，也可以讨论拥有新体验的创造性机会，其中一些可能会丰富我们的生活，让我们摆脱旧的生活方式。

你也可以讨论把新体验带到我们生活中的其他方式，让我们重新评估消极的东西。新体验包括旅行、遇见新的人、以开放的心态观看新的电视节目、吃新的食物或听你不熟悉的音乐流派。对于我们努力改变旧的习惯和感觉来说，在晚上走更远的路去商店或去工作是非常有启发和有帮助的。

"你们中有多少人在课外时间里喜欢做生态疗法活动？是关于改变吗？"

身体和放松热身

目的： 这些活动主要是基于这样的想法，即如果你的身体放松了，那么你的大脑也会更加放松。
条件： 无。
说明： 对于每次热身，都使用这个说明并演示如下。

放松

把你的手放在膝盖上，扭动你的膝盖；一段时间后，转向另一个方向。把你的手放在你的腰上，扭动你的臀部；过一段时间，转向另一个方向。利用头部的重量非常缓慢地旋转颈部，先从一个方向，然后再换另一个方向。如果有任何僵硬或疼痛的迹象，放弃或停止。站立，同时非常缓慢地向前伸头，然后（弯腰）向下到腰部、臀部，直到双腿仍然伸直、手臂向下垂向地面。这个想法不是接触地面，而是放松所有的背部肌肉。注意，当你向下垂着的时候，随着每次呼吸，你的身体都能放松一点，你的手也会更靠近地面。现在非常缓慢地逆转这个过程，抬起到臀部，然后是腰部，然后是胸部，然后是颈部和头部。如果你愿意，这个练习可以重复几次。

中式拳头按摩

攥起拳头，并用手指和手掌根部形成的拳头平坦部分反复轻拍身体。从肩部开始，后背、胸部，向下到更低背部，然后轻拍柔软的腹部，轻拍臀部。然后轮流在每个肢体上开展，从肩膀开始，向下移动到另一只手臂的所有表面。在做腿部动作时，可以使用两个拳头。整个练习可以通过轻拍、按摩皮肤和脸部来完成，感觉就像大雨落在皮肤上。

捞树叶

弯曲膝盖，双臂张开、前伸，在你到达蹲伏的底部时，像把树叶舀起来一样，晃动双臂然后举起双臂交叉在你的额头上，继续伸展手臂到头部上方，然后向下至水平位置，重复几次。这有利于血液循环，因为所有的动作都是在大腿肌肉的支撑下完成的。

自我按摩

按摩颈部和肩膀。在按摩头顶之前，你可以用所有手指有力地轻拍头皮。自我面部按摩也是很好的做法，特别是下巴的两侧和眼窝周围。

承受抓挠

有人告诉我，大力刷洗或抓挠皮肤对淋巴系统有好处，因为运输细胞在我们的免疫系统中起重要作用。淋巴系统没有像心脏那样的泵，因此它依赖于运动来转移全身的细胞和液体。不管怎么解释，这个活动感觉很好！

让团队里的每个人都把自己想象成一头发痒的熊或猴子。即使不痒，一个好的抓痒也是非常令人满意的。

参看：身体放松练习

身体放松练习

目的：让人放松。接触自己的身体。一个与自然接触的过程。
条件：一个开放的区域，有充足空间、平整的地面。
说明：我对大家说这样的话：

"这些练习旨在放松你的身体，影响很多。我们知道精神上的紧张是由身体来控制的。"脖子疼"、"忍受"是用来表达身体感觉的词语，但是往往这么说时，我们是在表达一种情绪。通过活动身体，我们可以释放紧张，释放能量，使其更有活力。这些锻炼也有利于血液更充分地循环。此外，保护我们免受疾病侵害的淋巴系统没有心脏来泵它的液体，而是依靠肌肉运动，循环到达身体的各个部位。

这些锻炼也是了解和享受我们身体的好方法。我们的身体是独一无二的，很多人相信自己没有一个好的身体。他们犯了一个错误，就是把自己和媒体照片进行比较，而那些图像往往是刻板的，也是无趣的。

与性感和舞蹈一样，最重要的并不是你的身体看起来像什么，而是你能感觉到什么和用自己的身体做什么。利用这个机会了解你的身体，享受它的运动。"

站姿

给出如下说明并演示：

"双腿分开、与肩同宽站立，身体笔直但放松，手臂松垂。确保你的体重平衡在两脚脚后跟上。脚应该是平行的。放松脚踝、膝盖和髋关节，让你的姿势有一个弹飞的感觉，就像滑雪一样。这样站着，你应该会感到脚底更加坚实。这是武术家为了降低体力消耗、具有更好的稳固感和平衡感而采取的站姿。在其他情况下，如果你感到焦虑或在与某人对峙，采取这种站姿是很好的。

在所有这些练习中，最重要的（内容）是你以最小的努力、以最放松的方式完成动作，就好像轻轻地把一只苍蝇赶走一样。

同样重要的（事情）是不要强迫自己。把你的身体伸展到自然放松的程度。它会随着时间的推移而不断展开。如果你在运动时用力，肌肉会收缩得更加厉害，会使自己感到紧张。'没有痛苦，就没有收获'的想法是一种男子气概的谬误！

注意自己的站姿，环顾四周，注意现在所处的位置，放下时间和顾虑，投身到当下。"

肢体放松

带领团队进行如下练习：

"放松双手，轻轻晃动。当你在找毛巾的时候，手应该是松弛的，就像你在抖动水一样。

然后，首先是肩膀，随后加入肘部，这样你的手臂就会感觉到有弹力。如果有任何动作感到会受伤，则放松或者停止。

现在专注于肩部运动。就像你穿上一件厚重的外套一样，把肩膀向前摇晃几次。你可以把肩膀抬起到耳朵的位置，放下让它们下降。然后，把你的肩膀向后旋转几次，就像从背上取下一个背包一样。

现在关注腿。依次摇动每一条腿，就像你摇动手臂的方式一样。从摇动脚踝开始，移动到膝盖，然后是臀部，最后松软地摇晃整条腿。

我们的颈部保持着很大的张力，所以做这项运动是很好的，但重要的是不要拉伤肌肉。意图应该是引导运动的方向，而不是强迫任何东西。慢慢来。颈部可以向左、向右、向下、向上、向后侧偏，以一种自转的方式画圆，带着感受慢慢来。

让脚牢牢地站在地上。直立，左右转动脊柱。没有其他肌肉参与，手臂只是随脊椎移动。这个练习保持一种无忧无虑的态度：你可以想象所有的紧张从你放松的手臂上滑下来，从你指尖流出。放松，如果脊椎有任何疼痛的迹象，停止运动。

你现在应该感到更温暖和更放松。"

一个地方、一个词、一首诗

目的： 回味自然中的体验，并在写作中表达。

条件： 每人一个带夹子的写字板、白纸、铅笔、可以坐在上面的塑料袋。

说明： 我从参加过的一个由 Joseph Cornell 主导的研讨会中获得了这个想法，然后对其进行了修改。当人们进入到与周围自然世界更深层次的联系时，这是一个很好的思考时光的活动。当人们接受了在自然界中的体验，他们也有机会了解自己内心正在发生的事情。

我分发写作材料，并说这样的话：

"选择一个你觉得舒服的地方，一个不管是什么原因吸引你的地方。坐下来，花几分钟去了解这个地方。注意你周围的声音、形状、颜色和动静。

如果你注意到一只鸟在动，想象一下，如果你能像鸟一样移动的感觉。如果你看到一棵树在风中摆动，我想知道你是否能感受到在你的头脑和情感中作为一棵树的感觉。

在这个特别的地方待一段时间，想出一个词来捕捉这个地方或感觉。把字母垂直地写在左边的页面上。你可以用每一个字母开始诗的每一行。

坐下来，看着一棵古老的桦树，我写下这首诗。

树干扭来扭去
活灵活现
树根向四面八方伸展
清风鸟鸣
我在家的感觉有多低落
古老的过去暴露在脚下
绿叶簇拥
生命形式的能量在我们之间共享

你自己看看会发生什么，可能会感到惊讶！
在你完成了或者我吹哨子的时候回到这里。"

当每个人都回来后，我让人们 3 人一组坐在一起，互相朗读他们的诗。然后整体团队一起讨论，问是否有人愿意向整个团队朗读他们的诗歌。

思考诗歌

目的： 用诗人的眼睛激发一种深思熟虑的方式接近大自然。

条件： 一组与自然有关的诗集复印本，每人一套，可以带回家。可以根据季节相关性、生活环境（如河流或林地）或者心情来选择诗歌。我还引用了作家的散文语录，他们捕捉到了大自然中的一些经历。

说明： 我在电脑上收集了一些对我来说有意义且易懂的诗歌，我可以把这些诗歌读给人们听。我会为特定的群体匹配相符的诗歌，并为每个人打印出一套表格。我在下面列出了几个例子，另有一些引用在我的网站上[1]。

在户外待一段时间后，我会找一个合适的地方阅读诗歌。重要的是，要非常

---

① 参看 www.andymcgeeney.com。

慢地阅读诗歌，以便在下一个图像或思想出现之前，可以品味每一行诗。为了让听众领会其中的深意，我可能会把这首诗多读几遍。

我第一次做这个活动的时候，不确定它是如何被接受的。那个团队是一个研究项目的一部分，每个人都被诊断为抑郁或焦虑。大多数人都很少说话。有些人说他们觉得诗歌很难理解，而另一些人则具有鉴赏力。我坚持了下来，也得到了其他团队同样的好坏参半的反应。然而我第一次尝试介绍诗歌的那一周成了一个转折点。一位女士走过来说，她在这一周写了几首诗。它们不是伤感的押韵对联，但结构很好。这是她一生中第一次写诗，她继续带来美丽的作品，探索大自然对她思想状态产生的影响。

你可以使用的写作例子

Mary Oliver，"野鸭"
Mary Oliver，"太阳"
John Clare，"木马"
Mike Bernhardt，"我内在的悲伤生活"
W. H. Davies，"闲暇"
Ted Hughes，"河流"

一个关于自然的问题

目的： 利用自然界的隐喻特性来帮助解决个人问题。
条件： 无。
说明： 当你在户外的某个地方时，把团队聚集在一起，然后这样说：

"这项活动可能对你有用，也可能不起作用。试试看。你可能还会觉得我在说一些对你来说不可能的事情，如果是这样，你可以假装它是一个实验。

我希望你考虑一个问题或一个难题，这个难题一直在你心里，似乎无法解决。把它留给你自己，除非你愿意，否则我不会让你泄露它。我要你在接下来的 10 分钟里独自散步时，把这个问题留在你的脑海里。仅仅是对你周围正在发生的事情敞开心扉，不要强迫或去寻找答案，这样做是行不通的。如果有什么事情引起你的注意，跟随它，并且在观察中变得专注。

在步行结束时，思考你所经历的事情，如果它已经奏效了，大自然的反应就会自然而然地出现。你不用去想，它会来找你的。"

拾荒者搜索

目的：使用不同的感官，专心搜索和寻找自然界中的东西。

条件：每个人一张 A5/A6 印刷纸，上面有要清理的物品清单，以及一个小的、用来收集物品的牛皮纸袋（可以来自蔬菜水果店，重复使用）。

说明：拾荒者搜索清单可以在很多关于儿童户外活动的书籍和网站上找到。你可以根据你的需要调整清单，这取决于人们的年龄、技能、生活环境，以及活动的具体目标。

　　我通常会让人成对结伴，因为我认为分享活动会更有趣。分发"拾荒者清单"①和收集袋，并给出一些指导方针，例如：当你收集了所有的物品后，返回来；不要在树林里走得太远，否则你可能迷路；当你听到我的 3 次哨声的时候，回来找我；不要破坏任何活着的东西，除了从一棵植物上取一片叶子。

　　当人们都回来了，讨论一下每个人的发现。他们拿到了整个名单中的物品了吗？什么是最容易或最难找到的？例如，关于"完全直的东西"，有什么争议吗？你也可以通过谈论物体来增加兴趣，如不同的纹理、气味、形状等等。如果你知道一些可以与团队分享的生物学或生态学信息也是好的。

　　替代列表中包含了一些更有趣的、可能是挑战的目标，但这些可以引发有趣的讨论。什么是大自然中的美丽？你在自然界中，见到完美圆形的东西了吗？什么在本质上是没有用的？自然界中的每一件东西都会被作为食物循环利用。

　　最后，如果人们不想把任何东西带回家，这些物品就可以被退回到它们原来的地方。如果你使用了清单上的物品，可以带一个垃圾袋把它们收走。

一些额外的活动

我有什么？

　　让每个人环顾四周，从森林地面上寻找一些他们可以用手捡起的有趣东西。用手藏起来，然后找个伙伴，背靠背站着，轮流向对方描述手中的物品，直到对方猜出它是什么。

　　或者，可以让合作伙伴从他们的描述中画出他们认为的事物。这是一个很好的交流练习。

你有什么？

　　（同样是）做上述的活动，当他们面对搭档时，应该闭上眼睛，让搭档在他们

---

① 译者注：参看下文"拾荒者清单"中的内容。

面前张开双手。首先用手抚摸物体，之后问感觉如何。然后将物体拿在手上，让他们描述对它的感觉，并猜出是什么。

搜寻而不收集

让人们分散，寻找东西，不用清单或收集袋。我这样做的原因是让人们说出一对比较鲜明的特征，例如，粗糙/光滑，硬/软，绿色/红色，死/活，光/暗。当人们接受了，便开始说出成对的特征。

拾荒者清单

一片橡树叶
一粒种子
圆的东西
尖的东西
完全直的东西
可咀嚼的叶子（不是你要咀嚼！）
白色的东西
空的东西
会发出噪音的东西
软的东西
死的东西
以字母 B 开头的东西
有毛的叶子

可以增加的其他物品

羽毛
一粒被风散播的种子
恰好 100 的东西
一片山毛榉树叶
一根刺
一块骨头
3 种不同的种子

一种伪装的动物或昆虫

鸡蛋的一部分

有绒毛的东西

一块毛皮

5 块人们丢弃的垃圾（避免任何有害的东西，如碎玻璃、锋利的金属或针）

漂亮的东西

大自然中没有用的东西

大自然中重要的东西

能让你想起自己的东西

如果你住在海边，你可以创建这个活动的沙滩版本。

参看：海边活动

海边活动

"海边活动"的介绍

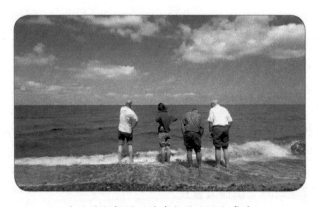

海边旅行提供了许多新的体验和感受

做一些基于正念的活动可以使海边旅行更加令人难忘。我要感谢 Sophie Jeffery 在肯特郡为这美好的一天创造了这些活动。

海滩曼陀罗

目的： 一种创造性的活动，利用在海岸线上发现的材料。

条件：一个有浮木和沉料的杂乱海滩。

说明：让人们使用浮木和其他找到的物体创造一个曼陀罗。让人们出去 20 分钟，收集他们在海滩上发现的有趣东西，然后把它们带回到一个平坦的空地上。当每个人都外出搜寻时，领队可以用石头或浮木划出一个圆形的边界。

一旦曼陀罗被创造出来，你就可以对你的作品进行有趣的讨论。曼陀罗对这个地方说了什么？它是有代表性的，还是缺少了一些东西？如何补救呢？

人们可以从上面拍摄曼陀罗，如果你在不同的地方和季节重复这些活动，可以开展一些更加深入的活动模式。

海滩拾荒者搜索

目的：探索和专注地寻找海岸上的东西。

条件：为每个人提供一张 A5/A6 打印纸，上面有要寻找东西的清单，还有一个小的棕色纸袋（可以从蔬菜水果店重复使用）来收集东西。

说明：参看"拾荒者搜索"活动中适用于海滩部分的介绍。

参看："我心中的石头"中使用鹅卵石的活动。

鸟的羽毛

目的：注意在海滩上发现的鸟类羽毛。

条件：寻找羽毛的最佳时间是在 7 月和 8 月，那时鸟类正在换羽。他们已经完成了繁殖，一些正准备在这个时候迁徙。

说明：在 7 月和 8 月，让人们在海岸线上收集不同的羽毛，看看是否可以弄清楚它们来自鸟类的哪个部分、它们来自什么物种。你可以在任何其他栖息地中进行这项活动，如湖泊和林地。人们可以利用收集的羽毛制作一些东西，并将其留在海滩上供他人查找。

如果您想尝试确定羽毛来自哪种鸟类，以及来自鸟类的哪个部分，可以参考 *Tracks and Signs of the Birds of Britain and Europe*（Brown *et al.*，1992）。

不断变化的潮汐

目的：与变化共存。意识到不断变化的潮汐。

条件：海滩。

说明：在网上查看你所在海岸位置的潮汐时间，在涨潮时查看海岸线。大约 6 小时后，潮水将退至最低点，再过 6 小时，它又回到了最高点。

　　如果你在海滩上开展一天的活动，你可以抽出时间观察潮汐的最高点和最低点。考虑在一次潮汐中时间的流逝。思考一下月亮的作用（也许当你在户外的时候，它就在天空中），将地球表面的水拉向它。就像莎士比亚说的，"时间和潮汐不等人"，它提醒我们与自然合作的必要性，而不是为之感到沮丧。过去有许多人，如渔民、摆渡者和水手，都在潮汐的引导下过着他们的生活。

当地地质学

目的：提高对环境和地球变化的认识。
条件：岩石海岸、当地/区域地质图和一本识别岩石的书。英国地质调查局（British Geological Survey）把地图免费放到网上[①]。在英国的任何地方，你可以通过放大街道或乡村，找到你脚下的岩石。
说明：向人们提出以下建议。

　　"找出你所站的地方是由什么类型的岩石组成的。它们是由砂岩、石灰石还是火山岩构成的？你知道它们的年龄吗？它们是如何形成的？那时地球上生活着什么？"

　　参看："可视化"中"我们的进化故事"，在探索岩石之后可以阅读。

瓶中信息

目的：对整个团队来说是一项有趣的活动，特别是讨论写什么。
条件：纸和铅笔，旧软木塞或者塑料和绳子，细丝或强力尼龙线。当然，你必须找到一个废弃的瓶子。你可以带一个备用的瓶子，以防在海滩上找不到。
说明：让团队成员首先考虑一个积极的信息，这个信息是他们给一个在海滩上散步的陌生人的，然后把它写在纸上，并且放进瓶子里。他们应该用软木塞堵住或在顶部绑上一块塑料，然后在退潮时将其扔到海里。
　　谁知道瓶子最终会落在哪里，或者谁会发现它呢？
　　在德文郡有一段伍勒科姆海滩，那里有来自加勒比海的贝壳。

___

[①] 参看 www.bgs.ac.uk。

参见：自然中的变化

海洋韵律

目的： 放松和正念。

条件： 一个可以躺在上面的干净干燥的海滩。如果人们担心衣服上会沾上沙子，可以使用垃圾袋铺在下面。

说明： 当海水在石头上拍打出有节奏的声音时，卵石海滩上的活动效果会非常好。

告诉他们躺在沙滩上，闭上眼睛，让自己感到舒适。然后你可以通过一个放松练习与他们交谈。鼓励一种有意识的存在状态。你可以建议，当海水在鹅卵石上来回流动时，他们不要关注呼吸，而是跟随着海洋的韵律，使思绪摇曳。

石塔

目的： 一项有趣的活动。

条件： 一个多卵石或多石块的海滩。

说明： 让团队成员沿海滩散开，让每个人建造一座塔。在规定的时间内，比如 30 分钟，他们可以使用在海滩上能找到的任何材料。如果需要的话，你可以多给点时间。大一点的塔可以用大的石头或原木做成，小的可以用鹅卵石或贝壳做成。如果有涨潮，人们可以看到大海吞没他们的成果。在本书 161 页有更多关于自然石堆的信息。

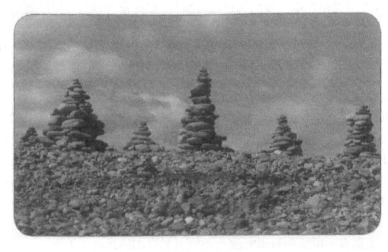

海滩上的石塔

有意识看，然后无意识看

目的： 学着转换观察的方式，在有意识看和无意识看之间转换。

条件： 一个开阔的区域，如在林地边缘，在那里人们可以分散开来，在前面有一段观察的距离。

说明： 鼓励人们向外散开，但确保他们仍然能听到你（的声音）。面向外，进入一个开阔的区域。解释我们将改变看待世界的方式，在两种方式之间转换。这个练习也可以在慢走中进行。

可以这样说：

"先是有意识地看。搜索感兴趣的东西。把眼睛放在周围的事物上。注意它们的特性：质地、形状、颜色等等。向前看，预测你可能要去的地方。

大约 1 分钟后，切换到发自内心的观察。就像眼睛是大脑向外的延伸一样，想象胸中有一颗对世界敞开的心，去看外面的世界。不要聚精会神地看，离焦一点，不需要做任何努力，让世界来到你身边。体验现在对能看到的东西的感觉。你的情绪是保持不变还是发生了变化？你的感觉如何？你能爱周围的自然世界，接受你遇到的一切而不加评判吗？"

回到有意识地看，重复上面的指示，然后无意识地看。

讨论之后，可以让人们表达他们对不同存在方式的回应。

慈爱：大自然中的友善

如果人们觉得合适，你可以尝试一种基于佛法的练习，改编上述活动。我改编自 Coleman（2006）的活动。

给出如下的指示：

"慢慢走，如果有什么事情引起了你的注意，那就去做吧。要全神贯注，仿佛被它迷住了。运用所有的视觉、触觉、嗅觉和听觉，向自然界中的物体敞开心扉。看上去好像你正在注视着你心爱人的脸。

注意你的反应。你的身体感觉如何？你的心情？如果你要给你关注的对象写封情书，你会说什么？使用佛语'愿您平安、健康、快乐，并且轻松地生活。'"

一旦你觉得用一个物体可以完成这件事，你就可以试着用你遇到的一切去做，和别人一起完成。如果你没有任何这样的感觉，只要用心接受，并作为爱的一部分。不要期待或要求任何特定的事情发生。但是要感受，感受你内心出现了什么？

注意这个活动需要练习。

无声行走

目的： 提升意识。鼓励人们在不与他人交谈的情况下，探索周边的自然环境。

条件： 一个安静并且不受干扰的区域。某个空旷的地方，人们可以走过去，这将是理想的地方。

说明： 可以这样告诉人们：

"我们将进行一次安静的行走。让我们花时间体验周边的大自然。我会让你知道什么时候可以再说话。我们正朝着这个方向（你想让人们去的地方）前进，我希望你保持在我身后，不要超过，这样就会保持步伐缓慢。

我们花了太多的时间在生活中奔波，以至于很容易错过身边的美丽和迷人之处。慢下来，当真正注意到能吸引你眼睛或耳朵的事物时，让自己随时停下来。与其像猎人寻找猎物时一样寻找什么东西，不如让事物引起你的注意，对世界敞开心扉。

慢慢来，尽情享受，没有目标，今天没有什么要完成的事情。"

你沉默地走多长时间取决于团队。根据我的经验，如果人们已经沉浸其中，即使你允许说话，他们也将继续沉默，因为体验是如此强大和深刻。你可以先做10～20分钟，看看情况如何。这项活动在任何时候都可以开展。

你可能希望在步行之后，有一段时间去成双成对地或集体地回味这些经历。对许多人来说，这种看似简单的活动（不说话，感受）可能会是非常感人。你正在给予人们时间和许可去爱上我们周围的美丽。

像狐狸一样闻

目的： 增加感官意识。

条件： 在林地或草地中的一个区域，有非常干燥的地面，没有荨麻、荆棘或其他可能令人讨厌的植物。或许还有用来让人们趴下的塑料购物袋。

说明： 像这样说：

"狐狸的味道闻起来很刺鼻，有麝香味，所以我不是建议你散发出狐狸的气味！

我的意思是你可以像狐狸一样用鼻子闻地面。狐狸和狗的鼻子比我们敏感得多，但是如果你像狐狸的鼻子一样接近地面，那么你闻到的气味也会是非常惊人的。"

在团队中，你不能太严格地开展这一活动。你得说服每个人都趴在地上，像狐狸一样闻闻地面。

让每个人趴在干燥的草地上，鼓励人们把鼻子放在地上。告诉他们可以用"前爪"翻动地面或碾碎树叶。问他们能闻到什么。

告诉他们碾碎树叶，拨开地面，检查不同的植被和土壤，偶尔抬起头来闻一闻微风。问：

"你能嗅到什么？在离地面很近的地方，你注意到发生了什么？如果你能用脚闻的话，会是什么样的？"

社交热身

无论出于什么目的，社交热身都是有用的。最常见的情况是，在一次研讨会开始时，社交热身常被当作破冰活动使用，用来解除压抑，打破任何可能在一开始就发生的严肃讨论。他们都是平等的，通过一个自我展示的机会，尝试成为一个孩子，引导一种像孩子一样的好奇心和吃惊的状态。当一些人感到寒冷时，"暴风雨"①会被当作身体的热身。

如果你喜欢这里的活动，我建议你寻找有关合作的游戏、破冰和团队建设的书籍，以获得进一步的灵感。

目的： 破冰。如果一个团队需要在研讨会开始时放松一下，这里有一些有趣的事情可以做。

条件： 幽默感和让自己放手的意愿。团队的人越多越好。

说明： 每次热身都按照下面的说明。

闭眼穿行

两排人形成一个狭窄漏斗的两边。漏斗末端的最后一对非常接近。每个人都把自己的手臂伸到前面，像触手一样保持肩膀的高度。一名志愿者闭着眼睛从宽阔的一端，尽可能快地跑进漏斗。触手告诉跑步者往哪里走，向前、向后、在它们之间等等，防止跑步者摔倒。两个人站在终点阻止跑步者。这是一种略微吓人

---

① 译者注：参看下文中关于"暴风雨"的活动内容。

的冒险活动，可以让肾上腺素发挥作用，但是合适的团队会一起玩得很开心。

参看："生态系统转圈"，开始时就像热身一样，但人们随后会更加投入。"生命之网"也可以是一次活动的热身。

聚在一起

目的是让人们根据你的指示进行身体接触。你可以建议从 2 人结伴开始，然后通过 3 个或 4 个来增加挑战。如果有不能结伴的人，引导者可以加入。在每个联系人之间，人们被要求在规定的区域内转圈。

喊出一些东西，比如：

背对背
头对头
膝对膝
脚对脚
手对脚
肘对膝
指尖相对。

人类缠绕

要求人们肩并肩形成一个紧密的圆圈。每个人都把一只手放在中间，紧握着别人的手。然后每个人都把自己的另一只手伸进去，并握住另一只手。现在的挑战是解开结，形成一个大圆圈！

暴风雨

如果你想增加乐趣或者天气很冷，这是一个很好的活动。用下面的一系列动作产生的声音模仿风暴的形成及过程。

让团队形成一个圆圈，然后说：

"规则是：做你右边的人正在做的事情，而不是我正在做的事情。除非我是你右边的人！"

通过摩擦你的手来创造一种像风来的声音。在你继续执行操作时，左侧的人会复制你。当然，这个动作会不断传递，直到每个人都在这么做。继续下去，直到你想要进入下一个动作。对每个动作做同样的过程，让人们不要抢先行动，在他们右边的人开始动作之前就开始了。

动作的顺序是：

搓着你的手	风来了
点手指	第一滴雨
拍手	更大的雨
拍打大腿	真正的大雨
踩踏地面和拍打大腿	雨和打雷
拍打大腿	真正的大雨
拍手	更大的雨
点手指	最后一滴雨
搓着你的手	风渐渐消逝

热情圈

如果团队稍显迟缓或变得有点冷淡，这个活动是很好的。

要求团队组成一个圆圈，并在整个练习过程中手牵手，将圆圈尽可能地扩展。让每个人都稍稍蹲下，向前移动到中间。当向前移动时，让他们完全站起来，当到达圆圈的中心时，把手臂高举起来，尽可能大声地喊出"伸展"的口号："Zest！" Zzzzzzzzz eeeeeeee sssssss T！随着最后的"t"，所有的手臂伸向空中。重复，直到充满能量。

声音地图　　

改编自我在 Joseph Cornell 的研讨会上经历的一次活动（Cornell，2015）。

目的： 让人们有机会真正专注于聆听自然。

条件： 一个资源丰富的自然环境，如开阔的林地或海岸，最好有许多不同的鸟鸣。春天和初夏是最好的时节。铅笔、白纸和坚硬的板，每人一份。你可以用从盒子上切下来的 A4 纸板，制作一套坚硬的板。如果地面潮湿，你可能需要垃圾袋让人们坐在上面。

说明： 解释这个活动，说这样的话：

"这个活动的目的是提高你对周围声音的意识。

我希望你能找到一个地方坐下来，但不要走得太远。确保从你面对的方向看不到其他人。你至少有 10 分钟的时间。时间到了，我会用哨子召唤你。

只要坐在地上就可以开始了。你可以靠在一棵树上，闭上眼睛，或者低头看着地面。当安顿下来进入冥想时，我们做 5 分钟的呼吸练习。

然后继续放松，对周围发生的一切保持开放，尤其是声音。首先只是坐下来听你周围的所有声音，慢慢来。然后将你的听觉集中在分辨不同的声音上，无论是近的还是远的。你听到了什么？这些声音是从哪里来的？它们有什么特质？

拿起铅笔和纸，用线条创建一个声音图，用你自己制作的图案和花样来代表每一个声音。首先在页面的中心放一个十字来代表你自己。在十字的周围画或写。"

当团队重新聚集时，你可以讨论人们是如何开展的。对于一些人来说，这种经历可能是相当深刻的。有人告诉我，做这个活动是他第一次真正聆听自然的声音，这是多么令人惊奇。

参看：猫的耳朵、黎明合唱漫步、聆听宁静、像音乐一样的声音、杨柳里的风

我心中的石头

很久以前，我从一个我记不起名字的人那里学到了这个活动，并根据需要进行了改编。

目的： 改变人们对负面情绪的看法，认识到它们不是我们自己的，而是我们以一种限制的方式随身携带的东西。我们可以适时地选择放弃这些想法或情绪。

条件： 如果存在海滩、裸露的河床或沿路的裸露砾石地带，活动的效果会很好。如果没有，你也可以收集鹅卵石，并给人们带一袋子。

说明： 活动可以用任何自然的方式进行，但我选择使用鹅卵石。在合适的地方散步，让每个人找到一个小的、光滑的鹅卵石，清理干净。他们选择用鹅卵石来代表自己不喜欢的某些方面。鼓励人们花时间思考想要用鹅卵石来代表什么，如恐惧、个人特征或非理性的信念。然后，他们要把鹅卵石放在口袋里，随身携带 1 个月。通常是把这个诱惑物作为一个物体，同时忘记它的象征意义。每当遇到鹅卵石时，他们都会给予关注。这意味着要记住这个想法，并想象把它体现在石头上，而不是真正地作为自己的一部分。

1 个月后，提醒每个人有关鹅卵石的事情，并邀请大家对发生的事情发表评论。他们做活动了吗？进行得怎么样了？如果有人愿意，他们可以告诉每个人自己的鹅卵石代表了什么。

你可以问：

"是否有人准备放弃与鹅卵石相关的感情了？"

他们是放下这种情绪，还是接受并把它当作自己的一部分呢？让每一个想要与这种感觉或想法和解的人找个地方掩埋鹅卵石，将这些联系埋在地下，或者让溪水带到大海里去。

今天在自然中的一个故事

我从自己的生活经历中开发了这个活动。这个活动改编自我在 Ronen Berger 的研讨会上做的一个活动。后来我在 Mooli Lahad 和 Ronen Berger 的作品中读到了它背后蕴含的思想，这是基于他们的戏剧疗法工作，帮助那些承受压力的孩子们。我喜欢在故事中使用普世英雄的神话结构，并将其应用于个人的生活中。

目的： 随后在自然中度过的时间里，作为探索生活的一种方式，人们被邀请写一个与自己有关的故事，并使用神话故事的结构。

条件： 一套说明书（见下面和网上可下载的讲义）、A4 空白纸、签字笔、铅笔（有些是彩色的）、带夹子的写字板。如果地面是潮湿的，还要有手提袋或类似能坐上去的东西。

说明： 我常利用这项内容来结束一天的活动，让人们创造性地回应他们与自然更为深入的联系体验。我建议你找一个被树木环绕的地方，在那里，人们可以散开，靠在一棵树上，安静地写作。

活动分 3 个阶段，可能需要一些时间才能完成。第一阶段是写故事，第二阶段是制作雕塑，最后一个阶段是向别人展示你的创作。

我从和团队讨论说明书开始，确保每个人都明白他们被要求做什么及其原因。我可能会说这样的话（改编并符合你自己的需求和个性）：

"今天有什么是你想出来的呢？今天的时间和你的天性有什么关系？我想让你编织一个故事来回应今天在自然中度过的时光。

你能感觉到内心的一些东西吗：一个人，一件事，一种元素，一个思想，一种感觉？花些时间，等待某些东西出现在你内心。相信你的直觉。这是给你一个人的。也许你什么都想不出来。没关系，也许你只是感觉到它了。

在对你想要合作的东西有了概念时，我希望你用文字、图画或符号依次回答下面 6 个问题。用这些问题作为提示，看看能否用你的答案创造出一个富有想象力的故事。这仅仅是为你自己，而不是给其他人看。跟随着你创造性的想象力，慢慢来做这件事。"

在这一点上给出说明，并讨论这些问题：

- 她/他/它是从哪里来的？遥远的/近距离的，很久以前的，最近的，现在的，未来的，永恒的？
- 她/他/它想要什么？它的目标，它在寻求/问你什么，它想到哪里？
- 是什么帮助了她/他/它？存在什么问题？
- 第一个障碍是什么？存在什么挑战？是什么阻止了他/她/它呢？
- 她/他/它是如何克服、应付和处理障碍的？
- 然后发生了什么？并且它是如何结束的？

确认每个人都理解这个说明，然后解释完成故事后要做的下一环节：

"当你完成你的故事后，我想让你做一个雕塑，这个雕塑由你创造的故事中的一个元素显示出来。你可以使用附近发现的天然材料，也可以用纸。当你完成你的雕塑后，我希望你回到我这里，这样我就知道你已经完成了，我们就可以进入最后一个阶段。每个人都明白我的要求吗？好的，在树中找一个可以开始的地方。"

让客户/参与者单独待一段时间。你或许可以询问一下任何看起来对指令感到困惑的人。否则，你只需待在一个被看到的地方为他们服务即可。

当每个人回到团队时，解释最后的阶段。让人们和另外感到舒服的 2 个人成为一组。他们一起散步，看看彼此的雕塑。如果一个人不想给别人看自己的作品，那也没问题。

3 人中的观察者绝不能解释。他们可以说："如果这是我的创造，我会觉得，认为……"雕刻者可以通过这种方式听到多个反应，并且可以选择接受或放弃他们听到的内容。

活动可以在那里结束或者增加其他的内容。

下一个阶段可能是使用故事中的元素，例如，用一个元素给家里的人写一封信。

如果单独同一个客户开展活动，可以更详细地探讨这个故事，以及阐释、质疑和发展故事的方方面面。

个人故事是普遍故事的一部分。

一个来自你今天在自然中经历的故事

今天发生了什么事？今天在自然中度过的时光在你心中激起了什么？我

要你编写一个故事，作为对今天在自然中时光的回应。

你能感觉到内心的一些东西吗？一个人、一件事、一种元素、一个思想、一种感觉。花些时间，等待某些东西出现在你心里，相信你的直觉。这是给你一个人的。也许你什么都想不出来。没关系，也许你只是感觉到它了。

我希望你用文字、图画或符号依次回答下面 6 个问题。用这些问题作为提示，看看能否用你的答案创造出一个富有想象力的故事。这仅仅是为你自己，而不是给其他人看。跟随着你创造性的想象力。不要着急，慢慢来，享受它。

· 她/他/它是从哪里来的？遥远的/近距离的，很久以前的，最近的，现在的，未来的，永恒的？
· 她/他/它想要什么？它的目标，它在寻求/问你什么，它想到哪里？
· 是什么帮助了她/他/它？存在什么问题？
· 第一个障碍是什么？存在什么挑战？是什么阻止了他/她/它呢？
· 她/他/它是如何克服、应付和处理障碍的？
· 然后发生了什么？并且它是如何结束的？

花时间写下你自己的故事。你可以从这张纸的背面开始。如果你需要更多的纸张，告诉领队。

当你完成写作时，你可以做一个雕塑，探索故事的一个方面。你可以使用你在树林里找到的天然材料。

等你完成了，告诉领队，然后回来参加这个活动的最后一部分。

生存一天

我非常感谢 Sophie Jeffery，他是一位临床心理学家，设计了这个活动。

目的： 通过思考人们是如何在大自然中生存的，认识到我们与大自然间的联系。

条件： 对于每个团队来说，需要一个带夹子的写字板、纸和笔、哨子、一个复合栖息地，最好是有水和树木。识别指南、觅食书籍及本地食用植物手册，作为补充资料。

说明： 像这样说：

"在我们人类的生命进程中，99%的时间里都生活在野生自然中，并且在那段时间里适应了在自然界中的生活。一种感觉与自然更紧密联系的方法是想象你如何生活在你现在居住的这个地区的半自然景观中。这里要记住的是，资源比冰河时代结束后的 8000 年前要少得多，它已经严重退化。"

将团队分成 2～5 人的小组，并给每个小组一个带夹子的写字板、纸和笔。你也可以给出由 Richard Mabey（1972）编写的 *Food for Free* 迷你版本，或者给出在你的地区能够食用植物建议的小册子。

询问团队，看看他们认为怎样才能作为一个小组在野外生存 24 小时。给他们 30 分钟的时间去完成任务，当听到你的哨声时，请他们回来。如果是允许的，并且是安全的，你可以在小组离开搜寻时生一把火。

当小组返回时，请每个小组依次报告。

随后的讨论可以突出一系列问题，例如，树木的重要性，如提供燃料、食物、住所、药草等，以及了解吃什么、制作工具、庇护所和篮子等技能是多么重要。当然，依你所在的季节会产生一些不同。

你可以看 Ray Mears 和 Richard Mabey 的任何一本书，作为活动背景。

纹理样本匹配

目的： 感观。使触觉协调，增加对自然的敏感度。
条件： 将很多可供挑选的纹理切割成矩形，制造一套足以满足至少 4 个小组的样本。不同材料的例子有：各种布材料如丝绸/人造纤维、棉、羊毛、木材、金属、塑料（各种纹理）、卡片、皮革。每种组合可以保存在信封或塑料袋中。
说明： 给每个小组分发一组纹理材料的样本。让团队搜索与样例相似的纹理。问：

"你能得到多接近的匹配？"

一项额外的活动

每个小组都可以带回一种自然材料，隐藏在视线之外，并对其他人进行测试，看他们是否能猜到放在背后手中的是什么。

参看：拾荒者搜索、色卡匹配、树叶的颜色马赛克

现实性

目的： 增强意识和注意力。打破寻找的自动化。

条件：无。

说明：这是一项很好的练习，在冥想之后做，并作为一次无声的散步。其目的是鼓励人们真正地看待环境中的事物，注意周围的世界。

团队中的每个人都是一个独特的个体，我们都认可，这是一件司空见惯的事。

解释你想让他们做同样的事情，就像在散步时看到的事情。所有事物在某种程度上是独一无二的，每一种水果或花在某种程度上都是不同的。

像这样说：

"慢慢地走着，默默地向自己指出一些事情，并给他们起一个名字：这棵树、这片叶子、这条路、这片林子。真正地把每一件东西都看成是独一无二的，这是当然的。"

接下来，讨论人们的观察。

可视化

"可视化"活动的介绍

什么是可视化？

当你想象一下你的下一个假期以及你想要成为什么，当我们创造想象中的情境而不是现实世界中正看到的事情，这便是"可视化"。虽然"可视化"这个词注重视觉感受，因为视觉是我们最强烈的，但它可能是在富有想象的头脑中创造所有的感观。当我们看一部电影，或者有人给我们讲他们所处情况的一个故事时，我们就会这样做。

想象显然比实际做某些事更安全。我们不知不觉地意识到了这一点，我们运用想象力会更自由。

对一个正在想象的人的影响是，他们能够吸取新的思想和情绪，从而改变以后的行为方式。在运动心理学中，人们发现，如果一个篮球运动员在脑海中，想象着把球一次又一次地投进篮筐，那么他们的得分就会比那些仅仅是坐下来放松同样一段时间的人多。如果想象是真实的，而且这个人一开始就想象犯了一个错误，或者有强硬的对手，那样他会运行得更好。同样，放松工作是在谈话的基础上，听众被要求想象一种情景，比如躺在沙滩上，这种情景在他们的脑海中有着积极的联系，这会增强放松的感觉。

如果你仍然不相信想象，现在就在自己身上尝试一下这个简短的实验。想象一下，到你家里拿一碗水果，拿起一个有着典型蜡质和质感的成熟柠檬。现在看到自己把柠檬放在砧板上，拿出一把锋利的刀，小心地把它切成两半。再把一半切成小块，放到嘴里。你能感受到你嘴里那种强烈的柑橘味吗？你需要动用多少感官创造出这样的场景，这难道不令人惊讶吗？你的嘴巴从什么时候开始流口水，即使我没有向你暗示？

我们的想象力是此类玩法的丰富资源，如"如果……会怎样"，测试新的可能性，以一种新颖的方式重新想象已知的观点。

我使用的一些想象并不是为了让某人处于轻松的状态（尽管这可能是一个结果），而是为了让他们以不同的方式体验这个世界。现代科学给了我们对这个世界的解释，这些解释正变得越来越不符合这个词的原意，即对事物的文化解释。在物理大爆炸理论中，我们有自己创造的故事。生物学为我们提供了进化论和自然选择理论来补充大爆炸理论。遗传学给我们提供了它自己美丽的圆锥会徽——双螺旋结构。最后，我想提到的是生态学中描述的惊人的相互关联性。科学证据在我们的社会中具有很高的可信度，通过这种方式，人们允许去思考一些激进的事情。

我指的是，可视化可作为改变人们的思想和意识的一种方式，反过来，我希望这能使他们感觉到与自然的联系。当一个人向周围的自然世界敞开心扉时，大脑就会被赋予某种东西。正是以这种方式，我提供了这本书中的可视化。

如何做一个可视化

并不是每个人都喜欢这样做，有些人觉得很困难，但这少数人至少会在放松方面受益。我猜你会在户外做这件事，我从来没有尝试过在室内做这本书中讲述的活动，但我认为这也是可能的，大多数人都会觉得听鸟叫声和野外声音的录音会令人放松。如果你想在室内尝试的话，你可以用它们作为背景音。我通常会在天气暖和到人们可以保持一段时间不动和地面植被干燥的一天，带一群人出去。我解释说，我要给他们一个形象，让他们闭着眼睛躺在地上，然后我再讲一种情景。我鼓励他们放松，发挥想象力。我通常会通过简单的身体放松来交谈（参看"如何冥想"活动），然后再进行自我想象。我建议你使用这本书中的东西，直到你有了清晰的主题，调整自己的语言和内容适应你的团队。

当你说开始可视化时，别着急，慢慢说，用足够长的时间让人们在脑海中创造出图像。选一个合适的阅读速度，然后再慢两倍。确保你的声音以一种轻松的方式匹配内容和声音。与团队一起踏上旅途，同时让你的部分心思集中在这个过程中，观察这个故事是如何展开的。你可能熟悉故事中的想法，但对一些人来说，这将是一个启示，需要时间去吸收。听众也可以对这些想法进行思考，但是对想象进行讲述，效果会更好。

如果你是在构思自己的想法，值得考虑的是，语言的使用如何才能产生不同的效果。例如，在每个环节前加一个短语，可以让听者感觉到他们控制着这个过程，并且可以放手。你可以说："你能想象吗……""你可能会想一想……""如果是这样的话……"甚至"你可以想象……或不可能"。增加感官提示，比如气味和声音，可以增加想象的丰富性。

这里展示的大部分可视化效果的主要意图是增加人们对自然世界如何运作的认识。因此，它依赖于思维的变化，而不是感观意识，这种影响可能是非常深刻的。

纪念我们的祖先

受 Joanna Macy 工作的启发，来源于她的"收获祖先的礼物"活动（Macy and Young Brown，1998）和 Jon Cleland Host（2013）。

目的：使人们认识到他们与自己的祖先，以及与他们今天相处的人之间坚不可摧的联系。如果没有祖先传给我们的技能、知识和身体素质，我们就不会在这里。这个故事也试图放弃流行的个人主义观点，把我们自己通过血液与他人联系在一起。

条件：一个让你开始的剧本（适应和创造自己的剧本，就像我所做的）；人们可以躺在上面的垃圾袋。

说明：找一个地方，人们可以坐或者躺在上面，同时你可以通过可视化来引导他们。在开发自己的版本之前，你可以使用下面的文本作为剧本，也可以结合当地的历史。我遇到的早期版本都是以欧洲为中心，显而易见，这一点需要避免。我们在非洲都有祖先，一些人比另一些人更近代。

我认为这有助于解释一开始你要做什么，因为这一过程虽然不难，但对听众来说可能是新的。重要的是，当人们利用记忆回忆事件时，在这个可视化之旅开始的时候，要特别慢地讲述这个故事。我还建议，在返回的开始阶段要非常慢地进行，因为人们要调整到一个稍微不同的过程。

剧本（需要 10～15 分钟的阅读时间）

说明

"我们将要做一个可视化活动，用你的想象力回到第一个人类的时代，然后再回到今天。不管发生什么都是对的。你可以创造性地自由运用你的想象力回到过去……

在我们开始可视化活动之前，想要解释一些你可能没有听过或没有想过的事情。

我们今天活着的唯一原因是因为一系列完整的祖先链，它们可以追溯到第一个人和更远的地方。我们所有的祖先为了世世代代延续到今天，一定做了很多好的事情。这可能是因为他们应用了与生俱来的品质，利用了创造力。今天，我们要感激他们积累的天赋，并传递给下一代。

DNA 研究表明，在欧洲、亚洲、澳洲和美洲的每个人都是如此的相似，以至于我们可能都是 10 万年前开始从非洲分散开来的一群人的后裔……所有的人类都可以追溯到 20 万年前东非的一个女性个体（线粒体夏娃）。

考虑到上面的科学陈述，我们彼此都是血脉相连的。我们的祖先不是一条直线的，他们在不知不觉中与远亲通婚。例如，你可能会同与你有血缘关系的人结婚，但这发生在十代以前。这不是一个生物学问题，我们都是这一进程的结果。这是一种承认，我们的祖先远比我们想象的更亲近。从遗传学角度看，我们今天在座的所有人之间的差异只是一个百分比的零头。

我们每个人都有 4 个（外）祖父母、8 个（外）曾祖父母等，每一代人都翻一番。仅仅几个世纪，祖先的数量就超过了当时的世界人口，这听起来是不可能的。这表明，如果我们追溯几个世纪，我们都有共同的祖先。

让自己安顿好进入过去和返回的旅程。让你的想象力为你工作，不要太在意细节，按照这个过程去做。"

可视化之旅

"今天是 20XX 年的 XX 月，我们在户外休息。你能回忆起今天早些时候的一些事情吗？如果是这样的话，你的记忆力和想象力都非常好……"

（在下一段中要慢一点）

"我不知道你能不能回溯到上个星期，你能回忆起当时发生的事情吗？上个月，你还记得什么吗？去年怎么样？保持以你自己的速度时光倒流，在你选择的不同时间加速和暂停。你能回忆起你的青春期和童年吗？回到你母亲的子宫里。继续回到你自己出现以前，在你父母怀上你之前。

你在他们的生活中移动得更快，然后到了你的祖父母那里。选择一个祖父母，无论是谁的旅程，他们生活在 20 世纪，经历了一场世界大战，以及许多激动人心的时刻。也许你已经从他们那里继承了一些品质，像鼻子形状这样的身体特征，也许是另一种仍然存在于你体内的方式。承认它，并继续追溯。

追溯到世世代代……到维多利亚时代的曾祖父母，无论富裕还是贫穷，谁知道呢……追溯到更早的世代，你都不知道他们的名字……感受世界各地人民的大迁徙，来自俄罗斯的犹太人、从非洲驱逐的苏格兰人和奴隶。

700 年前，黑死病杀死了一半的欧洲人，你的祖先可能就是幸存者之一。他们过着什么样的生活？农民还是工匠，地主还是渔民？也许他们为印度的一位王子雕刻了一座雄伟的大教堂，或者打造了金属首饰。他们在西非铸造了贝宁的黄金雕像吗？我想知道他们手中和头脑中有什么技能可以传给子孙后代……

追溯到一个没有城市、没有城镇的时代，只有分散着男男女女农民的村庄。

在几百代人的时间里，不断地向前移动。成为一小群人的一员，如猎人。为了寻找新的可能性，可以是从非洲移居的采集者……

有些人留了下来，有些人离开了非洲，一代代人穿越欧洲、亚洲，一直到我们现在所说的南美洲和澳大利亚。你的一个祖先可能是在经过数天的星夜旅行后，第一次登上了太平洋岛屿上的船只。几千年来，人们一直在迁徙，寻找更美好的生活。

追溯……去更远的过去……在冰河时代之前，撒哈拉是森林，河马在那里的河流中游泳……晚上围着炉火围成一个圈，人们在那里谈话。也许讨论未来，制定计划，希望有个家庭。他们用你的眼睛看到、感觉到一个朋友的安慰触碰，像你做的那样……

在我们旅途中，我们选择在这一点上停下来。我们本可以通过这些动物、其他灵长类动物，回到我们在海洋中的进化起源……但今天，我们仅与人类的祖先保持联系……

我们正活在非洲一个美好的早晨。我们的祖先在一些树旁醒来，望着宽阔的大草原，思索着即将到来的一天。尽管他们不知道这一点，但他们是 50 万年前人类的第一批人中的一位。他就是不到两万代的祖先，花一些时间成为那个祖先，他拥有像你这样的四肢和好奇的头脑……"

（在下一段中走得慢一点）

"现在我们开始前进的旅程……不用着急……因为我们在回程中有一项重要的任务要做。当你走过每一代人的时候，张开你的双臂去接受祖先的礼物……感受母亲对你的爱，祝愿你生活幸福，祝福你的未来。你现在抱在怀里的是什么？

巨大的回报可能是……一种幽默感……洞穴画家的创造性思维，猎人与自然的深层联系，以及对他人在生活中的挣扎感同身受的能力？……继续向前，从人类大家庭的各个方面自由地接受礼物……在数万年的时间里，我们有99%的时间是以狩猎采集的方式生活的。你接受了什么技能？……继续前进……

直到你来到农业革命……农业的发展，并定居生活在一个地方。然后到了工业革命，当时很多人搬到了城市和工厂。最后，我们来到了21世纪的现代……到我们今天生活的世界和时间流逝的前沿……

你将如何看待你继承祖先的所有礼物？在内部是什么？……你独特的组合让世界变得更美好，所以我们都可以继续这样的旅程？

花些时间休息一下，你今天已经经历了一段漫长的旅程。当你觉得自己可以时，在自己的时间里睁开眼睛。（留出时间让人们静静地坐着）

最终，你可以找到另外3个人来谈论你的经历，或者如果你想独自一人，那也可以。

你学到了什么？

这些礼物是什么？

你想如何使用它们？"

野生继承

目的： 让人们意识到我们在很大程度上都是动物，并通过进化继承了我们的特征。这提示我们在很大程度上是大自然的一部分。

条件： 下面的剧本；供人躺卧的垃圾袋。

说明： 你可以在整个团队都站着并持续结伴，或者在团队躺着听你说话的情况下进行这项活动。

我通常从谈论自己继承的一些家庭特征开始：脸部特征、身高、嗓音等等。然后我提醒人们，我们有更多的基本特征，这些特征是从早期的祖先如灵长类动物、其他哺乳动物那里继承来的。通过生命之树，回到鱼类、蠕虫和单细胞有机体。例如，许多单细胞生物需要氧气才能生存，就像我们一样。

提示人们躺下听你说话，或者在规定的区域内作为一个群体在周围转圈。站立的团队被要求每隔一段时间就停下来结伴（如果是奇数，就3人一组）。当停下来的时候，他们要面对自己的伙伴，按照你的每一项指示，然后再向另一位伙伴移动。如果你已经要求团队躺下听你讲话，那么剧本需要稍作改变。首先鼓励人们对每一项活动产生好奇心和惊讶。与其检查另一个人，不如让他们触摸自己的身体，如测量自己的脉搏。活动结束后，人们可以组成小组讨论他们的经验。

剧本

按照台词说：

"在每项活动中轮流做。每一次之后都要更换搭档。当你们面对面的时候，我会给出一个特征，你们要意识到另一个人拥有这种特征的事实。会有一种惊奇或感叹的感觉，这个人继承了这样一个令人难以置信的品质。我们倾向于认为这些必备条件仅仅是人类的，但实际上它们是从我们的祖先那里继承过来的。"

血液流动：

"你能感觉到伙伴手腕上的脉搏吗？血液是所有多细胞有机体的特征，需要将养分和氧气输送到身体的各个部位。这一特征可以追溯到我们的祖先：海虫。适时地，肌泵和心脏进化了。最早的脊椎动物——鱼的祖先，有红色的血液。后来，我们的哺乳动物祖先给了我们温暖的血液和毛发，这使我们即使在寒冷的时候也能保持活力。"

脊椎：

"如果你的伙伴允许，感受他的颈部和上背部的骨头。分开的椎骨被坚固的韧带固定住，这些韧带可以灵活地支持和保护脊柱。你从鱼类那里继承了脊椎，它们需要脊椎快速地游动，现在我们需要脊椎站立起来。"

边缘系统：

"头对头倾斜，这样你就可以触碰额头。在头骨的深处有一个从我们的爬行动物祖先那里继承下来的大脑系统，让我们能够感觉到情感：恐惧、吸引、快乐和愤怒。使我们成为情感的人而不是机器的部分原因是我们意识中边缘系统的介入。注意你此刻是否有任何的情感。"

双目视觉：

"看着对方的眼睛，保持你的凝视。我们的眼睛不再像鹿和老鼠那样放在头的两侧，而是在前面。我们爬树的祖先，也就是灵长类动物，在爬树及在树之间跳跃时，需要用眼睛很好地判断距离。他们还给了我们特殊的颜色视觉，偏爱红色和黄色，即成熟水果的颜色。"

手：

"轮流握住伙伴的手。看看手是如何卷曲的，看看手指和拇指之间的空间（正好是抓住一根树枝的大小）。注意到爪子的缺失，手指现在拥有由同样材料构成的指甲，它们允许敏感的指尖拿起小物体，并接触另一个人。我们的祖先猴子开发了这种能力。"

语言：

"我们正在交谈，并且相互理解。语言使我们能够生活在一起，在像盖房子或养育孩子这样的大项目上合作多年。我们可以用语言来伤害对方，也可以传递我们的智慧。我们的近亲祖先，也就是其他的人类物种，致力于开发我们现在继承的这种能力。

和你的最后一个伙伴待在一起，或者组成 6 个人的小组，找个地方一起聊天。当你和你的伙伴讨论对这项活动的想法和感受时，会意识到语言是多么的有用。"

参看：生态身体

我们的进化故事

改编自我经历过的 Joanna Macy 举办的活动，见她的 *Cosmic Journey*（Macy and Young Brown，1998）。

目的： 通过自然的其他方面提高我们对祖先的认识。

条件： 下面的剧本；供人躺卧的垃圾袋。

说明： 邀请人们躺在地上，也许是在一棵树下，让自己感到舒服。当讲述一个故事时，你可以建议他们闭上眼睛。随着故事的展开，鼓励他们展开想象力，并意识到自己的感受。

可视化总共需要大约 30 分钟，其中阅读 20 分钟，讨论最少 10 分钟。

剧本

"你现在位于一个自然区域，周围都是其他活着的动植物，都生活在地球上。

我将告诉你我们的进化故事，以及我们与周围生活的关系。

我要你先躺在地上，让自己感到舒适，然后闭上眼睛……你能感受到身体躺在地上，并完全放松到泥土里吗？深吸一口气，然后放手，这样你就可以认真地听我将要讲的故事。

世界各地的文化都有一个关于人类如何诞生的创世故事。自从进化论提出以来，科学已经能够创造出一个关于我们是如何来到这里，以及我们如何与地球上的所有生命相连的新故事。它和之前的任何故事一样美丽和复杂。

自相矛盾的是，我们正在通过过度使用来摧毁自然界。而与此同时，我们也重新认识到我们是地球生命的一部分，有了来自科学和我们个人经历的新认识，有许多方法可以让我们放弃自我个人化的错觉。

这是我们创造的故事——生命的进化，与我们周围生活的所有人分享……

让我们回到很久以前发生的一个短暂瞬间。在 147 亿年前的十亿分之一秒内，大爆炸发生了，整个宇宙都在爆发能量。我们一开始就在那里，跟其他东西一样。在大爆炸中，所有组成你的原子和能量都在那里。

能量吸引能量，形成的原子在时空中旋转，以光速运转了几千年，创造了数十亿个星系。那里有着难以想象的、丰富的光和热，就像今天一样。其中一个星系是我们的银河系，在 50 亿年前，一个能量漩涡从它的一个外旋臂出走了一半，形成了我们的太阳，是我们今天所有的光和能量的来源。当其他恒星爆炸时，它们向我们的太阳发射了巨大的气体漩涡。你也在场，记得吗？引力定律把星尘中的原子拉在一起，行星围绕着太阳聚集在一起。其中一个行星，那里的天气不太热，也不太冷，就成了我们的家园。

帮助人们用人类意识掌握我们正处的宇宙时代，也就是说，46 亿年前地球出现了，把地球想象成今天 46 岁的女人，让我们称她为盖亚。我们将用她的生活（这也是我们的）来追溯地球的故事。她出生时是一团炽热的铁水和其他金属，每年绕着太阳旋转。她在熔化的金属物体上形成了地壳，后来彗星以弯曲的轨道加入了太阳系，为这颗蓝色的行星提供了水，水是所有生命的基础。

在她生命的早期，在海洋深处的火山口形成了生命的第一个分子。随着时间的推移，它们聚在一起形成了第一个带有 DNA 链的细胞。每一种植物和动物都可以追溯他们的祖先至第一个细胞，这意味着我们都是彼此相关的。我们一开始就在那里，从那以后就一直在那里。你能感觉到自己一分为二，走自己的路吗？

有些细胞能够进行光合作用，形成藻类，副产品是氧气。在几亿年的时间里，形成了一层臭氧层，保护地球表面的生命不受太阳有害紫外线的伤害。有些细胞开始使用氧气作为燃料四处移动，从而第 8 代盖亚细菌形成。这些是我们肠道中细菌的祖先，也是我们自己的祖先。

在这个孕育生命的咸水海洋里，自然选择继续带来了新的生命形式：多细胞珊瑚、螃蟹、水母、蠕虫，最终是有脊椎的鱼类。今天，我们在生存和繁殖时，身体里也继承了我们祖先的遗产。你还记得脊柱发育吗？我们的脊椎、神经系统、心脏和内脏都来自于我们的鱼类祖先。你能回忆起在海里蠕动的情景吗？你现在能弯曲你的脊椎吗？海水中的盐仍然在我们的眼泪和汗水中流淌着。甚至作为子宫里的一个胚胎，我们有鳃和尾巴。

你能回忆起第一次用你的鳍爬到海滩上吗？盖亚一直等到 42 岁时，才开始在陆地上生活。植物开始向陆地移动，把岩石灰尘变成土壤。两栖动物需要回到水中繁衍后代，不久之后就出现了昆虫。

在气候变得炎热干燥的地方，爬行动物发生了进化，将它们的卵密封在不透水的壳中，并生长出可以防止它们干涸的皮肤。在盖亚生命的 2 年前，一些物种进化成恐龙。大约在同一时间，第一批哺乳动物和早期的鸟类也出现了。

作为哺乳动物，我们可以保持血液的温暖，而不需要依靠太阳才能开始活动。通过改变我们的四肢，把肚子抬离地面，我们可以移动得更快。我们哺育我们的孩子，长出头发。

当幸存者活到足以产生下一代的时候，生命就会进化，其余的人将半途而废，不会传递他们的特性。我们和今天所有的生命形式都是那些在生活中存活并且成功（繁衍）的物种的后代。

你还记得在夜晚四处乱跑，鼻子抽搐着寻找有趣的气味，然后回到巢里照顾你的孩子吗？人类拥有一个住所可以追溯到 2 亿年前。

第一批猴子可以在树上荡来荡去，快速移动，寻找水果和昆虫。我们进化出了手和一个可以抓住树枝的拇指，我们的眼睛向前，实现了立体视觉，确保我们不会错过一个抓手。我们的眼睛也获得了彩色视觉，偏爱红色和黄色，即成熟水果的颜色。我们的指尖现在变得敏感了，因为我们有指甲而不是爪子，我们可以挤压水果，触摸我们的朋友。我们成立了社会团体来保护我们，让我们更容易一起把孩子们抚养长大。

就在盖亚生活中的 3 个月前，我们变成了类人猿，开始使用工具和思考，并不断地发展我们的智力和社交技能。我们和黑猩猩的关系（98%的 DNA 相同）比马和驴的关系更密切。3 周前，随着气候的变化和非洲森林开始缩小，我们从其他灵长类动物中分离出来。

　　10 天前，第一批原始人用两只脚行走，追捕猎物，并通过脱毛和出汗来应对炎热。站起来眺望疏林草地中的大草原是什么感觉？如果有捕食者出现，附近存在可以跑过去的树吗？我们生活在最多 250 人的群体中，随着季节的变化，四处游荡。我们创造性地思考，使用火，创造艺术和音乐。我们有说话的能力，可以建立友谊，把我们所学到的一切传给下一代。地球上曾经有 5 种不同的人类，他们各自都有不同的生存策略。尼安德特人比我们活得更久。他们有文化，会把死者以胎儿的形状埋葬像太阳的路径一样由东向西排列。他们在坟墓里给死者留了鲜花。

　　我们这个物种在盖亚时代的 2 天前来到了，现代人才刚 1 天大。在地球上 99% 的时间里，我们以狩猎和采集者的身份生活在大自然中，拥有手中可以携带的东西，并且相信我们是土地的一部分。狩猎和采集者花少数时间寻找食物和建造家园，其余的时间是为了娱乐。如果你的所有需求都在力所能及的范围内，并被你出生的社区所包围，那是什么感觉呢？

　　自从上一个冰河时代以来，我们学会了如何耕种，那是在盖亚 46 岁生命中的 1 个小时前。在那 1 小时的最后 60 秒里，我们经历了工业革命。我们发明了可以做这么多事情的机器——汽车、工厂、飞机，而数字革命才刚刚开始。一半的人类生活在城市里，人口正以每秒 4 人的速度增长。我们现在是地球上自然资源的最大消费者。

　　地球上的生命是不可阻挡的，但是我们今天所生活的人类系统是不可持续的。在我们所有人中，即使被深埋，人们也认识到我们不能以这种方式继续下去。当我们想要继续成为地球上生命的一部分时，我们就必须做一些不同的事情，这就是 Joanna Macy 所说的伟大转折。这是宇宙中唯一已知的有思想意识的地方，它花了 46 亿年的时间进化。

　　花时间去思考你的故事。没有必要立即起立。当你想要的时候，睁开眼睛坐起来。在你做完这件事之后，找别人，轮流谈谈你对我们进化之旅的体验。你可能想自己一个人思考，这也是没关系的。"

生命之网　　

　　受我参加的 Joanna Macy 培训会的启发。另见 Macy 和 Young Brown 的类似剧本（1998）。

目的：想象生态自我的位置。让人们意识到我们和其他人的生活有多么紧密的联系，以及了解它是多么的好，这是多么正确的。

条件： 下面的剧本，使人们躺在上面的垃圾袋，每人一个。在外面找个地方，让人们可以躺在柔软的草地或干燥的树叶上，放松不受干扰。

说明： 剧本可能需要 15～20 分钟。

介绍和放松

首先解释一下你要做什么：一个放松练习和给他们讲述一个叫作"生命之网"的故事。通过运用每个人的想象力邀请他们参与其中。建议人们躺下，舒舒服服地安定下来。通过身体放松的过程进行交谈，提醒人们放松，并且倾听你的声音。建议他们感觉到自己被柔软的草地和地面支撑着的身体重量，这时他们就可以放手了。不需要任何努力就可以躺下。然后开始想象，慢慢地停顿说话，让思想和图像沉入他们的脑海。

剧本

"这是生命之网。在接下来的 15 分钟里，你可能是用自己的想象在脑海中体验支撑着你的生命之网，这张网将继续支撑你的整个生活……

想象现在有一个巨大的网，就像一个柔软的豪华吊床，你在里面得到了舒适的支撑，就像地面现在支撑着你一样……看见网的粗线通过不同颜色的线条去向风景的各个方向。

我们将从空气开始觉察生活的线条……深呼吸，感觉空气自行回流……轻点……它只是发生在你身上，你在被动地呼吸，生活在向你呼吸……随着每一次呼吸，你的血液将新鲜的氧气输送到身体的每一个部位，每一个细胞……为每个细胞提供力量和能量……将想象力扩展到内心深处，感受到这种能量的燃烧，让你在当前所处的温度下保持恒温……

现在想象二氧化碳在呼气时轻轻地从你身体中流出，与风混合，并被你周围的树和草吸入……

我们和植物之间有这样一个巨大的连续交流网络，看看这个网络穿梭于我们双方的生命网之中……伟大的交互呼吸……犹如我们是一个整体……植物和我们、我们和植物、过去和未来……"

人

"这个网还以其他方式延伸到我们喜欢的人，通过微笑、相遇、交谈、拥抱以及泪水建立联系……看到你脑海中的线条……所有这些良好的关系……他们可以包括亲密的朋友，或者一个面带微笑的陌生人，或者你能够在一些小方面给予帮助的人……到目前为止，你的生活经历可能是喜忧参半的，所以现在你可以把注意力放在你认识的、希望尽快见到的积极的人身上……

据说，我们距离地球上的每个人只有七步之遥……阿根廷或日本的某个人只有七步之遥……体验你的内心，现在这个巨大的网络可能相互连接其他人……可能沿着网的线条而来的是痛苦……一位深陷困境的密友……一个石油泄漏的报告……一位叙利亚的母亲（经历当前的冲突）为失去孩子而哭泣……不要把它们拒之门外……对这些悲伤敞开心扉，呼吸它们……感受你流露出的关怀和爱，通过你……感受一切的痛苦和幸福，就是更充分地作为一个人而活着……"

身体

支撑你自己的网也是由物质组成的……你的骨骼、肌肉、血液和皮肤都如此难以置信地复杂地联系在一起……考虑这一点，你完全是由你吃过的食物形成的……从你的身体中排除的东西会被细菌净化，并回到生长着的东西中……考虑一下你通过生命之网获得的营养……谷物、蔬菜、水果和肉类……想一下在一个遥远的地方，草和牛咀嚼的下巴，它为你提供了制作成黄油和奶酪的牛奶……看看这些用于供给和喂养的肥沃土壤，那些为你的面包而收割的粮食，那为你榨汁的橘子……也要考虑那些耕耘、播种、收割和劳作的人的手……所有这些食物供应给你，而你现在就是它们……没有它们，你就不能在这里，它们是你的一部分。

祖先

"生命之网可以追溯到很久以前……我们都有亲生父母、祖父母以及曾祖父母……他们给了我们特征和肤色……也许我们甚至可以从我们的声音和手势中听到他们的声音。

生命之网可以追溯到无数代人……通过无数的祖先，我们最终都会共享……一直追溯到我们的兄弟姐妹们，他们在人类诞生之初曾在非洲生活过一小段时间……我们是一个完整世系的后代，这个世系可以追溯到那些相同的民族……因此，我们都有相同的祖先……人类大家庭……在它们之前是类人猿……有尾巴、鳃和翅膀的生物……回到 38 亿年前生命的第一个细胞……因为我们都是由同一个螺旋组成的……在进化的多样性中创造……通过同样的 DNA，仅仅是以不同的混合形式组织起来……

在你脑海中，你站在生命的第一个细胞诞生时，看到一个由不同生命形式和后代组成的浩瀚网络，在你之前的几千年里一直延伸到今天……如果是这样，那么我们所有人都与周围的所有生物都是有血缘关系的。你觉得怎么样？"

结局

"你可以打开生命的脉动之网……它是强大的，足以容纳整个世界，是坚不可摧和永恒不变的……我们就像生命之网上的结……通过余下的生命支持……在动态交换中相互依赖……据说，我们人类本身就是所认识的宇宙。对一切敞开心扉，无所畏惧，放松，警醒，知道它就是这样……

我们现在对于生活中所有的旅伴敞开心扉……我们可以在知识中休息，就像从黑暗中升起的波浪一样，总有一天我们会回到那温柔的黑暗中……现在，在浩瀚的生命之网中，我们的家园得以维持……我们可以从中汲取力量……接受，孕育……保持，就像我们的呼吸，没有努力或意图……

停留在地上休息，花一段时间来思考自己在生命之网中的位置……（给出几分钟来思考）

仍然感觉到这些联系，你现在可以放松，在自己的时间里睁开眼睛，慢慢地移动起来……当你准备好的时候，找别人谈谈现在的感受。如果你想保持沉默，那也很好，也可以坐着表明这一点。"

参看：因陀罗网、生命网络、生活游戏网

观察水

"观察水"活动的介绍

研究表明，当人们被要求选择最具吸引力的景观时，他们想要的最重要的元素之一就是水的存在。

水生类人猿假说认为，人类在进化过程中存在一个阶段，那就是在水中度过了大量的时间。有人指出，我们有许多物理特征，似乎是为了适应水环境。这不是在讨论这个迷人且有争议假设的利弊，但我们对水的依恋几乎是不言而喻的。

作为一个在炎热的非洲大草原进化的物种，当我们迁徙到一个新的地方时，我们首先会寻找淡水的供应。今天，当我们度假时，我们中的大多数人选择靠近水，并且会花更多的钱付一间能看到水景的酒店客房。

中国古代道教哲学认为，人是自然的一部分，并遵循同样的自然法则。因此，道家相信，通过研究自然，他们可以了解自己。道家思想的两个基本原理是山与水之间的对比。他们问道：我们可以从山和水中学到些什么呢？他们观察到，山是可靠、结实、坚定、静止和不屈的。身体怎么才会像山一样呢？在中国武术中，有很多方式可以让你的身体重量下沉，使对手难以移动你。同样地，早期的道家也观察到了水滴石穿，并形成了河流，看到了一种他们可以模仿的独特品质。当水在河中遇到障碍物时，它会找到最容易的路径并绕着障碍物流动。随着时间的推移，它甚至通过坚持不懈，将山峰逐渐磨损。同样，在武术中，你可以通过放松和转移他们的能量来回应对手的力量，而不是迎面相对。在这几个例子中，你不仅可以看到一种与西方思想不同的思维方式，而且还可以看到一种基于对自然观察的方法论，以及理解人类行为和态度的建议。正是考虑到这一点，我开发了一系列的活动，鼓励人们了解水的品质，并考虑如何从水中学到对自己有利的东西。

观察流动的水

目的： 让人们熟悉河流的品质，并考虑他们在这个过程中能学到什么。
条件： 一条河流。
说明： 当你讲一小段关于水的品质时，也许可以利用这些信息，你可以要求人们去观察河流。他们可以坐着或站着，确保找到一个安全的地方，而不是河岸坍塌的地方。

你可以这样说：

"我要你们沿着河岸散开，找个安全的地方观察河水的流动。确保你能听到我的声音。（如果河水很嘈杂，你可以来回走动，给出重复的指示）

通过观察表面，你能知道（河水）有多深吗？注意水的速度、运动和模式。你认为这条河为什么会以那样的方式流动？当观察了一段时间河水的流动方式后，问问自己：你能从观察自由的水流中学到什么？

试试这个活动。看着这条河的一部分，用眼睛重复跟随水流，顺流而下，再回来。

当你这样做了几次后，注意到自己的感觉，我想让你改变观察的方式。这次，把目光放在河中的一个点上，让水流过你的视野，而不是顺流而下。感觉如何，你的想法是什么？

现在沿着这条河走，找一段有不同流速的河段，把水流快的地方和水流慢的地方进行比较。

听一听水中的音乐：你能听到多少声音？这条河告诉你什么了？"

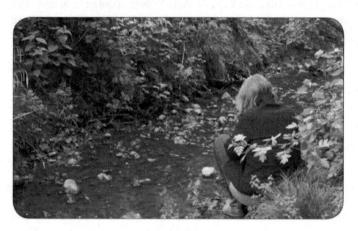

观察水的流动

站在河边/随波逐流

目的： 继续使人们熟悉水的品质。

条件： 一条河流。

说明： 我可能会带一群人到一条河边，先谈谈水的一些品质，然后建议人们出去，自己寻找。当他们的感官接受体验时，我便给他们的头脑灌输各种可能性。你可以找到自己的话来谈论这些想法：

- 水以缓慢的速度流过你，它永远不会停止。你喝一杯水或吃水果，不久以后，水就从你身上排出，你体内的水将流经很多条河流。自从地球起源以来，这条河包含了流经许多人类、动物和植物的水。我们体内有高达 70% 的水，没有水，我们只能存活几天。

- 水将我们与所有的生命联系在一起。想象一下水在巨大的水文循环中绕着地球流动，穿过云、河流、海洋和所有生物，历经千年。它是普遍的，所有的生命都有水，并且不断地与世界上的元素进行交流和净化。考虑一下，地球上的水有 46 亿年的历史，大自然在不断地更新它。

- 土地是由水创造的。看看你周围的山丘、山脉、山谷、土壤和平原，所有这些都是在水的作用下形成的。月亮没有水，自从被流星撞击以来，几十亿年来一直没有变化。地球，这个多水的星球，在水的作用下不断变化。
- 想一想河水流到哪里去了。你看到的河水是几天前从上游流下来的，之后渗进泥土。在此之前，它以雨的形式从天空中的一朵云中降落。一片雨云平均可以携带 800 万吨水。英国的天气系统是由来自加勒比海的充满湿气的暖空气和来自北极的冷空气螺旋式上升而形成的。当它们混在一起的时候，就会下雨。想想看，你今天喝的水就是不久前加勒比海上热气腾腾的热带水。当你下一次去小便（超过 95% 的成分是水），它用不了多久就会成为北海①和大西洋的一部分。
- 这条河流向哪里？通过查看当地的 OS 地图，进行一点研究，可以帮助你找出河流中的水是从哪里来的，以及它是如何流入大海的。如果你和一群人在一起，你可以同他们谈论河流的汇水区域及河流流入大海的故事。你可以用人们熟悉的当地地标作为河流旅程的标志。你可以提醒他们，英国周围的海洋都是通过墨西哥湾洋流循环与加勒比海相连的。

走出思想的河流

目的： 这项活动旨在提升意识和平息心灵。
条件： 一条河流或流动的水。
说明： 我建议你和大家一起站在河边，用你自己的语言，讲述下面的想法和指示。

"当我们处于完全意识时，我们的感观（触觉、视觉、听觉、嗅觉、味觉等）使我们能够直接体验世界的本来面目。对于我们大多数人来说，大部分时间，我们不安分的思维在大脑里喋喋不休，评论我们的经历，从知道的地方抽出记忆、思想及情感，一直让体验更像是实时影像而不是现实，结果是我们没有用完全的意识去体验这个世界。

当我们完全体验现在的世界时，我们可以放下非理性的恐惧和担忧。

看着河流顺流而下，冲向大海。现在闭上眼睛，想象你的思想就像一条不断流淌的河流，随着时间的流逝，它颤抖着，焦虑着……你可以看到自己站在河里，河水在你周围快速流动。你不是河流，你也不是你心里的喋喋不休。

继续闭着眼睛，想象你可以对你的处境做一些不同的事情……与其站在河里，

---

① 译者注：北海指英国东海岸附近的大西洋海域。

不如走上河岸，看着它从你身边流过……花时间以一种亲切但超然的方式，目睹你的思想、你思想的过程。不要试图改变思想，让它们顺流而下……（让人们花时间去尝试这些看待自己的新方式）。

如果思想变得强大并试图将你拖回河中时，尝试这个过程。当一个想法发生时，例如，如果你感到有一个焦虑的想法，注意它并对自己说：'我经历焦虑，但焦虑并不是我。'

另一种方法是通过你的内在意识与你的身体接触。走遍你的整个身体，注意它的每一个部分，直到你能感觉到整个身体的内部。回到这种状态，以便在河水变得强大时，坚定地站在岸边。"

观察静止的水

目的： 让人们熟悉静止水的品质。

条件： 水，理想情况下是水坑或池塘。如果没有，则带一个大的可以盛水的深色碗。

说明： 要么带一群人到水坑或池塘，要么带上一个大的深色碗，可以装满水并放在地上。你可以鼓励人们考虑的一些观察包括：

看着水。你可以从水中看到什么品质？

看到它在任何扰动之后是多么的动荡不安，之后它又是如何恢复平静的。

望着水的深处，你看到了什么？有时可能是看不到深处的水，我们所看到的都是水的表层。

你能看到是什么映在了水中？你能看到天空中云朵在移动吗？在佛教中，明净的心有时被说成就像水面一样，毫不费力地反映世界，而不需要作出判断或评价。我们必须清楚地区分我们头脑中的东西和我们所看到的东西。它们是不一样的。

看完静止的水，做"观察流动的水"的活动是有趣的。

河流教会了生活什么？

目的： 思考我们可以从观察流水中学到什么。

条件： 河流或流动的小溪。

说明：

第一部分：感觉和运动

要求团队散开，沿着河岸散步，探索河流的流动方式。鼓励人们享受并注意水是如何流向大海的。当这条河在宽的、窄的、浅的、深的地方时，它的表现是怎样的？它是快的，还是慢的呢？它是如何处理河床上的障碍和阻碍的？

聚在一起，讨论你所学到的。

第二部分：河流作为生命的隐喻

给团队以下的指示：

"找到一片叶子、短枝或一块木头，扔到河里，看看河流是如何携带它顺流而下的。想象一下，你正在看着某人的生命顺流而下。你注意到了什么，你可以从观察河流的行为中学到什么？"

聚在一起，讨论我们学到的东西。

参看：Kawa 模型、关于天气，你喜欢与否、了解另一种生命形式（最后两种形式可以修改为看一条河流或溪流，并问同样的问题）。

关于天气，你喜欢与否

目的： 探索我们对天气的反应，考虑接受"坏天气"，然后接受我们生活中的其他部分。

条件： 选择一个表达对天气不满的日子（在英国几乎每一天都是这样的）。

说明： 我将假设在你带一个团队出去的那天是下雨的，集合团队围成圆圈，也许在一棵大树的庇护下，通过下面的一段话，用自己的语言来表达：

"这次活动的目的是要注意我们对天气的反应。生活中有很多事情是我们无法控制的，我们会对此感到沮丧和愤怒。那我们该怎么做，以同样的方式继续下去？或者有没有其他的方法来处理产生的感觉呢？

天气是我们完全无法控制的，但它却影响着我们。在某些情况下，我们可能会变得寒冷、潮湿或口渴。如果我们想更多地了解如何处理我们无法控制的事情，我们对天气的反应是一件很好的事情。因为天气不是人类行为的结果，与其他人的行为相比，它可以有更少的情感负担。

现在就让我们关注天气吧。你能感觉到什么？……我们感觉到的事情是现在的真实情况，而不是我们的记忆或自动反应。花点时间在所有感官维度上，真正感知天气环境，并轮流使用你的所有感官：视觉、听觉、嗅觉、味觉、触觉、温度……

下一步是注意到我们对处境的感受和想法，这些是我们的思想给处境增加的东西，而且我们对这些东西有更大的影响力。有没有令人失望，想退回室内，或许是愤怒？注意这些感受和想法，给它们贴上想象的标签，以一种和善的方式接受它们的。然后当你回到天气本身的感觉时，把它们放在一边。

你能接受今天的天气而不作评判吗？对自己说：'现在的情况就是这样，为什么要反抗呢？我没有办法改变天气。'

天气训练是一种学习和练习接受的好方法。你觉得你生活中有没有其他的领域是你很难控制或者控制不了呢？如果是这样，你能接受这些情况吗？这并不意味着用玫瑰色的眼镜表示一切都很好。这意味着从一开始就充分意识到你在没有判断的状态下是如何经历这种情况，并且融入其中的。然后看看当所有的愤怒、怨恨或恐惧被放在一边时会发生什么。一旦情感负担被抛在后面，你改变事情的行动将会变得更好。"

在雨中要做的其他事情

在雨中散步，把你的手弄湿，感觉如何？有什么想法？

你注意到下雨时发散出来的气味了吗？参看第 7 章中的"嗅觉和记忆"。

在雨中，舔诸如树叶之类的东西。它们尝起来是什么味道？是雨，还是什么？

雨是从哪里来的，它要到哪里去？

参看：观察水

在冬天做什么？

这项活动的形式与其他活动略有不同。它是适合在冬季开展的各种活动的集合。我写这部分是为了安慰和鼓励人们，在每年的这个时候有很多令人愉快的事情可做。

在第 3 章中有关于"冬季的户外活动"的深入讨论。

玫瑰果和山楂：在初冬，鸟还没吃光它们之前，可以用玫瑰果和山楂做成美味的食物。当然，知道你在采摘什么是很重要的，玫瑰和山楂树是很常见的，刺和落叶应该可以帮助你识别它们。我试过跟一群人一起收集山楂做土耳其美食，这是我改编的食谱。

　　我们收集了大约 2 公斤的红色浆果，把它们洗干净，用水煮了大约 1 小时，直到它变成了果浆。我把果浆倒进一个麻布袋里，让它在一个晚上的时间里，滴到一个玻璃杯里。过滤后的果汁重达 1 公斤左右。我把这个放回锅里，加了 700 克糖，慢炖，直到变成一团黏糊糊的东西。在某种程度上，为了真实性，我添加一勺玫瑰水（来自中东的一家商店）。用勺子取一点，看看它的稠度，冷却它，看看它是否凝固到足以制成硬果冻。我在金属烤盘里放了冰糖（米纸可能更容易些），然后倒进果冻。我在两个矩形烤盘里放了一层薄薄的果冻，让它们在打开的窗户旁冷却，然后再把它们切成方形。我把撒满糖霜的方块糖果放进小罐子里，一些放在冰箱里的，另一些包装成礼物送给我的朋友。

　　煮好的果冻（加糖做糖果之前）可以用作调稠酱汁，它含有丰富的果胶。番茄酱的食谱可以适用于山楂。

　　山楂对心脏和血液循环都有好处，它可以降低血压和胆固醇。它还富含维生素 C 和几种 B 族维生素，尽管我不确定长时间地煮沸还能存活多少。

　　使用更多的水和更少的糖，玫瑰果可以通过同样的方式来制作酱汁。收集玫瑰果后，洗净、切开，刮去刺痒的种子和毛，用少许水煮沸果实，直到得到果浆。你可以像制作山楂过程所描述的那样进行滤过。

　　黑刺李烈酒：是由黑刺李杜松子酒改编而来的。我使用伏特加，现在更喜欢它，因为它突出了黑刺李中李子的味道。在初冬，收集灌木篱墙上的黑刺李，洗净它们，用锋利的小刀割开，然后把它们放在塑料袋里，在冰箱里冷藏一周。这个最后的过程模拟了冬天的霜冻。如果你放任黑刺李不管，到第一次霜冻之后，大部分会被鸟吃掉。拿一个大的密闭罐子，比如基尔纳罐子，填上三分之二的黑刺李，然后用廉价的伏特加盖住它，直到顶部。把罐子放在一个黑暗的地方，在第 1 周左右摇动它。3 个月后，果汁就会被酒精吸收，然后过滤并装瓶饮用。加入糖来品尝。剩下的浆果可以储存起来，制成一种美味的酸辣酱，或者在巧克力中浸泡，制成甜酒。

　　光秃秃的树：在冬天，可以看看光秃秃的树的形状、不同树皮的质地和颜色、不同类型的落叶，以及嫩芽的颜色和质地。在林地信托基金会网站的儿童活动中，有一张嫩枝识别表。

　　拾荒者游戏：请参阅"拾荒者搜索"活动，将种子、坚果、骨头和贝壳添加到列表中。

　　测量树木胸径并估计它们的年龄。参看"树的年龄"活动。

　　看真菌和不同的菌褶结构。如果把菌盖放在灰色的纸上，菌褶朝下，一夜之后，早上就会有一个漂亮的从菌褶上掉下来的孢子放射图案。这可以用有黏性的透明纸进行保护。

　　用望远镜观察鸟类。冬天，许多鸟类从陆地来泥滩和湖泊觅食，这里是观察它们的最好地方。

喂鸭子：带一些全麦面包给当地一个湖中的鸭子和鹅。观察鸟类在觅食时的行为，可以产生各种各样有趣的对话。一些话题，例如：鸟类如何在进食结束后放弃冲突，没有明显的怨恨或报复；参与者照顾较弱的鸟类，如黑水鸡；随着时间的推移，个别鸟类被区分开来。

保护工作通常是在冬季进行的，因为有可能在不干扰繁殖鸟类和动物的情况下砍伐树木及灌木。参观保护团体可能会鼓励人们定期加入。有确凿的证据表明，运动、陪伴和与自然接触的结合使保护工作具有很强的治疗性。地方野生动物信托基金会、地方政府及国家机构，如林地信托基金会和 RSPB 都在开展保护会议。

看看这本书中的所有活动，你会发现许多是适合人们度过冬季时光的。

参看：与树相伴、冬季的死亡和生命、拾荒者搜索、关于天气，你喜欢与否

用于生态疗法的野生食品

目的：利用吃饭的经历，来考虑我们与野生自然的亲密生态参与。

条件：塑料收集袋、锋利的小刀（携带一个小折叠刀是合法的）、植物识别指南。

说明：我有时会读一首由 Gary Snyder 作的名为 "Standing by Frazier Creek Falls" 的诗（1993），谈论我们的相互依赖是多么重要。你可以读这首诗，或者是你发现的另一首诗。

我们在野生自然中亲密归属感的一个关键方面是我们作为一个物种已在自然中度过了 99% 的时间。事实是今天生活在城市中的人们不以狩猎和采集为生，使得这个观点看起来很奇怪，甚至可能无法想象，但是我们所有公元前 6000 年的祖先都是这么做的。那么一个重要的问题是：我们是如何找到庇护所、饮水以及取食的？答案并不仅是为了生存而勉强糊口和在半饥饿状态下的挣扎（如果城市居民在户外呆得足够长的话，就会经历这种情况）。作为一名狩猎和采集者的生活会比野营好得多，我们会有温暖的住处，身边有朋友和家人，还有丰富的、新鲜的、来自当地的有机食品！

淡水应该来自溪流和湖泊。那么食物呢，人们会吃什么呢？他们会吃我们今天吃的野生食物。我们在 8 月去乡下散步，悠闲地吃着美味的黑莓。胡萝卜和生菜仍然在我们的灌木丛中野生生长。今天人类的人口太多了，但如果数量少得多，就有可能通过吃"风景"来生存。

为什么要鼓励人们在生态疗法散步时吃野生食物呢？答案是因为它提供了另一种以令人愉悦的感觉与自然联系的方式。这也提醒我们，人类对自然的直接生态参与。我们所有的食物最终都来自于野生的世界。

在团体散步时，我经常会停下来谈论一种植物，然后提供一个样品给其他人品尝。对许多人来说，这是一个全新的体验机会。大多数人在采取这一新步骤时都表达了一些谨慎的态度。这种植物是有毒的，还是被细菌覆盖着？它里面会有虫子，还是味道怪异？但是在炎热的一天咀嚼薄荷叶或在三明治中放入葱芥叶时，吃野生食物的想法会变得越来越有吸引力。

你可以通过阅读书籍或查看丛林技艺和野生食物的网站来了解应该吃哪些植物。当然，你确实需要能够识别在同一栖息地中可食用的和相似的不可食用的植物。当地的野生动物基金会经常举办关于植物鉴定的讲习班和课程。我在这里举几个丰富和容易识别的野生食物来源的例子，你可以从这开始。我没有给出识别特征，你需要从可靠的来源进行鉴别。

从一点点开始，直到味道开始起作用。如果你不喜欢，就不要继续，吐出来，就这么简单。如果你真心喜欢，那么考虑把绿叶放在用生菜做成的沙拉里（生菜的野生祖先就生长在你附近）。这里有几个例子让你开始。

春天的绿色

山楂： 当山楂的嫩芽刚刚破开，新叶刚从芽里出来的时候，就到了咀嚼它们的时候了。许多植物的叶子中含有苦涩的化学物质，如单宁，以阻止动物吃它们。然而，在早春，植物热衷于快速生长，以尽快开始光合作用，在一段时期内推迟了添加苦味的时间。在这一（时间）节点上，我们发现叶子可以食用。一些植物后来会产生苦味的叶子，我们可以用作草药或茶。经过一个严寒的冬天，新的山楂叶是过去穷人最好的新鲜蔬菜来源，他们在春天到树篱中寻找有营养的免费食物。

荨麻的尖端可以制成一种很好的茶；用土豆作为增稠剂可以做成一种很好的汤。

葱芥的名字很好，因为你可以在它的叶子中尝到两种味道。如果你可以在潮湿的林地里找到野生葱芥，那么这些叶子对三明治就是一个很好的补充。

最近几年，芝麻菜已经从野生食品过渡到了超市，但这只是城市荒地中丰富的可食用植物中的一种。

酸模： 叶子中含有一种尖锐的止血药，几乎是柠檬的酸味。这是因为它们含有与大黄相同的酸性化学物质——草酸。法国人传统上用树叶做汤。

白花藜可以像菠菜一样煮。幼小的植物在 4 月和 5 月之间最好吃。我们石器时代的祖先吃很多白花藜和它的近缘类群，叶子含有丰富的维生素和铁。

在春天吃的花

沙拉的花看起来很吸引人，花蜜给整个花朵带来了甜蜜的味道。这是一个团队散步的结果，品尝 4 月的鲜花：

黑刺李尝起来含有杏仁的甜味。

樱桃是甜的，有一点点杏仁味。

红荨麻是泥土味的，我们不喜欢这个味道。

枫树是甜的和可口的。

黄华柳、褪色柳柔荑花序的花粉很好喝。

金雀花：一杯茶可以用两大汤匙的花在开水中搅拌 7～10 分钟制成。

有柄接骨木的头状花序可以涂上面糊，然后油炸，热浸在糖中。

秋季水果

黑莓是证明我们与自然联系最常见的水果。当你经过的时候，它们长满了树篱，并用果实做成美味的馅饼。

在 100 米内，一个人可以吃掉这个多汁的水果，然后扔掉小的木质果核。种子经过精心地进化，不会被吃掉，它们非常光滑，如果棕色的外壳被刺破，里面氰化物的味道会使动物远离。

一些水果在适应和利用动物及鸟类方面更上一层楼，它们加了泻药！这样做可以确保种子不会离母株所处的有利栖息地太远，而且种子还能在它们周围获得很好的粪便肥料。

更多的资源

Harding，P.，Lyon，T. and Tomblin，G. （1996） *How to Identify Edible Mushrooms*. London：Collins.

Irving，M. （2009） *The Forager Handbook*. London：Ebury Press. 关于吃野生食物最新最好的书。除了这本食谱外，你还需要一些好的鉴定书。

Mabey，R. （1972） *Food for Free*. Glasgow Fontana/Collins. 第一版，也是最好的一版。新版本在 2001 年出版。*The Collins Gem（2012）edition* 很小，很容易放在口袋里。

Mears，R. and Hillman，G. （2007） *Wild Food*. London：Hodder and Stoughton. 将祖先吃的食物同我们在乡村仍然能找到的食物联系起来。不幸的是，这本书读起来像是正在进行中的工作，有许多未完成的过程。

Phillips，R. （2014）*Wild Food:A Complete Guide for Foragers*. London：Macmillan.

Rose，F. （2006） *The Wild Flower Key*，revised edn. London：Warne/Penguin. 英国最好的野花鉴定书。

自由活动主义网站：这是一个很好的开始考虑野生食物收获的地方。www.fraw.org.uk

水果城市：在伦敦哪里可以找到果树 http：//fruitcity.co.uk
灌木篱笆墙收获：伦敦和东南郡与树木理事会有关的项目 www.hedgerowharvest.org.uk

　　参看：意识和冥想、闭着眼睛吃东西

观察野生动物

　　当我和一群人进行生态疗法散步时，我们经常会发现一些有趣的东西，它可能是一种植物瘿瘤、一只条纹状的毛虫或一只行为怪异的鸟。我利用这些机会鼓励人们用他们所有的感官真正地去关注我们正在观察的东西。我邀请大家密切关注并鼓励提问："看看这个奇怪的形状"、"它现在做什么？"、"你觉得它为什么是那样的颜色？"

　　由于我对野生动物的知识和经验，我经常可以扩展人们对各种生命形式的认识和理解。我经常会以这样提问的形式开展，或者我可能会讲一个生态故事。这些信息可能会让人们更好地了解这种生物的生态习性，赞叹它的感官能力，或者让这群人退后，惊讶于一种生物能够在艰难的环境中很好地生存下来。当我们这样做时，我们看到的是来自自然选择的、令人难以置信的创造性所产生的多样性。我在下面提供了几个例子来帮助你开始。如果你知道你正在寻找什么，互联网可以是一个很好的来源。

　　建议阅读第 3 章（本书 30～32 页）中与本活动相关的"野生动植物知识"。

一个野生动物注释的样本

雨燕

　　它们会离开巢穴，并且在 2～4 年内不着陆。在第一次世界大战时，一名法国飞行员的发动机在 10 000 英尺（1 英尺=0.3048 米）处熄火了，因为他穿过了一个鸟群。当他落地时，他发现机身上粘着死了的雨燕，雷达也证实了这一点。雨燕可以一次睡 5 秒钟，夜间视力很差，所以它们有时不知道它们自己要去哪里。它们从出发的地方滑翔下来，大约 50 英里。它们可以持续以每小时 25 英里的速度飞行，一天飞行 500 英里。一只雨燕一生中将飞行 200 万英里，相当于往返月球 4 次。一只雨燕用嘴里收集的 300～500 只昆虫的团状食物来喂它的幼崽。幼崽行动迟钝，可以持续 3 天不进食。它们一年只在英国待 3 个月，5 月从非洲来到这里，7 月底离开。一只雨燕可以活很长时间——15 年。最老的记录在瑞士：21 岁（2012 年），据估计飞行了 300 万英里。就其体型而言，雨燕是最快的鸟，时速为 137 英里。

松鸦

在秋天，松鸦从躲藏的树林里出来，可以看到它正在收集橡子和其他坚果，以便在冬天储存。美国有一种名为卡拉克星鸦的松鸦近亲，专注于松子，人们对它进行了广泛的研究，发现它具有非凡的记忆力。在秋天里，它可以为冬天储存3万颗松子。坚果储存在15英里之外，覆盖100平方英里的面积。坚果以10个为单位储存，并用一块石头盖住。几个月后，这种鸟可以收回70%的藏品，即使深埋在积雪下面。

蘑菇圈

草坪上的深绿色草圈是由真菌形成的，它们与草形成了一种互利的关系。这个圆圈开始于真菌孢子落地的地方，每年真菌都会向外生长和扩展，在圆圈的中间死亡，年生长率为99~350毫米。据科学家估计，有些圆环已经有600~700年的历史了。真菌的主要部分生长在地下，呈白色的连线状，毒菌有点像果实。草可以进行光合作用，产生糖分，这是真菌所不能做到的，反过来，真菌可以提取矿物质，这是草不容易获得的。真菌和草各取所需、相互依存，这就解释了为什么圆圈里的草比周围的草颜色更绿，比周围的草更健康。

小型动物

这一术语被发明的目的是用来涵盖所有非常小的生物，包括昆虫、蜘蛛、蠕虫和蜗牛。大多数人出于非理性的原因，倾向于忽视或强烈厌恶爬虫或黏糊糊的东西，即使它们对我们来说基本上是无害的。虽然它们不符合传统的审美观念，很难被认同，但它们对我们的生存是必不可少的。也许偶尔停下来思考一下小型动物在生命世界中所扮演的角色，对我们所有人来说都是一件好事。考虑以下信息：

地球上三分之二的物种都是小型动物，在英国有近5万种。

绿蝇是蚜虫的一种类型，它们是昆虫。在一个富裕、平衡的群落中，每公顷可能有多达50亿只蚜虫生活在树叶、根、花和树皮上。园丁和农民视它们为害虫，但在更广泛的生态系统中，它们是必不可少的。蚜虫从植物中吸取汁液，蚂蚁以糖类蚜虫的分泌物为食，蚜虫本身则是瓢虫的主要食物。许多林地黄莺以蚜虫为食。蚜虫的繁殖速度很快，每天能产10个卵，每个虫子在出生的时候，便已有胚胎在其体内发育。

没有蚯蚓，我们就不会有吃的，因为没有蚯蚓翻耕的土壤，农民就不能种庄稼。Charles Darwin 对蚯蚓进行了研究，发现1公顷的草原上有750万条蚯蚓，每年的土壤产量超过 10 吨。蚯蚓给土壤充气，排干及中和酸/碱平衡。它们消化死亡和腐烂的物质，把养分重新带回生命系统，反过来又为许多鸟类和哺乳动物提供食物。

参看：一只小动物的生活

杨柳里的风

目的：对风展开感官体验。

条件：一个有风的日子和一些树（可以倚靠的高大的树木是最好的）。杨柳树是好的，因为它们非常有柔韧性。在一个老橡树上，你会得到更少的"给予"。

说明：在刮风的日子里，去到一片森林或任何一片林地，让每个人找到一棵可以倚靠的幼树。确保他们在附近，足以在风的噪音中听到你的声音。显然，暴露在风中的树将会变得更有趣。但令人惊讶的是，如果风足够大，树冠是如何抓住风的。
我建议你用这种方式谈论多风的树木：

"通过触摸你的树，感受它的树皮和坚固，它是温暖的还是寒冷的，干燥的还是潮湿的？它闻起来是什么味道？你能看到什么颜色？上面长什么了吗？

现在抬头看树。你能看到什么，树叶、树枝？看看这些树是如何相互关联、共享空间的。树已经长大了，所以当它们静止时，它们就不会互相触碰了。看着树的顶端移动了多少。你有没有注意到我们被森林里的树木遮蔽了？树木获得了风的能量，并灵活地通过弯曲来吸收它。树顶比树下吸收得更多。

当一股强风吹过来时，斜靠在树上，感觉到树会屈服于风的压力。你可能需要把你的背部和肩膀压在树上，或者把你的手牢牢地压在树上，去感觉树干的移动。

你能分辨出风在不同的树上发出的不同声音吗？也许你以前没有想过这一点。"

这里有两位自然主义作家描述了他们的经历。你可以把这些摘录读给大家听。

在起风的时候，树木会找到自己的声音，树林里充满了奇怪的舌头。用它的手指触摸每一个绿色的东西，微风拉出不同的音符，山坡上的水杨梅发出"sish, sish"声，橡树在灌木丛中发出咆哮和呻吟，冷杉发出一个深深的叹息，山杨沙沙作响。在冬天，光秃秃的树枝发出刺耳的"sir-r-r-r"声（Jefferies, 2011 [1879]）。

但是，银松拥有最令人印象深刻的美丽。200 英尺高的巨型尖塔像仙女一样摇曳着，低垂地鞠躬，仿佛是在敬拜，而整个长长的颤抖的树叶被"点燃"成一团持续的白色烈日之火。狂风的力量如此猛烈，当一个人靠在它身上时，能感觉一股明显的力量，它们中最坚定的君主都向下摇晃至它的根部。大自然举行了盛大的节日，最僵硬的巨人的每一根纤维都兴奋得发抖。

我在这充满激情的音乐和运动中漂流，穿过许多峡谷，从一座山脊到另一座山脊，经常在岩石的脊背上停下来寻求庇护，或者凝视和倾听。即使当宏伟的赞歌膨胀到最高的音调时，我也能清晰地听到每棵树（云杉、冷杉、松树及光秃秃的橡树）的不同音调，甚至是我脚下枯草发出的无限柔和的沙沙声。"每个人"都以自己的方式表达，唱着自己的歌，做出自己独特的姿态，展现出我从未见过的、在其他森林也能找到的丰富多彩的多样性（Muir，2015）。

参看：与树相伴、黎明合唱漫步、聆听宁静

见证

改编自一个禅宗冥想方法。

目的：学习如何在完全意识下观察事件，而不是感到需要才用自动思维和情感触发去作出回应。

条件：无。

说明：用你自己的话，同团队讨论以下内容：

什么是见证？

"见证就像主动倾听一样，是一个积极的过程。它意味着观察正在发生的事情。你可以做自己的见证人。听起来很简单，也确实如此。但也需要练习才能做好。

它意味着完全意识到并且对所有的体验开放，而不需要对体验做出回应或做任何事情。对我来说，有可能是去目睹自己的愤怒或恼怒，而不做任何事情。不表达出来，也不停止这种感觉。我们不再是我们的思想和感情，就像我们是雨一样，我们感觉到雨点落在我们的皮肤上，它们可以成为我们体验的一部分。只是见证。

在练习见证时，我们可以给自己更多的选择，比如关于何时表达一种感觉或对一种想法做出反应。它使我们不再成为被冲动驱使的牺牲品。"

用呼吸见证

"现在闭着眼睛站着，花点时间静下心来，在不改变任何东西的情况下意识到你的呼吸。伴随着每一次呼吸，见证自己正在发生事情。

自然地吸气然后呼出。当你排出空气、等待呼吸、让空气自动返回你的身体里时，对发生的任何事情都要敞开心扉。它可以是一种感觉、思想、情感，或者其他任何东西，谁知道它会是什么，在开放的期待中等待。

这在早期阶段是有帮助的，每次呼气都要对自己说同样的话："我意识到……"，然后说出发生了什么事情。例如，有一种感觉可能是：我意识到我的脚踏在地面上。有一种想法可能是：我意识到我这样做是否正确。一种情绪可能会出现，比如我意识到自己感到恼火，跟着下一次呼吸我能感觉到我的肩膀很紧张；然后我对某事感到愤怒；之后我能感觉到我的愤怒就像是我不需要做任何事情的愤怒了。"

在做了一段时间后，停下来和团队讨论他们是如何开展的，每个人都能理解这些指令，并成为自己的见证人吗？他们学到了什么？

参看：如何冥想

有用的资源

Joseph Cornell 的 Flow Learning 模型

Flow Learning 是 Joseph Cornell 的教学模型。

1. 唤醒热情：孩子们在感情上投入，有动力，有兴趣。热情被激发起来，把他们带到下一阶段。
2. 集中注意力：鼓励学生专心，集中注意力。效果是积极的，它提高了观察能力。
3. 直接体验：在感情层面上加深对学生的理解和欣赏。
4. 分享灵感：思考的时间，分享体验和创造性表达。

改编自 Cornell（2015）

野生动物资源

越来越多的人在手机和平板电脑上使用应用程序或网站来识别野生动物。使用这些媒体下载音频和视频剪辑是可能的，而且它们通常比书籍更轻便。然而，书籍仍然是有用的，因此我推荐以下资源。

识别野生动物的书籍

市场上有很多野外指南，可以帮助识别鸟、动物或植物，都很好（例如，柯林斯和英国野生动物出版社的出版物）。但对于初学者来说，它们可能是较难的。它们展示了每一个可能的物种，包括许多稀有物种，包含了在欧洲看到的任何东西。初学者首先需要在英国找到一些常见的物种。RPSB 做了一些很好的英国鸟类指南，林地信托基金会网站有很多资源帮助识别树木和树叶。有些材料是针对儿童的，但这不成问题。我最喜欢的徒步旅行团体是 Usborne Spotters Guides（涵盖了鸟类、小动物、池塘生活、野花、树木等）。Usborne Books 制作了一些书籍和卡片套装，价格约为 5 英镑，使用方便，可以装在口袋里。

请看"活动"部分的"观察野生动物"。它描述了如何将野生动物鉴定作为一项团队活动，每个人都可以讨论看到了什么。你不需要了解你自己，每个人都参与其中。

田野研究理事会（Field Studies Council，FSC）不仅开设课程，帮助你更多地了解野生动物和生态学知识，而且还生产出一系列层压防水卡片，帮助识别。请参阅 www.field-studies-council.org/publications/fold-out-charts.aspx。

FSC AIDGAP 指南是轻质、叠层和防水的，配有彩色插图，请参看 www.field-studies-council.org。

Woodland Trust Leaf Identification Swath Book 是一本很小的书，层压，防水，彩色，非常适合放在你的口袋里。它还展示了树叶、种子和光秃秃的树枝在冬季的状态。每个样本的背面都给出了描述、有趣的信息，以及可能在哪里找到这棵树，请参见 www.woodlandtrust.org.uk。

鸟鸣

RSPB 有鸟儿歌唱的音频片段：www.rspb.org.uk/wildlife/birdidentifier

British Garden Birds 有鸟鸣的教程：www.garden-birds.co.uk/imformation/tutorials

The British Dragonfly Society 有一款识别蜻蜓的应用程序：www.british-dragonflies.org.uk

BBC 还精选了一些鸟类叫声，并提示如何识别它们：www.bbc.co.uk/radio4/science/birdsong.shtml

Morning Earth：一个北美的资源网站，有很多想法可以应用到课程中。www.morning-earth.org/LearningContents.htm

设备

双筒望远镜：我推荐 Pentax Papillio 8.5×21。它们的焦距比任何其他双筒望远镜都要接近 50 厘米，在不打扰蝴蝶的情况下观察蝴蝶是令人惊叹的。它们很轻，重 290 克，适合放在口袋里。带一架望远镜走路意味着人们可以看到昆虫错综复杂的美丽。它们也适合观察鸟类。

NHBS 还提供蚊帐、池塘浸泡设备等：www.nhbs.com/equipment

Ax10 的手提镜头或放大镜值得随身携带，观察昆虫、树叶和花朵。

延 伸 阅 读

Allan, S. (1997) *The Way of Water and Sprouts of Virtue*. New York: SUNY Press.

Bateson, B. (1997) *Steps Towards an Ecology of Mind*. New York: Ballantine.

Berry, B. (1988) *The Dream of the Earth*. San Francisco, CA: Sierra Club Books.

Bohm, D. and Edwards, E. (1991) *Changing Consciousness, A Dialogue in Words and Images*. New York: Harper Collins.

Brazier, D. (1995) *Zen Therapy*. London: Constable.

Chalquist, C. (2009) 'A look at the ecotherapy research evidence.' *Ecopsychology 1*, 64-74.

Fisher, C.H. (2013) *Meditation in the Wild: Buddhism's Origin in the Heart of Nature*. Winchester: Change Makers Books.

Mabey, R. (2006) *Nature Cure*. London: Pimlico.

Macy, J. (1983) *Despair and Personal Power in the Nuclear Age*. Philadelphia: New Society Publishers.

Maitland, S. (2008) *A Book of Silence*. London: Granta.

Miyazaki, Y. and Motohashi, Y. (1995) 'Forest Environment and Physical Response.' In Y. Agishi and Y. Ohtsuka (eds) *Recent Progress in Medical Balneology and Climatology*. Hokkaido: Hokkaido University.

Suzuki, S. (1999) *The Sacred Balance*. London: Bantham.

Thoreau, H.D. (1995) *Walden, or Life in the Woods*. Dover Thrift Edition. Dover Publications. (Original work published 1854.)

Watts, W. (1992) *Tao, The Watercourse Way*. London: Arkana Books London.

有用的网站

河流的教导：写作、艺术、自然和其他东西的有趣组合。http://caughtbytheriver.net

英国生态心理学：一个了解英国最新情况的好网站。http://ecopsychologyuk.ning.com

走向野生：英国儿童和自然活动的好网站。www.goingwild.net

绿色运动：促进对绿色运动的研究，总部设在埃塞克斯大学。www.greenexercise.org

Joanna Macy：一个描述她的工作和资源的鼓舞人心的网站。www.joannamacy.net

自然疗法：丹麦有关生态疗法的网站。www.naturterapi.dk/english.html

自然疗法中心：Ronen Berger 在以色列的工作。他在自然疗法方面的思想与实践。

www. naturetherapy.org

NHS 森林：在英国建立健康和绿地间的直接联系。www.NHSforest.org

开放空间：爱丁堡大学研究小组正在做的有趣的工作。www.openspace.eca.ac.uk

真实世界的心理学：在英国基于社区的心理健康。鼓励人们边走边说，由 Guy
　　Holmes 创作。www.psychologyintherealworld.co.uk

为健康行走：找出当地的健康步行计划在哪里举行。www.walkingforhealth.org.uk

欧洲生态心理学杂志：http：//eje.wyrdwise.com

荒野基金会：带人们到荒野中去。www.wildernessfoundation.org.uk

参 考 文 献

Akhter, A., Fiedorowicz, J.G., Zhang, T., Potash, J.B. *et al.* (2013) 'Seasonal variation of manic and depressive symptoms in bipolar disorder.' *Bipolar Disorders* doi:10.1111/bdi.12072. Available at www.ncbi.nlm.nih.gov/pmc/articles/PMC3731411, accessed on 2 December 2015.

Alvarsson, J.J., Wiens, S. and Nilsson, M.E. (2010) 'Stress recovery during exposure to nature sound and environmental noise.' *International Journal of Environmental Research and Public Health 7*, 1036–1046.

Ambrose-Oji, B. (2013) *Mindfulness Practice in Woods and Forests: An Evidence Review.* Research Report for the Mersey Forest, Forest Research. Farnham: Alice Holt Lodge.

Annerstedt, M.I., Jönsson, P., Wallergård, M., Johansson, G. *et al.* (2013) 'Inducing physiological stress recovery with sounds of nature in a virtual reality forest – results from a pilot study.' *Physiology & Behavior 118*, 240–250. doi: 10.1016/j.physbeh.2013.05.023. Epub 18 May 2013. Abstract available at www.ncbi.nlm.nih.gov/pubmed/23688947, accessed on 20 September 2015.

Ashley, A., Bartlett, S., Lamb, M. and Steel, M. (1999) *Evaluation of the Thames Valley Health Walks Scheme. Participants Feedback Survey.* Oxford Brooks University Report no 9. Oxford: Oxford Brooks University.

Baines, C. (2003) *Broadleaf* No 60, Spring. Woodland Trust.

Baker, R., Holloway, J., Holtkamp, C.C.M., Larsson, A. et al. (2003) 'Effects of multi-sensory stimulation for people with dementia.' *Journal of Advanced Nursing 43*, 5, 465–477. Available at www.rima.org/web/medline_pdf/JAdvNurs_465-77.pdf, accessed on 2 February 2016.

Barton, J., Griffin, M. and Pretty, J. (2011) 'Exercise, nature and socially interactive based initiatives improve mood and self-esteem in the clinical population.' *Perspectives in Public Health.* doi: 10.1177/1757913910393862

Barton, J., Hine, R. and Pretty, J. (2009) 'The health benefits of walking in green space of high natural and heritage value.' *Journal of Integrated Environmental Sciences 6*, 4, 1–18.

Barton, J. and Pretty, J. (2010) 'What is the best dose of nature and green exercise for improving mental health? A multi-study analysis.' *Environmental Science and Technology 44*, 3947–3955.

Beethoven, L.,van (1972) *Beethoven Letters with Explanatory Notes by Dr. AC Kalisher.* New York. Dover Publications.

Bell, S.L., Phoenix, C., Lovell, R. and Wheeler, B.W. (2015) 'Seeking everyday wellbeing: the coast as a therapeutic landscape.' *Social Science and Medicine.* doi: 10.1016/j.socscimed.2015.08.011

Berger, R. (2009) *Nature Therapy Selected Articles.* Kibbutz Snir. The Nature Therapy Center. Available at www.naturetherapy.org, accessed on 26 November 2015.

Berger, R. and Lahad, M. (2013) *The Healing Forest in Post-Crisis Work with Children.* London: Jessica Kingsley Publishers.

Berger, R. and McLeod, J. (2006) 'Incorporating nature into therapy: a framework for practice.' *Journal of Systemic Therapies 25*, 2, 80–94.

Berman, M.G., Jonides, J. and Kaplan, S. (2008) 'The cognitive benefits of interacting with nature.' *Psychological Science 19*, 12,1207–1212.

Bird, W. (2007) *Natural Thinking.* Sandy: RSPB.

Bird, W. and Adams, F. (2001) 'Sonning Common health walks: a four year review.' Paper presented at Australia: Walking the 21st Century, An International Walking Conference. Perth: Western Australia. 20–22 February 2001.

Blue Mind (n.d.) www.wallacejnichols.org/467/bluemind-research.html, accessed on 30 November 2015.

Bischoff-Ferrari, H.A., Willett, W.C., Wong, J.B., Stuck, A.E. et al. (2009) 'Prevention of nonvertebral fractures with oral vitamin D and dose dependency: a meta-analysis of randomized controlled trials.' *Archives of Internal Medicine*, 169(6): 551–61.

Blyth, R.H. (1942) *Zen in English Literature and Oriental Classics*. Tokyo: Hokuseido Press.

Bossen, A. (2010) 'The importance of getting back to nature for people with dementia.' *Journal of Gerontological Nursing 36*, 2, 17–22.

Bragg, R. amd Atkins, G. (2016) *A review of nature-based interventions for mental health care*. Natural England Commissioned Reports, Number 204. London: Natural England.

Bragg, R., Wood, C. and Barton, J. (2013) *Ecominds Effects on Mental Wellbeing: An Evaluation for Mind*. London: Mind. Available at www.mind.org.uk/news-campaigns/campaigns/ecotherapy-works/, accessed on 26 November 2015.

Brewerton, T.D. (1989) 'Seasonal variation of serotonin function in humans: research and clinical implications.' *Annals of Clinical Psychiatry 1*, 3, 153–164.

Bridges, F.S, Yip, P.S.F. and Yang, K.C.T. (2005) 'Seasonal changes in suicide in the United States, 1971 to 2000.' *Perceptual and Motor Skills 100*, 920–924.

Brown, R., Ferguson, J., Laurence, M. and Lees, D. (1992) *Tracks and Signs of the Birds of Britain and Europe*. London: Christopher Helm.

Buchanan, H.C., Bird, W., Kinch, R.F.T. and Ramsbottom, R. (2000) 'The metabolic and physiological demands of brisk walking in older men and women.' Health Walks Research and Development Unit Symposium, Oxford Brookes University.

Burns, G.W. (1998) *Nature Guided Therapy Brief Integrative Strategies for Health and Well-being*. London: Taylor & Francis.

Buzzell, L. and Chalquist, C. (2009) *Ecotherapy: Healing with Nature in Mind*. San Francisco, CA: Sierra Club Books.

Capra, F. (1997) *The Web of Life*. London: Flamingo.

Carpe Diem Gardens (n.d.) Available at www.carpe-diem-gardens.co.uk, accessed on 19 November 2015.

Castree, N. (2014) *Making Sense of Nature*. Oxford: Routledge.

Centre for Mental Health (2011) *The Economic and Social Costs of Mental Health Problems in 2009/10*. London: Centre for Mental Health.

Chalfont, G. (2008) *Design for Nature in Dementia Care*. London: Jessica Kingsley Publishers.

Chief Medical Officer (2013) *Annual Report of the Chief Medical Officer 2013. Public Mental Health Priorities: Investing in the Evidence*. London: Department of Health. Available at www.gov.uk/government/uploads/system/uploads/attachment_data/file/413196/CMO_web_doc.pdf, accessed on 26 November 2015.

Chinery, M. (2012) *Insects of Britain and Western Europe*. London: Domino Guides.

Chokor, B.A. and Mene, S.A. (1992) 'An assessment of preference for landscapes in the developing world: case study of Warri, Nigeria, and environs.' *Journal of Environmental Management 34*, 237–256.

Cleland Host, J. (2013) *Meditation on Ancestors*. Available at http://humanisticpaganism.com, accessed on 5 October 2015.

Coleman, M. (2006) *Awake in the Wild: Mindfulness in Nature as a Path of Self Discovery*. Novato, CA: New World Library.

Cooper-Marcus, C. and Barnes, M. (1995) *Gardens in Healthcare Facilities: Uses, Therapeutic Benefits, and Design Recommendations.* Martinez, CA: The Center for Health Design.

Cornell, J. (2015) *Sharing Nature: Nature Awareness Activities for All Ages.* Nevada City, CA: Crystal Clarity.

Coss, R.G. (1990) 'Picture perception and patient stress: A study of anxiety reduction and postoperative stability.' Unpublished paper. Davis, CA: University of California, Davis.

Costello, C.G. (1982) 'Fears and phobias in women: a community study.' *Journal of Abnormal Psychology 91,* 280–286.

Countryside Commission (1997) *Public Attitudes to the Countryside,* CCP 481. London: Countryside Commission.

Danks, F. and Shofield, J. (2005) *Nature's Playground.* London: Frances Lincoln.

Danks, F. and Shofield, J. (2012) *The Stick Book.* London: Frances Lincoln.

Davidson, R.J., Kabat-Zinn, J., Schumacher, J., Rosenkranz, M. *et al.* (2003) 'Alterations in brain and immune function produced by mindfulness meditation.' *Psychosomatic Medicine 65,* 564–570.

Detweiler, M.B., Murphy, P.F., Myers, L.C. and Kim, K.Y. (2008) 'Does a wander garden influence inappropriate behaviors in dementia residents?' *American Journal of Alzheimer's Disease and Other Dementias 23,* 31–45.

Deudney, D. (1995) 'In Search of Gaian Politics.' In B. Taylor (ed.) *Ecological Resistance Movements: The Global Emergence of Radical and Popular Environmentalism.* Albany, NY: SUNY Press.

Devall, B. (1990) *Simple in Means Rich in Ends: Practicing Deep Ecology.* London: Green Print.

Devall, B. and Sessions, G. (1985) *Deep Ecology: Living as if Nature Mattered.* Salt Lake City, UT: Gibb Smith.

de Vries, S., Verheij, R.A., Groenewegen, P.P. and Spreeuwenberg, P. (2003) 'Natural environments – healthy environments? An exploratory analysis of the relationship between green space and health.' *Environment and Planning 35,* 1717–1731.

Donovan, G.H., Butry, D.T., Michael, Y.L., Prestemon, J.P. *et al.* (2013) 'The relationship between trees and human health: evidence from the spread of the emerald ash borer.' *American Journal of Preventive Medicine 44,* 139–145.

Drury, C. (n.d.) Available at www.chrisdrury.co.uk, accessed on 30 November 2015.

Drury, C. (1998) *Silent Spaces.* London: Thames & Hudson.

Earth First! (n.d.) Available at www.earthfirst.org.uk, accessed on 30 November 2015.

Eliot, T.S. (1968 [1942]) 'Little Gidding'. *Four Quartets.* Boston, MA: Houghton Mifflin Harcourt.

Fabrigoule, C., Letenneur, L., Dartigues, J., Zarrouk, M., Commenges, D. and Barberger-Gateau, P. (1995) 'Social and leisure activities and risk of dementia: a prospective longitudinal study.' *Journal of American Geriatrics Society 43,* 485–490.

Faculty of Public Health (2010) *The Great Outdoors: How Our Natural Health Service Uses Green Space to Improve Wellbeing. Briefing Statement.* London: Faculty of Public Health.

Faculty of Public Health and Natural England (2010) *Great Outdoors: How Our Natural Health Service Uses Green Space To Improve Wellbeing.* London: Faculty of Public Health. Available at www.fph.org.uk/uploads/bs_great_outdoors.pdf, accessed on 27 November 2015.

Flory, R., Ametepe, J. and Bowers, B. (2010) 'A randomized, placebo-controlled trial of bright light and high-density negative air ions for treatment of Seasonal Affective Disorder.' *Psychiatry Research 177,* 1–2, 101–108. Available at www.ncbi.nlm.nih.gov/pubmed/20381162, accessed on 27 November 2015.

Forestry Commission (n.d.) Available at www.forestry.gov.uk, accessed on 30 November 2015.

Francis, C. and Cooper-Marcus, C. (1991) 'Places People Take Their Problems.' In J. Urbina-Soria, P. Ortega-Andeane and R. Bechel (eds) *Proceedings of the 22nd Annual Conference of the Environmental Design Research Association.* Oklahoma City, OK: EDRA.

Fuller, R.A., Irvine, K.N., Devine-Wright, P., Warren, P.H. and Gaston, K.J. (2007) 'Psychological benefits of green space increase with biodiversity.' *Biological Letters 3*, 390–394. Available at http://depts.washington.edu/hhwb/Thm_Mental.html, accessed on 27 November 2015.

Gardens for Patients with Alzheimer's Disease (n.d.) Available at http://alzheimer-architecture.nl/wp-content/uploads/2012/04/Gardens-for-Patients-with-Alzheimer.pdf, accessed on 2 February 2016.

Gill, T. (2011) *Children and Nature: A Quasi-systemic Review of the Empirical Evidence.* London: London Sustainable Development Commission (LSDC), Greater London Authority. Available at www.londonsdc.org/documents/Children%20and%20Nature%20-%20Literature%20Review.pdf, accessed on 27 November 2015.

Gladwell, V.F., Brown, D.K., Wood, C., Sandercock, G.R. and Barton, J.L. (2013) 'The great outdoors: how a green exercise environment can benefit all.' *Extreme Physiology and Medicine 2*, 3. Available at www.extremephysiolmed.com/content/2/1/3, accessed on 1 February 2016.

Goel, N. and Etwaroo, G.R. (2006) 'Bright light, negative air ions and auditory stimuli produce rapid mood changes in a student population: a placebo-controlled study.' *Psychological Medicine 36*, 1253–1263.

Golden, R.N., Gaynes, B.N., Ekstrom, D.R., Hamer, R.M. *et al.* (2005) 'The efficacy of light therapy in the treatment of mood disorders: a review and meta-analysis of the evidence.' *American Journal of Psychiatry 162*, 656–662.

Goldsworthy, A. (n.d.) Available at www.goldsworthy.cc.gla.ac.uk and http://beta.photobucket.com/images/andy%20goldsworthy, accessed on 30 November 2015.

Goldsworthy, A. (1988) *Parkland.* Wakefield: Yorkshire Sculpture Park.

Goldsworthy, A. and Friedman, T. (1993) *Hand to Earth: Andy Goldsworthy Sculpture, 1976–1990.* New York: N.Y.H.N. Abrams.

Government Office for Science (2008) *Foresight Mental Capital and Wellbeing Project. Final Project Report – Executive Summary.* London: GoS. Available at www.gov.uk/government/uploads/system/uploads/attachment_data/file/292453/mental-capital-wellbeing-summary.pdf, accessed on 27 November 2015.

Greenspace (2011) *Blue Sky Green Space: Understanding the Contribution Parks and Green Spaces Can Make to Improving People's Lives.* London. Greenspace. www.greenflagaward.org/media/51265/green_space.pdf, accessed on 1 February 2016.

Grossman, P., Niemann, L., Schmidt, S. and Walach, H. (2004) 'Mindfulness-based stress reduction and health benefits.' *Journal of Psychosomatic Research 57*, 35–43.

Hartig, T., Evans, G.W., Jamner, L.D., Davis, D.S. and Garling, T. (2003) 'Tracking restoration in natural and urban field settings.' *Journal of Environmental Psychology 23*, 109–123.

Hartig, T., Mang, M. and Evans, G.W. (1991) 'Restorative effects of natural environment experience.' *Environment and Behaviour 23*, 3–26.

Hartig, T., Mitchell, R., de Vries, S. and Frumkin, H. (2014) 'Nature and health.' *Annual Review of Public Health 35*, 207–228. Available at www.annualreviews.org/doi/abs/10.1146/annurev-publhealth-032013-182443?journalCode=publhealth

Harvard Medical School (2012) 'Blue Light has a Dark Side.' Harvard Health Publications. Available at www.health.harvard.edu/newsletters/Harvard_Health_Letter/2012/May/blue-light-has-a-dark-side, accessed on 27 November 2015.

Heerwagen, J.H. (1990) 'The Psychological Aspects of Windows and Window Design.' In K.H. Anthony, J. Choi and B. Orland (eds) *Proceedings of the 22nd Annual Conference of the Environmental Design Research Association.* Oklahoma City, OK: EDRA.

Hine, R. (2008) 'Care farming: bringing together agriculture and health.' *ECOS 29*, 2, 42–51.

Hofmann, S.G., Sawyer, A.T., Witt, A.A. and Oh, D. (2010) 'The effect of mindfulness-based therapy on anxiety and depression: a meta-analytic review.' *Journal of Consulting and Clinical Psychology 78*, 169–183.

Holmes, G. and Evans, N. (2011) 'Walk and Talk.' Paper presented at the First International Conference on Multidimensional Aspects of Well-being, University of Central England. www.psychologyintherealworld.co.uk/resources/Holmes_and_Evans_paper_Wellbeing_conference.pdf, accessed on 1 February 2016.

Hudson W.H. *Nature in Downland* (1923) London: JM Dent & Sons.

Hughes, T. (1976) *Seasons Songs*. London: Faber.

Humpel, N., Owen, N. and Leslie, E. (2002) 'Environmental factors associated with adults' participation in physical activity: a review.' *American Journal of Preventive Medicine 22*, 188–199.

Huxley, A. (2009 [1962]) *The Island*. New York: Harper Perennial Modern Classics.

INFOM (International Society of Nature and Forest Medicine) (n.d.) Available at http://infom.org, accessed on 30 November 2015.

Isen, A.M. (1985) 'The asymmetry of happiness and sadness in effects on memory in normal college students.' *Journal of Experimental Psychology: General 114*, 388–391.

Iwama, M. (2006) *The Kawa Model: Culturally Relevant Occupational Therapy*. Edinburgh: Churchill Livingstone.

Iwama, M., Thomson, N.A. and Macdonald, R.A. (2009) 'The Kawa model: the power of culturally responsive occupational therapy.' *Disability and Rehabilitation 31*, 14, 1125–1135.

Jahncke, H., Hygge, S., Halin, N., Green, A.M. and Dimberg, K. (2011) 'Open-plan office noise: cognitive performance and restoration.' *Journal of Environmental Psychology 31*, 373–382.

Jefferies R. (1883) The Story of My Heart: *My Autobiography*. Cambridge: Green Books.

Jefferies, R. (2011[1879]) *Wild Life in a Southern County*. Wimborne Minster: Little Toller Books.

Jordan, M. (2015) *Nature and Therapy: Understanding Counselling and Psychotherapy in Outdoor Spaces*. London: Routledge.

Kabat-Zinn, J. (1994) *Whereever You Go, There You Are: Mindfulness Meditation in Everyday Life*. New York: Hyperion.

Kaczynski, A.T. and Henderson, K.A. (2007) 'Environmental correlates of physical activity: a review of evidence about parks and recreation.' *Leisure Sciences 29*, 315–354.

Kaplan, R. and Kaplan, S. (1989) *The Experience of Nature: A Psychological Perspective*. Cambridge: Cambridge University Press.

Kellert, S.R. and Wilson, E.O. (eds) (1993) *The Biophilia Hypothesis*. Washington, DC: Island Press.

Khoury, B., Lecomte, T., Fortin, G., Masse, M. *et al.* (2013) 'Mindfulness-based therapy: a comprehensive meta-analysis.' *Clinical Psychology Review 33*, 6, 763–771.

Kight, C.R. and Swaddle, J.P. (2010) 'How and why environmental noise impacts on animals and humans: an integrative and mechanistic review.' *Ecology Letters* 1–10. Available at http://jpswad.people.wm.edu/Kight%20and%20Swaddle%202011%20ELE%20proofs.pdf, accessed on 1 February 2016.

Kjellberg, A., Muhr, P. and Skoldstrom, B. (1998) 'Fatigue after work in noise: an epidemiological survey and three quasi-experimental field studies.' *Noise and Health 1*, 1.

Klatte, M., Bergstrom, K. and Lachmann, T. (2013) 'Does noise affect learning? A short review on noise effects on cognitive performance in children.' *Fronters in Psychology 4*, 578. Available at www.ncbi.nlm.nih.gov/pmc/articles/PMC3757288, accessed on 27 November 2015.

Klein, N. (2015) *This Changes Everything: Capitalism vs the Climate*. New York: Simon & Schuster.

Krauss, B. (2012) *The Great Animal Orchestra*. Boston, MA: Little, Brown Company.

Krogh, J., Nordentoft, M., Sterne, J.A. and Lawlor, D.A. (2011) 'The effect of exercise in clinically depressed adults: systematic review and meta-analysis of randomized controlled trials.' *Journal of Clinical Psychiatry 72*, 4, 529–538.

Kuo, F.E., Sullivan, W.C., Coley, R.L. and Brunson, L. (1998) 'Fertile ground for community: inner-city neighbourhood common spaces.' *American Journal of Community Psychology 26*, 823–851.

LaChapelle, D. (1988) *Sacred Land, Sacred Sex: Rapture of the Deep*. Durango, CO: Kivaki Press.

Leakey, M. (1980) 'Early Man, Environment and Tools.' In L.-K. Königsson (ed.) *Current Argument on Early Man*. New York: Pergamon Press.

Learning Through Landscapes (2003) Available at www.ltl.org.uk, accessed on 30 November 2015.

Lessons from Berlin (2011) *Lessons from Berlin's School Playgrounds*. Alloa, Scotland: Grounds for Learning. Available at www.ltl.org.uk/pdf/lessons-from-Berlin1300362288.pdf, accessed on 27 November 2015.

Li, Q., Morimoto, K., Nakadai, A., Inagaki, H. *et al.* (2007) 'Forest bathing enhances human natural killer activity and expression of anti-cancer proteins.' *International Journal of Immunopathology and Pharmacology 20*, 2 (Suppl 2), 3–8. Available at www.ncbi.nlm.nih.gov/pubmed/17903349, accessed on 2 December 2015.

Li, Q., Otsuka, T., Kobayashi, M., Wakayama, Y. *et al.* (2011) 'Acute effects of walking in forest environments on cardiovascular and metabolic parameters.' *European Journal of Applied Physiology 111*, 2845–2853.

Listening Earth (n.d.) Available at www.listeningearth.com, accessed 30 November 2015.

Lohr, V.I., Pearson-Mims, C.H. and Goodwin, G.K. (1996) 'Interior plants may improve worker productivity and reduce stress in a windowless environment.' *Journal of Environmental Horticulture 14*, 97–100. Available at www.hriresearch.org/docs/publications/JEH/JEH_1996/JEH_1996_14_2/JEH%2014-2-97-100.pdf, accessed on 2 February 2016.

Louv, R. (2005) *Last Child in the Woods: Saving Our Children from Nature-Deficit Disorder*. Chapel Hill, NC: Algonquin Books.

Lundén, O. and Ulrich, R. (1990) 'Effects of nature and abstract pictures on patients recovering from open heart surgery.' Paper presented at the International Congress of Behavioural Medicine, 27–30 June, Uppsala, Sweden.

Mabey, R. (1972) *Food for Free*. Glasgow: Fontana/Collins.

Macfarlane, R. (2007) *The Wild Places*. London: Granta Books.

Macy, J. (1983) *Despair and Personal Power in the Nuclear Age*. Philadelphia, PA: New Society Publishers.

Macy, J. (1991) *World as Lover, World as Self*. Berkley, CA: Parallax Press.

Macy, J. and Young Brown, M. (1988) *Coming Back to Life*. Gabriola Island, Canada: New Society Publishers.

Maller, C., Townsend, M., St Leger, L., Henderson-Wilson, C., Pryor, A., Prosser, L. and Moore, M. (2008) *Healthy Parks Healthy People: The Health Benefits of Contact with Nature in a Park Context*, 2nd edn. Melbourne: Deakin University. Available at www.academia.edu/1782291/Healthy_Parks_Healthy_People_The_health_benefits_of_contact_with_nature_in_a_park_context, accessed on 1 February 2016.

Martsolf, D.S. and Mickley, J.R. (1998) The concept of spirituality in nursing theories: differing world-views and extent of focus. *Journal of Advanced Nursing 27*, 2, 294–303.

Marvell, A. (1621–1678) *The Garden*.

McGeeney, A. (n.d.) Available at www.andymcgeeney.com, accessed on 30 November 2015.

McGeeney, A. and Jeffery, S. (2011) 'The perceived multiple benefits of ecotherapy for mental health service users.' Research paper by Andy McGeeney and Dr Sophie Jeffery. Available at www.andymcgeeney.com/read-more-by-andy, accessed on 1 February 2016.

McNair, D. (2012) 'Sunlight and Daylight.' In J. Gilliard and M. Marshall (eds) *Transforming the Quality of Life for People with Dementia Through Contact with the Natural World: Fresh Air on My Face.* London: Jessica Kingsley Publishers.

McNair, D., Cunningham, C., Pollock, R. and McGuire, B. (2010) *Light and Lighting Design for People with Dementia.* Stirling: The Dementia Services Development Centre, University of Sterling.

McNally, R.J. (1987) 'Preparedness and phobias, a review.' *Psychological Bulletin 101*, 283–303.

Mellersh, H.E.L. (1995) *Chronology of World History, Compact Edition.* Oxford: Oxford University Press.

Mental Health Foundation (n.d.) Available at www.mentalhealth.org.uk/help-information/mental-health-statistics, accessed on 30 November 2015.

Mental Health Foundation (2009) *Moving On Up.* London: Mental Health Foundation.

Mersch, P.P.A., Middendorp, H.M., Bouhuys, A.L., Beersma, D.G.M. and van den Hoofdakker, R.H. (1999) 'Seasonal affective disorder and latitude: a review of the literature.' *Journal of Affective Disorders*, 53: 35–48.

Midgley, M.B. (1979/2002) *Beast and Man: The Roots of Human Nature.* London: Routledge.

Mind (n.d.a) Available at www.mind.org.uk, accessed on 30 November 2015.

Mind (n.d.b) Available at www.mind.org.uk/news-campaigns/campaigns/time-to-change, accessed on 30 November 2015.

Mind (2007) *Ecotherapy: The Green Agenda for Mental Health.* London: Mind. Available at www.mind.org.uk/media/273470/ecotherapy.pdf, accessed 27 November 2015.

Mitchell, R. and Popham, F. (2008) 'Effect of exposure to natural environment on health inequalities: an observational population study.' *The Lancet 372*, 9650, 1665–1660.

Moncrieff, J. and Kirsch, I. (2005) 'Efficacy of antidepressants in adults.' *British Medical Journal 331*, 155–159.

Mooney, P. and Nicell, P.L. (1992) 'The importance of exterior environment for Alzheimer's residents: effective care and risk management.' *Health Care Management Forum 5*, 2, 23–29.

Morita, E., Fukuda, S., Nagano, J., Hamajima, N. *et al.* (2007) 'Psychological effects of forest environments on healthy adults: Shinrin-yoku (forest-air bathing, walking) as a possible method of stress reduction.' *Public Health 121*, 54–63.

Moss, S. (2013) *Natural Childhood.* Rotherham: National Trust. Available at www.nationaltrust.org.uk/documents/download-the-natural-childhood-report.pdf, accessed on 27 November 2015.

Muir, J. (2001 [1938]) 'John of the Mountains.' In M.L.Wolfe and E.W. Teale (eds) *The Wilderness World of John Muir.* Boston, MA: Houghton Mifflin.

Muir, M. (2015[1894]) *The Mountains of California.* Charleston, SC: Bibliolife.

Naess, A. (1973) 'The shallow and the deep: long-range ecology movement.' *Inquiry 16*, 95–100.

Naess A. (2008) *The Ecology of Wisdom: Writings by Arnie Naess*, edited by A. Drengson and B. Devall. Berkeley, CA: Counterpoint.

Nakamura, R. and Fujii, E. (1990) 'Studies of the characteristics of the electroencephalogram when observing potted plants: *Pelargonium hortorum* "Sprinter Red" and *Begonia evansiana*.' *Technical Bulletin of the Faculty of Horticulture of Chiba University 43*, 177–183. (In Japanese with English summary.)

Natural England (2009) *Our Natural Health Service: The Role of the Natural Environment in Maintaining Healthy Lives.* London: Natural England.

New Economics Foundation (2008) Available at www.neweconomics.org, accessed on 30 November 2015.

NEF (New Economics Foundation) (2008) *Five Ways to Wellbeing: A Report Presented to the Foresight Project on Communicating the Evidence Base for Improving People's Wellbeing.* London: NEF.

NEF (2013) Available at www.neweconomics.org/projects/five-ways-well-being.nef, accessed on 30 November 2015.

NHS (1999) *A National Service Framework for Mental Health.* London: NHS. Available at www.gov.uk/government/uploads/system/uploads/attachment_data/file/198051/National_Service_Framework_for_Mental_Health.pdf, accessed on 27 November 2015.

NHS (2011) *No Health without Mental Health: A Cross-government Outcomes Strategy* London: NHS. Available at www.gov.uk/government/uploads/system/uploads/attachment_data/file/138253/dh_124058.pdf, accessed on 27 November 2015.

NICE (National Institute for Clinical Excellence) (2008) *NICE Guidance on Physical Activity and the Environment.* Available at www.nice.org.uk/guidance/index.jsp?action=byID&o=11917, accessed on 27 November 2015.

NICE (2010) *Depression in Adults: Full Guidance.* NICE Guidelines CG90. Available at www.nice.org.uk/guidance/CG90, accessed on 27 November 2015.

O'Brien, E.A. and Murray, R. (2006) *A Marvellous Opportunity for Children to Learn: A Participatory Evaluation of Forest School in England and Wales.* Alice Holt Lodge, Farnham: Forest Research.

Olsen, L.-H., Sunesen, J. and Pedersen, B.V. (2001) *Small Woodland Creatures.* Oxford: Oxford University Press.

Orians, G.H. (1980) 'Habitat selection: general theory and applications to human behaviour.' In J.S. Lockard (ed.) *The Evolution of Human Social Behaviour.* New York: Elsevier North-Holland.

Orians, G.H. (1986) ' Ecological and Evolutionary Approach to Landscape Aesthetics.' In E.C. Penning-Rowsell and D. Lowenthal (eds) *Meanings and Values in Landscape.* London: Allen & Unwin.

Owen, J. (2010) *Wildlife of a Garden: A Thirty-Year Study.* Wisley: RHS.

Oyane, N.M., Bjelland, I., Pallesen, S., Holsten, F. and Bjorvatn, B. (2008) 'Seasonality is associated with anxiety and depression: the Hordaland health study.' *Journal of Affective Disorders 105,* 147–155. Available at www.ncbi.nlm.nih.gov/pubmed/17573120, accessed on 2 December 2015.

Park, B.-J., Furuya, K., Kasetani, T., Takayama, N., Kagawa, T. and Miyazaki, Y.M. (2011) 'Relationship between psychological responses and physical environments in forest settings.' *Landscape and Urban Planning 102,* 1, 24–32.

Patrick, R.P. and Ames, B.N. (2014) 'Vitamin D hormone regulates serotonin synthesis. Part 1: relevance for autism.' *FASEB Journal* 10.1096/fj.13-246546 *fj.13-246546.*

Pendse, B., Westrin, A. and Engström, G. (1999) 'Temperament traits in seasonal affective disorder, suicide attempters with non-seasonal major depression and healthy controls.' *Journal of Affective Disorders 54,* 55–65.

Perez, V., Alexander, D.D. and Bailey, W.H. (2013) 'Air ions and mood outcomes: a review and meta-analysis.' *BMC Psychiatry 13,* 29. doi: 10.1186/1471-244X-13-29. Available at http://bmcpsychiatry.biomedcentral.com/articles/10.1186/1471-244X-13-29, accessed on 1 February 2016.

Polak, E.H. and Provasi, J. (1992) 'Odor sensitivity to geosmin enantiomers'. *Chemical Senses 17,* 23. doi:10.1093/chemse/17.1.23.

Potkin, S.G., Zetin, M., Stamenkovic, V., Kripke, D. and Bunney, W.E. (1986) 'Seasonal affective disorder: prevalence varies with latitude climate.' *Clinical Neuropharmacol,* 9: 181–3.

Pretty, J., Angus, C., Bain, M., Barton, J. *et al.* (2009) *Nature, Childhood, Health and Life Pathways.* Interdisciplinary Centre for Environment and Society Occasional Paper 2009-02. Colchester: University of Essex.

Pretty, J., Griffin, M. and Sellens, M. (2003a) 'Is nature good for you?' *ECOS 24*, 3/4, 2–9.

Pretty, J., Griffin, M., Sellens, M. and Pretty, C. (2003b) *Green Exercise: Complementary Roles of Nature, Exercise and Diet in Physical and Emotional Well being and Implications for Public Health Policy.* Colchester: University of Essex.

Pretty, J., Hine, R. and Peacock, J. (2006) 'Green exercise: the benefits of activities in green places.' *Biologist 53*, 143–148.

Pretty, J., Peacock, J., Sellens, M. and Griffin, M. (2005) 'The mental and physical outcomes of green exercise.' *International Journal of Environmental Health Research 15*, 5, 319–337.

Prow, T. (1999) *The Power of Trees.* Available at http://lhhl.illinois.edu/media/thepoweroftrees.htm, accessed on 27 November 2015.

Quiller-Couch A. (1971) *The Oxford Book of Victorian Verse.* Oxford: Clarendon Press.

Rappe, E. and Topo, P. (2007) 'Contact with Outdoors Greenery can Support Competence among People with Dementia.' In S. Rodiek and B. Schwartz (eds) *Outdoor Environments for People with Dementia.* London: Routledge.

Ratcliffe, E., Gatersleben, B. and Sowden, P.T. (2013) 'Bird sounds and their contributions to perceived attention restoration and stress recovery.' *Journal of Environmental Psychology 36*, 221e228.

Robertson, R., Robertson, A.R., Jepson, R. and Maxwell, M. (2012) 'Walking for depression or depressive symptoms: a systematic review and meta-analysis.' *Mental Health and Physical Activity 5*, 1, 66–75.

Roe, J. and Aspinall, P. (2011) 'The restorative benefits of walking in urban and rural settings in adults with good and poor mental health.' *Health and Place 17*, 103–113.

Rohde D.L.T., Olson S. and Chang J.T. (2004) *Modelling the recent common ancestry of all living humans.* Nature 431, 562–566. doi:10.1038/nature02842

Rootless Garden (n.d.) Available at www.rootlessgarden.org, accessed on 30 November 2015.

Rosenthal, N.E., Sack, D.A., Gillin, J.C., Lewy, A.J. *et al.* (1984) 'Seasonal affective disorder: a description of the syndrome and preliminary findings with light therapy.' *Archives of General Psychiatry 41*, 72–80.

Roszak, T., Gomes, M.E. and Kanner, A.D. (1995) *Ecopsychology: Restoring the Earth and Healing the Mind.* San Francisco, CA: Sierra Club Books.

Royal Society of Chemistry (n.d.) 'Chemistry in its element: compounds – Geosmin.' Available at www.rsc.org/chemistryworld/podcast/CIIEcompounds/transcripts/geosmin.asp, accessed on 30 November 2015.

Ryan, R.M., Weinstein, N., Bernstein, J., Warren Brown, K., Mistretta, L. and Gagne, M. (2010) 'Vitalizing effects of being outdoors and in nature.' *Journal of Environmental Psychology 30*, 159–168.

Sansone, R.A. and Sansone, L.A. (2013) 'Sunshine, serotonin, and skin: a partial explanation for seasonal patterns in psychopathology?' *Innovative Clinical Neuroscience 10*, 7–8, 20–24.

Schroeder, H.W. (1986) 'Psychological Value of Urban Trees: Measurement, Meaning, and Imagination.' In *Proceedings of the Third National Urban Forest Conference.* Washington: American Forestry Association.

Seed, J., Macy, J., Fleming, P. and Naess, A. (1988) *Thinking Like a Mountain.* Philadelphia, PA: New Society Publishers.

Sempik, J., Aldridge, J. and Becker, S. (2005) *Health, Well-being & Social Inclusion: Therapeutic Horticulture in the UK.* Bristol: Policy Press.

Shackell, A. and Walter, R. (2012) *Greenspace Design for Health and Well-being.* Forestry Commission Practice Guide. Edinburgh: Forestry Commission.

Shepard, P. (1998) *Coming Home to the Pleistocene.* Washington, DC: Island Press.

Shepard, P. and McKinley, D. (eds) (1969) *Subversive Science: Essays Towards an Ecology of Man.* Boston, MA: Houghton Mifflin.

Shilling, R. Available at www.richardshilling.co.uk and www.landartforkids.com

Shin, W.S. (2007) 'The influence of forest view through a window on job satisfaction and job stress.' *Scandinavian Journal of Forest Research 22*, 3, 248–253.

Shin, Y.-K., Kim, D.J., Jung-Choi, K., Son, Y.-J. *et al.* (2013) 'Differences of psychological effects between meditative and athletic walking in a forest and gymnasium.' *Scandinavian Journal of Forest Research 28*, 64–72.

Shonin, E., Van Gordon, W. and Griffiths, M.D. (2015) 'Mindfulness in psychology – breath of fresh air?' *The Psychologist 28*, 1, 28–31.

Siddons-Hegginworth, I. (2009) *Environmental Arts Therapy and the Tree of Life.* Exeter: Spirit's Rest.

Silkin, L. (1949) *Hansard, Column 1493. 2nd Reading of the National Parks and Access to the Countryside Bill.* London: HMSO.

Society of Forest Medicine (2014) Available at http://forest-medicine.com/page11.html, accessed on 30 November 2015.

Snyder, G. (1990) *The Practice of the Wild: Essays by Gary Snyder.* New York: HarperCollins.

Snyder, G. (1993) *Turtle Island.* Boston, MA: Shambhala.

Suda, R., Yamaguchi, M., Hatakeyama, E., Kikuchi, T., Miyazaki, Y. and Sato, M. (2001) 'Effect of visual stimulation (I): in the case of good correlation between sensory evaluation and physiological response.' *Journal of Physiological Anthropology and Applied Human Science 20*, 303.

Swinton, J. (2001) *Spirituality and Mental Health Care: Rediscovering a 'Forgotten' Dimension.* London: Jessica Kingsley Publishers.

Tabbush, P. and O'Brien, L. (2003) *Health and Well being: Trees, Woodlands and Natural Aspects.* Bristol: Forest Research, Forestry Commission.

Takano, T., Nakamura, K. and Watanabe, M. (2002) 'Urban residential environments and senior citizens' longevity in megacity areas: the importance of walkable green spaces.' *Journal of Epidemiology and Community Health 56*, 913–918.

Taylor, B. (ed.) (1995) *Ecological Resistance Movements: The Global Emergence of Radical and Popular Environmentalism.* Albany, NY: SUNY Press.

Taylor, B. (2000) 'Deep Ecology and its Social Philosophy: A Critique.' In E. Katz, A. Light and D. Rothenberg (eds) *Beneath the Surface: Critical Essays in the Philosophy of Deep Ecology.* Cambridge: MIT Press.

Terma (1992) *The Box: Remebering the Gift.* Santa Fe: Terma Foundation.

Thoreau, H.D. (1991) in R.W. Emerson R.W. and H.D. Thoreau, *Nature and Walking.* Boston, MA: Beacon Press. (Original work published 1862)

Thrive (n.d.) Available at www.thrive.org.uk, accessed on 30 November 2015.

Tsunetsugu, Y., Park, B.J. and Miyazaki, Y. (2010) 'Trends in research related to "Shinrin-yoku" (taking in the forest atmosphere or forest bathing) in Japan.' *Environmental Health Preventive Medicine 15*, 27–37. Available at www.ncbi.nlm.nih.gov/pmc/articles/PMC2793347, accessed on 27 November 2015.

Tufnell, M. and Crickmay, C. (2004) *A Widening Field: Journeys in Body and Imagination.* Alton: Dance Books.

Udo, N. (n.d.) Available at www.morning-earth.org/ARTISTNATURALISTS/AN_Nils_Udo.html, accessed on 30 November 2015.

Ulrich, R.S. (1981) 'Natural versus urban scenes: some physiological effects.' *Environment and Behaviour 13*, 523–556.

Ulrich, R.S. (1984) 'View through a window may influence recovery from surgery.' *Science 224*, 420–421.

Ulrich, R.S. (1986) *Effects of Hospital Environments on Patient Well-Being.* Research Report 9(55). Trondheim: Department of Psychiatry and Behavioural Medicine, University of Trondheim.

Ulrich, R.S. (1991) 'Effects of health facility interior design on wellness: theory and recent scientific research.' *Journal of Health Care Design 3*, 97–109.

Ulrich, R.S. (1993) 'Biophilia, Biophobia and Natural Landscapes.' In S.R. Kellert and E.O. Wilson (eds) *The Biophilia Hypothesis.* Washington, DC: Island Press.

Ulrich, R.S. (1999) 'Effects of Gardens on Health Outcomes: Theory and Research.' In C. Cooper-Marcus and M. Barnes (eds) *Healing Gardens: Therapeutic Benefits and Design Recommendations.* New York: John Wiley.

Ulrich, R.S. (2002) 'Health Benefits of Gardens in Hospitals.' Paper for conference, Plants for People. International Exhibition Floriade 2002.

Ulrich, R.S. and Addoms, D. (1981) 'Psychological and recreational benefits of a neighbouring park.' *Journal of Leisure Research 13*, 42–65.

Ulrich, R.S., Simon, R.F., Losito, B.D., Fiorito, E., Miles, M.A. and Zelson, M. (1992) 'Stress recovery during exposure to natural and urban environments.' *Journal of Environmental Psychology 11*, 201–230.

van den Berg, A.E., Hartig, T. and Staats, H. (2007) 'Preference for nature in urbanized societies: stress, restoration, and the pursuit of sustainability.' *Journal of Social Issues 63*, 79–96.

Vardakoulias, O. (2013) *The Economic Benefits of Ecominds: A Case Study Approach.* London: NEF Consulting.

Viola, A.U., James, L.M., Schlangen, L.J. and Dijk, D.J. (2008) 'Blue-enriched white light in the workplace improves self-reported alertness, performance and sleep quality.' *Scandinavian Journal of Work, Environment and Health 34*, 4, 297–306.

Wallin, N.L. (1991) *Biomusicology: Neurophysiological, Neuropsychological and Evolutionary Perspectives on the Origins and Purposes of Music.* Stuyvesant, NY: Pendragon Press.

Wheeler, B.W., White, M., Stahl-Timmins, W. and Depledge, M.H. (2012) 'Does living by the coast improve health and wellbeing?' *Health and Place 18*, 5, 1198–1201.

White, M.P., Pahl, S., Ashbullby, K., Herbert, S. and Depledge, M.H. (2013a) 'Feelings of restoration from recent nature visits.' *Journal of Environmental Psychology 35*, 40–51.

White, M.P., Alcock, A., Wheeler, B.W. and Depledge, M.H. (2013b) 'Coastal proximity, health and well-being: results from a longitudinal panel survey.' *Health and Place 23*, 97–103.

WHO (World Health Organization) (2011) *Burden of Disease from Environmental Noise.* Copenhagen: WHO Regional Office for Europe.

Wilderness Foundation (n.d.) Available at www.wildernessfoundation.org.uk, accessed on 30 November 2015.

Williams, F. (2012) Available at www.outsideonline.com/fitness/wellness/Take-Two-Hours-of-Pine-Forest-and-Call-Me-in-the-Morning.html, accessed on 30 November 2015.

Wilson, N.W., Ross, M.K., Lafferty, K. and Jones, R. (2008) 'A review of ecotherapy as an adjunct form of treatment for those who use mental health services.' *Journal of Public Mental Health 7*, 23–35.

Wordsworth, W. (1959 [1798]) 'Composed a Few Miles above Tintern Abbey.' In T. Hutchinson (ed.) *The Poetical Works of Wordsworth.* London: Oxford University Press.

Wordsworth, W. (1959 [1807]) 'Sonnet XXXIII.' In T. Hutchinson (ed.) *The Poetical Works of Wordsworth.* London: Oxford University Press.

Yerrell, P. (2008) *National Evaluation of BTCV's Green Gym.* Oxford: Oxford Brooks University.

Zeisel, J. (2005) 'Treatment Effects of Healing Gardens for Alzheimers: A Difficult Thing to Prove.' Edinburgh Garden Paper. University of Salford. Available at www.healinglandscapes.org/pdf-library/Zeisel%20Treatment%20Effects.pdf, accessed on 27 November 2015.